韓國傳統
舍巖鍼法

This Edition was published by Jipmoondang Publishing Co. in 2010, Seoul, Korea.

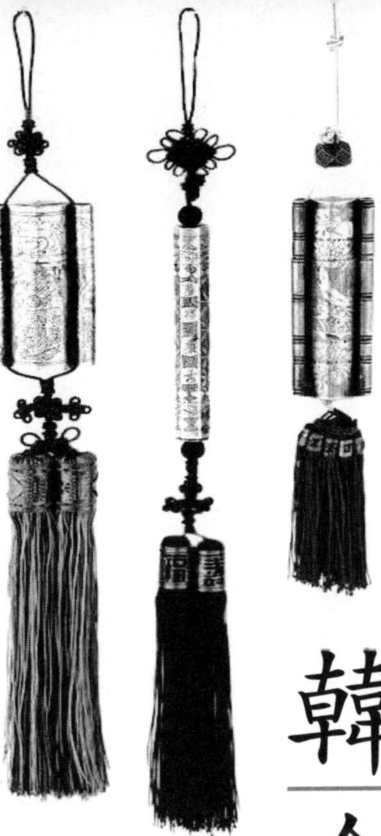

韓國傳統
舍巖鍼法

譯著者 ‖ 金星澈 · 元秦喜 · 金寬祐

집문당

속표지 사진: 조선시대 침통(허준박물관 제공)

김성철(金星澈) 현 원광대학교 한의학전문대학원 교수
원진희(元秦喜) 현 원광대학교 한의과대학 교수
김관우(金寬祐) 현 전북 군산시 튼튼한의원 원장

한국전통 사암침법

2010년 6월 21일 1판 1쇄
2019년 3월 5일 1판 7쇄

역저자 | 김성철 · 원진희 · 김관우
발행인 | 임동규
발행처 | **집문당**
등 록 | 1971. 3. 23. 제300-2012-69호
주 소 | 03134 서울시 종로구 돈화문로 82 집문당빌딩 5층
영업부 | (02)743-3192~3 팩스(02)742-4657
sale@jipmoon.co.kr
편집부 | (02)743-3096~7 팩스(02)743-0227
edit@jipmoon.co.kr
홈페이지 | www.jipmoon.co.kr

편 집 | 남시중
디자인 | 임용우

ISBN 978-89-303-1481-7

가격 25,000원

이 도서의 국립중앙도서관 출판시도서목록(CIP)은 e-CIP홈페이지(http://www.nl.go.kr/ecip)와 국가자료공동목록시스템(http://www.nl.go.kr/kolisnet)에서 이용하실 수 있습니다.
(CIP제어번호: CIP2010001977)

들어가는 글

명나라의 고무(高武)는 상생관계에 근거하여 자경(自經)의 오수혈(五輸穴)을 이용해서 오행속성에 따라 경혈을 선택하는 자경보사법(自經補瀉法)을 최초로 논술하였고, 장세현(張世賢)은 상생관계에 의한 오수혈의 취혈법을 타경(他經)까지 확대 적용하였으며, 조선시대에 사암(舍巖) 선생은 이러한 상생관계에다 상극관계를 결합하여 자경과 타경에서 모두 보사혈을 취하는 '사암오행침법'을 창안하였는데 이 침법은 현재에도 가장 완벽한 오행의 이론체계를 갖춘 세계 최고의 침법이다.

구전에 의하면 사암은 출가 전의 성과 이름이 황정학(黃廷學)이라 하였으며, 삼 형제가 있었는데 위로 두 형과 조카들이 병고로 일찍 세상을 떠나고, 사암 또한 질병으로 고생하는 가운데 불가에 귀의하였다고 한다. 그 후 사암은 임진왜란 당시의 고승인 사명당의 수제자가 되었으며, 말년에 석굴에서 득도하여 오행침의 도를 깨달았다고 한다. 이 때문에 사암에 대하여 여러 책에서 '사암도인'이라 소개하고 있다. 하지만 '舍巖'이라는 호에 본뜻을 나타내듯이, 당시에는 대부분 절의 숙소가 부족한 까닭에 불가에 입문하는 사람들이 주로 거처하며 수도한 곳이 절 근처의 동굴이었음을 상기할 때, 본인이 이름을 숨기고 아호 또한 가장 낮은 처소를 상징하는 석굴 이름을 사용하는 것으로 보아, 사암도인이라 칭송하는 것은 사암이 바라는 진정한 뜻이 아니리라 생각한다. 그래서 신비로운 침법으로만 맹신하기보다는 향후 여러 가지 사암 침처방을 잘 분석하고 조합하여 사암침을 세계적인 침법으로 발전시키고, 사암침의 과학성을 찾아내는 것이 우리 후학들의 몫이라고 생각한다.

김달호 선생의 과학적인 문헌 연구를 통해 이루어진 사암침 연구 논문에서 사암침법의 저작시기는 1644~1742년 사이로 밝혀졌으며, 초기에는 사암침법의 생리·병리·변증논치 등을 포함하는 치료편인 사암침법이 저술되었고, 1742년 이후에 지산의 경험편인 〈芝山醫案〉을 첨부한 ≪經濟要訣≫을 저술하였다고 밝히고 있다. 현재 출판된 여러 사암책들의 내용은 사암 자신이 저술한 치료편과 이후 지산 선생이 추가한 경험편, 그리고 후세에 필사하는 과정에서 삽입된 경험 침처방들이 다양하게 혼재되어 있다. 따라서 본 책에서는 현존하는 가장 오래된 필사본인 지산선생의 ≪經濟要訣·舍巖目錄≫을 원서로 삼고, 김달호 선생의 ≪圖解校勘 舍巖道人鍼法≫과 여러 한의학 경전을 참고하여 원전의 번역과 전통 한의학적 원리의 해석을 통한 침처방 설서를 시도하였다.

한국의 대표적 침술서로는 허준의 ≪東醫寶鑑≫과 허임의 ≪鍼灸經驗方≫, 그리고 사암의 ≪舍巖正五行≫이 있다. ≪東醫寶鑑≫은 당시의 여러 의서를 참고하여 기술되었고, ≪鍼灸經驗方≫도 중국의 ≪鍼灸資生經≫ 중에서 본인이 효과를 경험한 침처방과 자신이 사용한 독특한 침처방을 묶은 경험 침술서이다. 따라서 전통적인 한의학의 이론에 바탕을 두고 만들어진 침법으로서는 사암침법이 유일하다고 할 수 있다. 또한 현재 중국이나 일본에도 오행침법이 있으나 사암침법은 ≪難經≫과 ≪神應經≫에 수록된 오행침에 자경과 타경을 겸비한 오행보사침법으로 독창적인 침법일 뿐만 아니라 세계적으로 유례를 찾을 수 없는 매우 체계적인 논리를 가지고 있는 한국전통침술서이다. 우리 한의학도는 우리 민족의 이처럼 자랑스럽고 소중한 침법을 더욱더 열심히 연구하고 연마하여 세계적인 침법으로 완성해 나아가야 할 것이다.

김달호 선생님은 병환 중임에도 불구하고 책을 집필하고 싶다는 나의 뜻을 흔쾌히 받아들여 본인이 오랫동안 소장해 온 사암침 필사본인 ≪經濟要訣·舍巖目錄≫을 보내주셨고, 공저자인 원진희 교수님과 김관우 원장님은 원전해석에 있어 필자의 부족함을 메워 주셨으며, 또한 나원민 선생은 밤새워 열심히 경제요결 책을 전산화하는 등 집필에 많은 도움을 주었다. 이 모든 분들께 고마운 마음을 전한다. 불확실성의 시대에도 이 책의 출간을 망설임 없이 결정해 주신 집문당에도 감사를 드린다. 끝으로 늦은 시간까지 기다려 준 나의 아내와 동유, 아현이에게 사랑하는 마음을 전한다.

2010년 침향(鍼香)연구실에서

김성철 씀

일러두기

본문 중 사암침법 처방의 鍼法(補法, 瀉法, 直刺, 斜刺, 橫刺) 및 灸法 등 침구치료를 기술함에 있어서 각 경혈 사진에 다음과 같이 표기하였다.

1. 鍼法
   ⊕ : 補法
   ⊖ : 瀉法
   ⊕ : 直刺, 斜刺
   ㊉ : 橫刺
2. 灸法 : ◉

차 례

舍巖序

蓋聞[1]天開地闢, 肇[2]分山川之氣, 人始物資[3], 克[4]配動靜之形, 東西日月, 南北星辰[5], 兩儀[6]妙運於龍畵[7], 五行並行於龜銘[8], 四象[9]得路, 八卦[10]從令[11]. 氣雖懸[12]於白日[13], 理[14]必隱於玄

1) 蓋聞(개문) : 대체로 듣건대. 대저 듣건대. 發語詞로 번역하지 않아도 된다.
2) 肇(조) : 始作, 비롯할 조
3) 人始物資(인시물자) : 앞 문장의 天開地闢과 같은 형식으로 人物資始를 말한다. 사람과 만물이 산천의 기운을 취하여 비롯되었다는 뜻. ○資는 取也, 취할 자. 用也, 쓸 자. ≪周易≫에 "大哉乾元, 萬物資始"라고 하였다.
4) 克(극) : 能也, 능할 극
5) 星辰(성신) : 星은 恒星, 行星, 衛星, 小行星, 彗星과 流星의 총칭. 辰은 衆星을 가리키며, 또 北極星을 가리키는 경우도 있다. 모든 별은 북극성을 중심으로 남북으로 움직인다.
6) 兩儀(양의) : 天地. 하늘과 땅. 陰과 陽. ≪周易≫에 "兩儀生四象"이라고 하였다.
7) 龍畵(용화) : 龍圖. 河圖. 伏羲氏 때 黃河에서 길이 8척이 넘는 龍馬가 등에 지고 나왔다는 그림으로, ≪周易≫ 八卦의 근원이 됨
8) 龜銘(귀명) : 龜書. 洛書. 夏나라의 禹임금이 洪水를 다스릴 때 洛水에서 나온 神龜의 등에 있었다고 하는 마흔 다섯 점으로 된 무늬. 洪範九疇와 八卦의 근원이 되었다 함
9) 四象(사상) : ① 春夏秋冬의 四時. ② 水火木金이 四方에 분포하는 것. ③ 太陰, 太陽, 少陰, 少陽. ④ 日月星辰
10) 八卦(팔괘) : 8가지 卦. 즉 乾·坤·震·巽·坎·离·艮·兌. ≪易傳≫의 작자는 八卦가 天·地·雷·風·水·火·山·澤 등 8종의 자연현상을 상징한다고 인식하였고, 특히 乾, 坤 2卦는 八卦에서 가장 중요한 위치를 차지하며 자연계와 인류사회의 모든 현상이 나타나는 최초의 근원이라고 인식하였다.
11) 令(영) : 時令, 節氣, 철 령. 예를 들면 夏令, 冬令

冥15), 由賢士16)之宜講17), 豈愚夫18)之敢醒19)! 夫氣賦20)於人者, 有百骸21)九竅22), 形著23)於病者, 有千邪萬靈24), 筋骨脈絡, 變化無盡, 生旺休囚25), 運行不停. 是故古人卜26)補瀉之理, 有其義27)無其辭28), 後哲29)著溫涼之書, 傳於渭而行於涇30), 黃岐31)試藥石之問答, 華扁32)垂33)鍼灸之典刑34), 立君臣而佐使, 能治火熱, 激35)補瀉而溫涼, 可救寒冷. 體作三才36)之棟樑37), 穴爲五行38)之門庭39), 布40)一身之虛實, 審七情之浮沈. 醫者

---

12) 懸(현) : 揭也, 달릴 현. 繫也, 매달 현
13) 白日(백일) : 대낮, 白晝. 구름이 안 낀 밝은 날
14) 理(이) : 앞 氣의 相對語. 理는 本體界를, 氣는 現象界를 가리킨다.
15) 玄冥(현명) : 어둠, 암흑
16) 賢士(현사) : 어진 선비. 현명한 사람
17) 講(강) : 說明, 풀이할 강. 硏究檢討, 토구할 강. 論議, 논할 강
18) 愚夫(우부) : 어리석은 남자. 어리석은 사람
19) 醒(성) : 覺醒, 깨달을 성
20) 賦(부) : 授與, 줄 부. 稟賦, 받을 부
21) 百骸(백해) : 몸에 있는 모든 뼈
22) 九竅(구규) : 耳目口鼻와 前後陰
23) 著(저) : 露出, 드러날 저
24) 千邪萬靈(천사만령) : 천만 가지의 온갖 邪氣와 魂靈
25) 生旺休囚(생왕휴수) : 生長收藏. 生老病死. 休는 息也, 쉴 휴. 囚는 拘束 가둘 수
26) 卜(복) : 占卜, 점칠 복. 估計, 예측할 복
27) 義(의) : 意味, 뜻 의
28) 辭(사) : 文詞, 문장 사. 言詞, 말씀 사
29) 後哲(후철) : 후세의 賢人. 先哲의 對
30) 傳於渭而行於涇(전어위이행어경) : 渭水로 전하고 涇水로 행한다는 말인데, 이는 '涇渭分'을 풀이한 것으로 생각된다. 즉 약의 溫涼에 대하여 분명하게 구별하였다는 뜻이다. ○渭水는 甘肅省 渭源縣에서 발원하여 陝西省을 거쳐 黃海로 들어가고, 涇水는 甘肅省 化平縣과 固原縣 두 군데에서 발원하여 합류한 후 陝西省에 이르러 渭水로 흘러들어 가는 강이다.
31) 黃岐(황기) : 黃帝 軒轅氏와 그의 신하 岐伯
32) 華扁(화편) : 華陀와 扁鵲
33) 垂(수) : 遺傳, 후세에 전할 수. 留存, 남길 수
34) 典刑(전형) : 예전부터 내려오는 法典. 전통의 法式
35) 激(격) : 發揚, 떨칠 격. 使感情衝動, 자극할 격
36) 三才(삼재) : ① 天·地·人. ② 天地間의 만물
37) 棟樑(동량) : 마룻대와 들보. 중요한 부분을 비유함

意也[41], 於心必應, 病者虛也, 惟手是聆[42]. 寒涼相升, 由肺腎之黑白[43], 風火互動, 自[44]肝心之紅青[45], 濕長流於脾原[46], 熱恒熻[47]於胃局[48]. 膽必生者小腸, 脾可產[49]者肺經, 三焦散居, 膀胱咸囹[50], 引氣歸於任督, 二氣[51]會合五行[52]. 木母補於火子, 心病自痊[53], 土官[54]瀉於水臣, 腎亡[55]回惺[56], 抑西官之金氣, 肝膽安穩[57], 洗東將[58]之木賊, 脾胃遐齡[59]. 肝位東方, 腎受生[60]而肺受克[61], 心居南鄉, 北受克而東受生, 相生者可

---

38) 五行(오행) : 五臟의 代名詞
39) 門庭(문징) : 내문 안의 뜰. 집 인
40) 布(포) : 宣告, 펼 포. 널리 알림. 一轉하여 알아낸다는 뜻
41) 醫者意也(의자의야) : 宋代 許叔微가 한 말로 의학이란 뜻으로 전할 뿐 글로써 전하기 어렵다는 뜻이다.
42) 聆(령) : 聽也, 들을 령. 悟也, 깨달을 령
43) 黑白(흑백) : 黑屬腎하고 白屬肺하니 黑白은 肺腎과 同義語이다. 여기서는 肺氣虛나 腎陽虛 등으로 발생하는 肺腎의 질병을 가리킨다.
44) 自(자) : 由于, 부터 자. 起因, 인할 자
45) 紅青(홍청) : 紅屬心하고 青屬肝하니 紅青은 肝心과 동의어이다. 여기서는 肝陽上亢이나 心火上炎 등으로 발생하는 肝病과 心病을 가리킨다.
46) 脾原(비원) : 脾라는 들판. 脾의 들판. 原은 平原, 들판 원
47) 熻(선) : 盛也, 熾盛, 성할 선
48) 胃局(위국) : 胃라는 방. 胃의 방. 局은 房也 방 국
49) 產(산) : 出生, 생할 산. 낳을 산
50) 囹(영) : 監獄, 옥 령. ○≪醫學入門≫에서 이르기를, "膀胱, 無出竅也, 資氣海以施化, 府名津液"이라고 하였다.
51) 二氣(이기) : 任脈과 督脈의 氣
52) 五行(오행) : 五行은 각각 五臟에 배속되므로 여기서는 五臟을 가리키는 것으로 본다.
53) 痊(전) : 病愈, 병 나을 전
54) 官(관) : 天子, 諸侯, 임금 관. ○여기서는 五行의 相生관계를 母子로, 相剋관계를 君臣 또는 賊將으로 표현하고 있다.
55) 亡(망) : 死亡, 죽을 망. 滅亡, 멸할 망
56) 回惺(회성) : 回復覺惺. 병세를 회복하여 의식이 깨어남
57) 安穩(안온) : 무사하고 편안함
58) 東將(동장) : 東屬木하므로 뒤의 木賊과 동의어이다. 인체에서 肝을 가리킨다.
59) 遐齡(하령) : 遐年, 長壽
60) 生(생) : 生命, 化生, 援助
61) 克(극) : 制勝, 抑制, 牽制

補, 相克者必瀉, 虛者可補, 實者可瀉. 信醫之病[62]可見[63], 好鬼之言[64]莫聽.

— 舍巖著

국역

대저 듣건대, 하늘과 땅이 개벽하여 비로소 산천의 기운이 나뉘었고 사람과 만물이 비롯하여 능히 動靜의 형태로 짝을 이루었다.

해와 달은 동서로 운행하고 뭇 별들은 남북으로 움직인다.

음양은 龍畵(河圖)에서 오묘하게 운용되고 오행은 龜銘(洛書)에서 어울려 운행하니 四象이 길을 얻고 八卦는 일정한 법칙을 따른다.

氣는 비록 밝은 하늘 아래 드러나 있으나 理致는 반드시 깊은 어둠 속에 숨어 있다.

때문에 현명한 선비가 이치에 맞게 강론해야 마땅하거늘 어찌 어리석은 사람인 내가 감히 깨우칠 수 있겠는가!

무릇 사람에게 氣가 주어지면 百骸와 九竅가 있게 되고 몸이 질병에 노출되면 온갖 邪氣와 邪靈이 달라붙는다.

근골과 맥락은 변화가 무궁무진하고 생로병사는 운행을 멈추지 않는다.

이러므로 고인은 補瀉의 이치를 예측하였으나 그 뜻만 남기고 말은 없었으며 후인은 溫涼의 서책을 저술하여 약의 성질을 명확하게 구별하였다.

黃帝와 岐伯은 藥石의 문답을 시도하였고 화타와 편작은 鍼灸의 典刑을 전하였다.

---

62) 病(병) : 病弊. 나쁜 버릇. 병통

63) 可見(가견) : …을 알(볼) 수 있다.

64) 好鬼之言(호귀지언) : 귀신을 좋아하는 말. 一轉하여 걸핏하면 귀신의 소행이라고 핑계되는 말

君臣과 佐使를 세워서 능히 火熱病을 치료하였고 補瀉와 溫凉의 방법으로 북돋우어 가히 寒冷病을 구하였다.

인체는 三才의 동량으로 만들어졌고 鍼穴은 내외를 연결하는 五行(五臟)의 門庭이 된다.

정확한 진단을 통해 일신의 허실을 알아내야 하고 七情의 부침을 살펴야 한다.

醫術이란 생각을 집중해서 사람의 마음에서 반드시 응해야 하고 病者는 虛한 상태이니 오직 醫者의 손끝으로 들을 뿐이다.

寒凉이 서로 왕성해지는 것은 肺와 腎의 병 때문이고 風火가 서로 요동하는 것은 肝과 心의 병에 기인한다.

濕은 脾의 들판에서 끊임없이 흐르고 熱은 胃의 방에서 늘 타오른다.

膽이 반드시 생하는 것은 小腸이고(木生火) 脾가 생산할 수 있는 것은 肺經이다(土生金).

三焦의 氣는 사방에 흩어져 있고, 膀胱의 기는 모두 갇혀 있다.

氣를 끌어당겨 任脈과 督脈으로 돌아가고 任·督脈의 두 氣는 五行(五臟)과 모여서 합쳐진다.

木母로써 火子를 補하면 심병이 저절로 낫고 土官으로 水臣을 瀉하면 腎이 죽음에서 깨어난다.

西官의 金氣를 억누르면 肝膽이 평안하고 東將의 木賊을 씻어내면 脾胃가 장수한다.

肝은 동방에 위치하니 腎으로부터 生을 받고 肺로부터 克을 받으며, 心은 南鄕에 기거하니 北(腎)쪽의 기운으로부터 克을 받고 東(肝)쪽의 기운으로부터 生을 받는다.

상생하는 것은 補가 되고 상극하는 것은 瀉가 되니, 허한 것은 補해야 하고 실한 것은 瀉해야 한다.

의사를 맹신하는 병폐도 있지마는 귀신의 소행이라 핑계대는 말은 듣지도 마라.

서문 해설 ●●●●●

사암의 서문 요지는 현재에도 한의사들에게 많은 교훈을 주고 있다.

사암이 파악하는 한의학에 대한 사유체계를 살펴보면 인체는 소우주로서 자연의 대우주와 서로 상응하는 질서가 있으며, 이를 음양과 오행의 이치에 의해 해석하고 있다. 또 하나 인체에는 자연과 더불어 반드시 氣가 존재하고 그 氣가 인체의 생명활동이라고 하는 인체에 대한 사유체계가 드러난다.

이러한 한의학적 사유체계 속에서도 사암은 질병을 귀신의 소행이라는 믿음은 단호하게 배척할 것을 주장하였으며, 향후 질병치료에 있어서 침술의 발전에 대한 큰 기대를 갖고 있다.

각론에서는 질병에 대해서 매우 간략하면서도 명확한 진단과 치료법을 제시하였다.

지산도 사암과 마찬가지로 그의 서문에서 한의사가 못 고치는 중한 병을 수의사나 돌팔이에게 맡겨본들 역시 치료할 수 없기에 진단은 털끝처럼 세밀하게 해야 하고 임상치료는 얼음처럼 냉정하게 해야 한다고 강조하였다. 이렇듯 그 당시에도 의사로서 풍속에 얽매이지 말고 의술의 전문화를 위해 매진하여 한의학을 지속적으로 발전시킬 것을 독려하고 있다. 한편 한의학육성법에는 '한의약이란 우리의 선조들로부터 전통적으로 내려오는 한의학을 기초로 한 한방 의료행위와 이를 기초로 하여 과학적으로 응용·개발한 한방 의료행위'로 정의하여 현대의 과학기술과 함께 지속적으로 발전시켜가야 할 사명을 명시하였다.

바로 이런 점들은 앞으로 후학들이 한의학을 배우고 한의학의 과학성을 발전시켜 나가는 데 있어 반면교사로 삼아야 할 의학정신이다.

芝山序

余措鍼1)之初, 遠近幷至, 猶恐欺2)人之不少, 何況3)象4)君子, 以諸書不可準的5), 勸6)我折中7)古今, 以爲後生8)不易9)之方者乎! 余亦禍家餘生10), 疾病之痛入骨髓者, 久矣, 人亦不異矣. 萬一11)有生生12)之分13), 效則14)仰副15)者, 非猥16)也, 實也, 略陳17)大槪18)也. 夫天之生斯民19)也, 道有異20)氣之分, 身有血氣之合.

---

1) 措鍼(조침) : 침을 놓음. 침을 시술함. ○措는 置也 놓을 조. 施行 베풀 조. 使用 쓸 조
2) 欺(기) : 欺瞞, 속일 기. 虛僞, 거짓 기
3) 何況(하황) : 하물며
4) 象(상) : 效也, 본받을 상
5) 準的(준적) : 표준. 모범
6) 勸(권) : 奬勵, 권할 권
7) 折中(절중) : 折衷. 한편으로 치우치지 아니하고 이것과 저것을 가려서 알맞은 것을 얻음
8) 後生(후생) : 後進. 후배
9) 不易(불역) : 변하지 아니함. 변경할 수 없음. 불변
10) 禍家餘生(화가여생) : 罪禍를 입은 집안의 자손
11) 萬一(만일) : 있을 수 없는 일이지만 혹시
12) 生生(생생) : 물건이 끊임없이 생기는 모양. 여기서는 계속해서 살아간다는 뜻
13) 分(분) : 配當, 몫 분. 名分, 분수 분
14) 效則(효칙) : 본받아 법을 삼음
15) 仰副(앙부) : 仰望輔佐. 존경하여 따르고 도와줌. ○副는 輔佐, 도울 부
16) 猥(외) : 猥濫, 외람될 외
17) 陳(진) : 陳述, 말하여 밝힘
18) 大槪(대개) : 대체의 뜻이나 사연. 줄거리. 대강

故先王導之以仁，我[21]各極[22]其趣涵[23]，萬物之終始[24]，則理氣培養血氣者，明也．庶人[25]嬰[26]之以其血氣，漸失其眞，沈淹[27]百行[28]之倫序[29]，則氣血之配合理氣者，必矣．經[30]曰，“蹶[31]者趍[32]者，是氣也，而反動其心”者，豈非眞的[33]之明證[34]者乎！
昇平[35]之少病，濁亂[36]之多病，先賢診症[37]之大綱也．故以此追究占血[38]，補瀉不逆天時，則庶可見效．診之如毫，臨之如氷，穴法[39]用 ≪東醫寶鑑≫，補瀉用 ≪醫學入門≫，方文[40]用 ≪舍巖正五行[41]≫，察症[42]用 ≪靈樞≫ 及諸方[43]，而經絡尤切泛取[44]

19) 斯民(사민) : 이 백성
20) 異(이) : 理의 誤植이다. 下文의 血氣之合과 對句이고, '理氣培養血氣'라는 문구를 보면 알 수 있다
21) 我(아) : 吾也, 우리 아. 나 아
22) 極(극) : 窮盡, 극진할 극. 여기서는 極究, 즉 깊이 연구한다는 뜻이다.
23) 趣涵(취함) : 함축된 意味나 취지, 생각. ㅇ趣는 意味, 뜻 취
24) 終始(종시) : 처음부터 끝까지. 시작과 끝
25) 庶人(서인) : 庶民. 平民. 백성
26) 嬰(영) : 縈也, 絆也, 얽킬 영. 繞也, 두를 영
27) 沈淹(침엄) : 沈漬. 가라앉아 잠김. 물건을 물속에 담금
28) 百行(백행) : 모든 행위, 행실
29) 倫序(윤서) : 차례. 순서. ㅇ倫은 序也, 차례 륜
30) 經(경) : ≪孟子・公孫丑章句上≫
31) 蹶(궐) : 倒也, 顚仆, 넘어질 궐
32) 趍(추) : 趨의 俗字. 走也, 달아날 추. 捷步, 빨리 걸을 추
33) 眞的(진적) : 진실하고 적확함
34) 明證(명증) : 분명한 증거
35) 昇平(승평) : 태평한 세상. 升平
36) 濁亂(탁란) : 혼탁하고 어지러운 세상. 정치가 어지러움
37) 診症(진증) : 병의 증세를 진단함
38) 占血(점혈) : 氣血의 盛衰를 예측함
39) 穴法(혈법) : 點穴法. 點定穴位. 인체에서 鍼穴의 위치를 잡는 방법
40) 方文(방문) : 藥方文. 여기서는 어떤 穴을 사용할 것인지 적은 鍼方文을 가리킨다.
41) 舍巖正五行(사암정오행) : 舍巖鍼法의 正形을 가리킨다. 舍巖鍼法의 五行相生相剋補瀉法은 正形, 變形, 經驗方으로 분류한다. 지산의 서문에 언급한 ≪舍巖正五行≫은 사암이 직접 저술한 가장 오래된 책으로 생각되나, 현재 그 원본이 존재하지 않는다. 다만 1742년 이후 조선 후기 저작으로 추정되는 ≪經濟要訣・舍巖目錄≫에서 사암침에 대해 언급되어 있으므로 ≪經濟要訣・舍巖目錄≫을 원본 형태의 사암침

者, 四末[45)]之屬脾, 皮毛之屬肺, 左肝右肺, 南心北腎, 是也. 外感從[46)]六腑, 內傷自五臟. 信之如金石, 行之如財泉[47)]. 經學之士[48)], 志期[49)]天下之經濟[50)], 而難作一鄕之善士[51)], 治病之士, 志期天下之賢師[52)], 而難信一洞[53)]之愚夫, 豈不難[54)]哉! 悲夫[55)]! 世之迂儒[56)]寒士[57)], 內無養親[58)]之道[59)], 而外爲經國[60)]之言者, 斥此以術數[61)]. 故不知人人可行可爲之事而養德[62)], 不以先王之敎, 置身[63)]恒作庶人之事, 則心身轉痼[64)], 以至濱死[65)]之境, 則爲其子不可岸視[66)]. 故四方求覓[67)]稍有知覺者, 謂言此症不易,

---

책 중에서 현존하는 가장 오래된 판본으로 추측할 수 있다.

42) 察症(찰증) : 病症을 살핌
43) 諸方(제방) : 諸方書. 여러 가지 의학서적
44) 泛取(범취) : 두루 널리 취함
45) 四末(사말) : 四肢
46) 從(종) : 自也, 부터 종
47) 財泉(재천) : 재능이나 재주의 샘
48) 經學之士(경학지사) : 經書의 뜻을 연구하는 선비
49) 期(기) : 希望, 바랄 기. 約束, 기약할 기
50) 經濟(경제) : 經世濟民. 나라를 잘 다스려 백성을 고난에서 건짐
51) 善士(선사) : 선량한 인사. 어진 선비
52) 賢師(현사) : 어진 스승. 현명한 스승
53) 一洞(일동) : 한 고을. 한 동네
54) 難(난) : 괴로워할 난. 근심할 난
55) 夫(부) : 감탄사. 진저 부. ~할 진저!
56) 迂儒(우유) : 世事에 통하지 아니하는 학자. 쓸모없는 학자. 세상물정을 모르는 선비
57) 寒士(한사) : 가난한 선비. 寒微한 선비
58) 養親(양친) : 부모를 봉양함
59) 道(도) : 방법 도
60) 經國(경국) : 나라를 다스림
61) 術數(술수) : 述은 方術을, 數는 氣數를 가리킨다. 여러 가지 方術로써 자연계의 현상을 관찰하여 사람과 국가의 氣數와 命運을 추측하는 것을 말한다. 후세에는 星占, 卜筮, 六壬, 奇門遁甲, 命相, 拆字, 起課, 堪輿, 占候 등 각종 미신을 지칭한다.
62) 養德(양덕) : 덕을 기름. 덕을 수양함
63) 置身(치신) : 몸을 둠. 몸을 건사함
64) 轉痼(전고) : 고질병에 걸림
65) 瀕死(빈사) : 죽음에 임박함. 거의 죽게 됨
66) 岸視(안시) : 높은 언덕에서 바라봄. 一轉하여 부시하고 홀대함

難以鍼藥云云[68]，則於心以爲[69]不能之類，而所云之言 耳．外聽之，更往之，他得遇村民牛醫[70]之流[71]，數言未歇[72]卽日[73]已知大[74]，言一藥一鍼頃刻[75]快祛[76]云云，則聞得此言，喜色溢于顔面，馬之轎[77]之，延[78]之上座[79]，信之如神翁[80]佛手[81]，敬之如尊師[82]大賓[83]，終至淹淹[84]難交之勢[85]，則去[86]者何時 信者何在? 知其一則用其一，知其二則用其二，歇歇[87]二三個月，可得平生之用．正格如禮樂刑政[88]，勝格如良將[89]用兵．正格者，心經虛則大敦少衝補，陰谷少海瀉者也．勝格者，肺經風少府魚際補，尺澤陰谷瀉者也．正格病[90]不可以用勝格，勝格病[91]不可

67) 求覓(구멱) : 구하여 찾음
68) 云云(운운) : 다른 글이나 말을 인용할 때 끝을 생략하여 '이러이러하다'는 뜻으로 쓰는 말.
69) 以爲(이위) : …라고 여기다. …라고 생각하다.
70) 牛醫(우의) : 소의 병을 고치는 의사. 수의사
71) 流(유) : 類也, 무리 류
72) 數言未歇(삭언미헐) : 누차 말하기를 그치지 아니함. 쉬지 않고 여러 번 반복해서 말함
73) 卽日(즉일) : 당일. 곧 그 날
74) 知大(지대) : 크게 깨달음
75) 頃刻(경각) : 순식간
76) 快祛(쾌거) : 깨끗이 제거함
77) 轎(교) : 肩輿, 가마 교
78) 延(연) : 聘請, 邀請 초빙할 연, 청할 연, 부를 연
79) 上座(상좌) : 上席. 윗자리. 높은 자리
80) 神翁(신옹) : 神仙. 신령
81) 佛手(불수) : 부처님
82) 尊師(존사) : 스승에 대한 경칭. 道士에 대한 경칭
83) 大賓(대빈) : 높은 손님. 큰 손님. 높여 공경할 손님
84) 淹淹(엄엄) : 懨懨과 같다. 氣力衰弱. 지친 모양, 쇠약한 모양. 湯顯祖의 ≪牡丹亭・慈戒≫에 "淹淹春睡去了, 敢在做夢也"라고 하였다.
85) 難交之勢(난교지세) : 結交하기 어려운 형세. 交遊하기 어려운 형편
86) 去(거) : 死也, 죽을 거
87) 歇歇(헐헐) : 잠깐 쉼. 잠깐 휴업함
88) 禮樂刑政(예악형정) : 예절과 음악. 형벌과 정치. 王道 정치의 4대 요소이다.
89) 良將(양장) : 軍略이 뛰어난 장수
90) 正格病(정격병) : 正格을 사용해야 하는 병증
91) 勝格病(승격병) : 勝格을 사용해야 하는 병증

以用正格. 水土[92]之百無一生, 衆人所共知也, 俗言死病, 不可治之, 余之所經, 水土者 百無一生者, 所不治者多服[93], 消癖之村[94], 正氣大損, 陰濕上昇, 則或生或死, 然[95]死病不治者, 不可以一定[96]爲論也. 吾南北症[97], 不止[98]十百萬[99], 數十年間, 將入於鬼錄[100]人, 無可救者, 惜哉餘外[101], 萬病苦舍[102], 委[103]我一歲, 可全天下, 豈非一傷好事[104]乎! 世之行此者, 或借此而求名, 或因是而榮財[105], 或有長[106]而相積[107], 或獨行者, 或不傳者, 非先聖經濟之本意也. 明者明之, 似是[108]者置之, 以待後之能者云[109]至至[110]. 智妙病夫[111]書.

— 芝山著

---

92) 水土(수토) : 不服水土病. 여기서는 풍토병이나 전염병을 가리키는 것으로 본다.
93) 服(복) : 治也, 다스릴 복
94) 消癖之村(소벽지촌) : 消渴이나 癥癖에 걸린 마을. 一轉하여 水土病이 범람하는 마을을 지칭하는 것으로 본다.
95) 然(연) : 然則
96) 一定(일정) : 반드시. 꼭
97) 南北症(남북증) : 남쪽과 북쪽지방의 풍토병
98) 不止(부지) : …에 그치지 않다. …을 넘다.
99) 十百萬(십백만) : 십만이나 백만. 一轉하여 매우 많다는 뜻
100) 鬼錄(귀록) : 죽은 사람의 이름을 적은 장부
101) 餘外(여외) : 그 외. 그 밖. 기타
102) 舍(사) : 家屋, 집 사. 留也, 머무를 사
103) 委(위) : 委任, 맡길 위
104) 一傷好事(일상호사) : 한 편의 슬프고도 기쁜 일
105) 榮財(영재) : 재물이 번성함. 재물을 즐김. ○榮은 성할 영, 즐길 영
106) 長(장) : 進步, 前進, 나아갈 장
107) 相積(상적) : 쌓아놓고 바라봄
108) 似是(사시) : 似是不明. 옳은 것 같으나 명확하지 않은 것
109) 云(운) : 爲也, 될 운
110) 至至(지지) : 道의 최고경지에 도달함. ≪列子・楊朱≫에 "公天下之身, 公天下之物, 其唯至人矣. 此之謂至至者也"라고 하였다.
111) 病夫(병부) : 병이 든 사람. 병이 든 남편

국역

내가 침을 놓을 초기에 사람들이 원근에서 함께 내원하였으나 오히려 침술로 사람을 속이는 바가 적지 않을까 두려웠다. 하물며 군자를 본받아서 諸書를 표준으로 삼을 수도 없거늘 나에게 고금의 정수를 모아 후세에도 불변할 方書를 만들라고 권하는가!

나 또한 죄화를 입은 집안의 자손으로 질병의 고통이 골수까지 스며든 지 오래인데, 다른 사람들도 또한 다르지 않다. 만일 계속 살아갈 몫이 있어 본받아 법을 삼고 믿고 따르며 도와주는 것은 외람된 것이 아니라 진실한 것이니, 대략 줄거리를 말하여 밝히고자 한다.

무릇 하늘이 이 백성을 낳음에 道에는 理와 氣의 구분이 있고 몸에는 血과 氣의 배합이 있다. 그러므로 先王께서 仁으로써 인도한 것이니, 우리들이 각각 그 함축된 뜻을 깊이 연구하면 만물은 처음부터 끝까지 理氣가 血氣를 배양하는 것이 분명하다. 서민들은 血氣로 에워싸여서 점차 그 진실을 잃어버리고 百行의 질서가 가라앉아 잠긴 것이니, 氣血이 理氣에 배합하는 것은 틀림없다. 經에서 이르기를, “넘어지거나 빨리 걷는 것은 氣의 작용이나 도리어 그 마음을 움직인다”고 하였으니, 어찌 진실하고 정확한 明證이 아니랴!

태평한 세월에 질병이 적고, 혼탁하고 어지러운 세태에 질병이 많다는 것은 선현들이 병증을 진단하는 대강이다. 그러므로 이로써 氣血의 성쇠를 예측하여 補瀉가 天時를 거슬리지 않으면 거의 효과를 볼 수 있다. 진단은 털끝처럼 세밀해야 하고 임상은 얼음처럼 냉정해야 한다. 穴法은 ≪東醫寶鑑≫을 이용하고, 補瀉法은 ≪醫學入門≫을 이용하며, 方文은 ≪舍巖正五行≫을 이용하고, 察症은 ≪靈樞≫와 諸方을 이용해야 한다. 경락에서 더욱 절실하고 널리 취할 것은 四肢가 脾에 속하고, 皮毛가 肺에 속하며, 좌측은 肝, 우측은 肺, 남쪽은 心, 북쪽은 腎에 속하는 것이 이것이다.

外感은 六腑로부터 비롯하고 內傷은 五臟으로부터 비롯하며, 믿음은 금석과 같아야 하고 행동은 재주가 샘솟 듯 해야 한다. 경서를 연구하는 선비는 그 뜻이 천하의 經世濟民을 바라지만 한 고을의 어진 선비가 되기도 어렵고, 병을 다스리는 의사는 그 뜻이 천하의 賢師를 바라지만 한 동네의 愚夫를 믿게 하는 것도 어려우니, 어찌 근심하지 않겠는가? 슬프도다! 세상의 어리석은 학자와 가난한 선비는 안으로 부모를 봉양하는 방법도 없으면서 밖으로 經國을 언급하니 술수로 보고 이를 배척해야 한다.

그러므로 사람마다 행할 수 있고 할 수 있는 일을 모르면서 덕을 수양하는 것은 先王의 가르침이 아니며, 처신할 때 항상 힘든 백성의 일을 하다가 심신이 고질병에 걸려서 죽을 지경에 이르면 그 자식 된 자는 가만히 보고 있을 수 없다.

그리하여 사방으로 의학에 조금이라도 지각 있는 사람을 찾아가면 "이 병증은 쉽지 않아서 침이나 약으로 어렵다"고 운운하니, 마음에 치료 불가능한 병증으로 여기는 말일 따름이다. 밖에서 이 말을 듣고 다시 돌아가서 그가 촌민이나 수의사 등을 만나면 그날 자기는 크게 깨달은 바 있다고 쉬지 않고 누차 말하면서 "一藥이나 一鍼으로 순식간에 깨끗이 낫게 할 수 있다"고 운운한다. 그러면 이 말을 듣고 얼굴에 희색이 넘치면서 말을 타거나 가마를 타고 와서 그를 초빙하여 상석에 모시고 신령이나 부처님처럼 신뢰하며 스승이나 귀빈처럼 공경하지만, 결국은 기력이 쇠약하여 교유하기도 어려운 형세에 이르게 되니, 죽는 것은 어느 때이며 믿을 자는 어디에 있는가?

하나를 알면 그 하나를 사용하고 둘을 알면 그 둘을 사용할 수 있으니, 2~3개월 쉬면서 평생 동안 쓸 것을 터득할 수 있다. 正格은 禮樂刑政과 같고 勝格은 良將의 용병과 같다. 正格은 心經이 허하면 大敦·少衝을 補하고, 陰谷·少海를 瀉하는 것이다. 勝格은 肺經의 風

證에 少府・魚際를 補하고 尺澤・陰谷을 瀉하는 것이다. 正格病에는 勝格을 사용할 수 없고, 勝格病에는 正格을 사용할 수 없다.

전염병에 백 중 하나도 살지 못한다는 것은 모든 사람이 다 아는 바이다. 세속에서 죽을병으로 치료할 수 없다고 말하지만, 내가 경험한 바에 의하면 전염병에 백 중 하나도 살지 못한다는 병과, 치료할 수 없다는 병을 치료한 적이 많다. 전염병이 유행하는 마을은 正氣가 크게 손상되고 음습한 기운이 상승하여 혹자는 살고 혹자는 죽는다. 그런즉 '죽을병으로 치료할 수 없다'는 것은 반드시 정론으로 삼을 수 없다.

우리의 전염성 풍토병은 헤아릴 수 없이 많아서 수십 년 사이에 죽은 사람을 구할 수 없었던 것은 애석하지만 그 밖에 온갖 병고에 싸인 집안을 1년간 나에게 맡기면 천하를 보전할 수 있을 것이니, 어찌 한편 슬프고도 좋은 일이 아니겠는가?

세상에서 이것을 행하는 사람들은 혹은 이것을 빌려서 명성을 구하고, 혹은 이것으로 인하여 재물을 즐기며, 혹은 성취한 바가 있으나 쌓아놓고 바라만 보고, 혹은 혼자서만 행하며, 혹은 전하지 않으니, 先聖의 經世濟民하는 본 뜻이 아니다. 명확한 것은 밝히고 옳은 것 같으나 명확하지 않은 것은 그대로 두어서 후세에 유능한 자가 최고의 경지에 이르기를 기다릴 것이다.

病夫 智妙가 쓰다.

第一章

中風門

≪經濟要訣 · 舍巖目錄≫ 原文

風者, 天地之正氣, 山川之噓氣[1], 是故在天之[2]氣, 在地之木, 節序[3]之春, 人身之肝, 病者之邪也. 以此天氣濁而風動, 地勢清而寒生, 寒本腎水, 風是肝木. 是故體氣虛弱, 風必傷腑, 補陽金[4]而瀉火[5]. 血脈衰殘, 寒可損臟, 溫陰土[6]而平[7]木[8]. 陽水[9]偏枯, 謂之半身不遂, 可治鎭靜[10], 風痱四肢不收[11], 必診[12]脘丹. 懿[13]奄忽[14]而不知, 能治十宣, 脾[15]喞澁[16]而如浪[17], 宜通

---

1) 噓氣(허기) : 숨을 내쉼. 또는 내쉬는 숨. ㅇ噓는 呼氣, 吐氣
2) 之(지) : 助詞로 是와 같다.
3) 節序(절서) : 節氣의 차례
4) 陽金(양금) : 大腸經을 말한다. 陰金은 肺經이다.
5) 火(화) : 여기서는 陽火를 말하니 곧 小腸經이다.
6) 陰土(음토) : 脾經이다. 陽土는 胃經이다.
7) 平(평) : 平定, 평정할 평
8) 木(목) : 여기서는 陰木을 가리키니 곧 肝經이다.
9) 陽水(양수) : 五行상 水는 陽水와 陰水로 분류하니, 陽水는 膀胱이고 陰水는 腎臟이다.
10) 鎭靜(진정) : 穴名이니 足三里를 가리킨다.
11) 不收(불수) : 마음대로 거두어 수습하지 못함
12) 診(진) : 察看, 살펴볼 진
13) 懿(의) : 風懿. 병명이니 風癔이라고도 함

八邪. 摠[18]上大略, 繼下小節[19]), 應八卦而執症[20]), 察五行而治痊[21]).

국역

風은 천지의 正氣이며 산천의 噓氣이다.

이러므로 하늘에 있어서는 氣가 되고, 땅에 있어서는 나무가 되고, 계절의 순서로는 봄이 되고, 인체에서는 肝이 되고, 병자에게는 邪氣가 된다.

이에 하늘의 기운이 흐리면 바람이 불고, 땅의 기세가 맑으면 추위가 생기며, 寒은 腎水에 근본하고, 風은 肝木에 속한다.

그러므로 正氣가 허약하면 風이 반드시 腑를 손상하니 陽金穴을 補하면서 陽火穴을 瀉하고, 血脈이 쇠잔하면 寒이 臟을 손상하니 陰土穴을 溫하면서 陰木穴을 平해야 한다.

陽水의 偏枯를 '半身不遂'라 하니 足三里로 치료할 수 있고, 風痱는 팔다리를 마음대로 수습하지 못하는 것이니 반드시 中脘과 丹田(關元)을 살펴야 한다.

風懿는 갑자기 쓰러져서 남을 알아보지 못하는 것이니 十宣穴로 치료할 수 있고, 脾中은 벌레소리처럼 어눌하며 줄줄 침을 흘리는 것이니

---

14) 奄忽(엄홀) : 별안간. 갑자기
15) 脾(비) : 脾中. 脾中風. 脾臟中風
16) 喞澁(즉삽) : 벌레소리처럼 말이 분명하지 않고 어눌함. ㅇ喞은 벌레소리. 즉 澁은 謇澁이니 말을 떠듬거리며 명확하지 않은 것을 가리킨다.
17) 浪(낭) : 流貌, 물 절절 흐를 랑
18) 摠(총) : 總과 同. 總括, 묶을 총
19) 小節(소절) : 사소한 일. 대수롭지 않은 일. 사소한 것
20) 執症(집증) : 證을 잡음. 辨證. ㅇ症은 證과 通하며 證據의 뜻이다. 즉 어떤 치료법을 사용할 수 있는 증거를 말한다.
21) 治痊(치전) : 치료하여 병이 나음. ㅇ痊은 病愈, 병 나을 전

마땅히 八邪穴을 통하게 해야 한다.

위에서 대략적인 것을 총괄하고 아래에 각론을 세밀한 내용을 기록하니 八卦에 상응하여 證을 잡고 五行을 살펴서 치료하여 낫게 할 것이다.

譯著者 註 ……

(1) 補陽金而瀉火 : 인체의 正氣가 허약해지면 風邪가 膽腑를 손상시켜 膽實證을 유발시키니 克經의 陽金인 大腸經의 金穴인 商陽과 自經인 膽經의 金穴인 足竅陰을 補하면서, '實卽瀉其子'의 이론으로 子經의 陽火인 小腸經의 火穴인 陽谷과 膽經의 火穴인 陽輔를 瀉火하는 膽勝格을 말한다.

(2) 溫陰土而平木 : 血脈이 衰殘해지면 寒邪가 腎臟을 손상시켜 腎實證을 유발시키니 克經의 陰土에 해당하는 脾經의 土穴인 太白과 自經에 해당하는 腎經의 土穴인 太谿를 補하면서, '實卽瀉其子'의 이론으로 子經의 陰木에 해당하는 肝經의 木穴인 大敦과 腎經의 木穴인 湧泉을 瀉하여 平定하는 腎勝格을 말한다.

원문 ……

言語蹇澁, 半身不遂, 心虛. 天重(完骨) 瀉, 炎庭(太衝) 正, 大敦 補, 太白 瀉

口眼喎斜 肝實. 鎮靜(三里) 迎, 隨丘(陽輔) 正, 斛續(完骨) 斜然谷 瀉, 少海 補

卒風不語 肉痺 胃實. 疊山(三里) 迎正, 貫中(風池)·陽谷 瀉, 二間 補

偏風口喎 肝實. 草膠(勞宮) 補, 明夷(照海) 瀉, 完骨 瀉, 前谷 迎

遍身痒如蟲行不可忍 心實. 鼎本(太衝) 迎正, 訟理(光明) 正,

陰谷 補, 大都 瀉

歷節風 腎虛. 遯山(三理) 迎, 師谷(完骨) 迎正, 大敦 瀉, 經渠 補

角弓反張 膽實. 疊山(三里) 迎, 賁中(風池) 瀉, 束骨 瀉, 陽谷 補

口噤痰塞 如引鉅聲 脾虛. 大壯(風池) 迎正, 地比(勞宮) 橫, 少府·經渠 補

眼戴上反 不能言語. 鎭靜(三里) 瀉, 二椎·五椎 一齊施上 補

中臟者, 不省人事, 痰涎上壅, 喉中雷鳴, 四肢癱瘓, 不知疼痛, 言語蹇澁, 是也. 丹田·氣海 瀉

中腑者, 半身不遂, 口眼喎斜, 言語不變, 知疼痛, 是也. 先看形體臟腑之症候, 詳察治之. 中脘·風市 瀉, 太衝 補

肝中 實 無汗 惡寒 色青 名曰 怒中. 四關 上 瀉, 下 補

心中 實 多汗 驚怕 色青 名曰 喜中. 大敦 瀉, 商丘 補

肺中 虛 多汗 惡風 名曰 氣中. 太白 補, 少府 瀉

腎中 虛 多汗 身冷 色黑 名曰 氣勞中. 經渠 補, 太白 瀉

脾中 虛 多汗 身熱 色黃 名曰 思慮中. 少府 補, 大敦 瀉

膽中 虛 眼目牽連 鼾睡不省 色綠 名曰 驚中. 通谷 補, 委中 瀉

胃中 虛 飮食不下 痰涎上壅 色淡黃 名曰 食後中. 陽谷 補, 臨泣 瀉

太息善悲者. 上 神門 日月

譯著者 註 ·····

원문에서 天重·斛續·師谷은 完骨의 異名이며, 炎庭·鼎本은 太衝의 異名이며, 鎭靜·疊山·遯山은 足三里의 異名이며, 賁中, 大壯은 風池의 異名이며, 隨丘는 陽輔, 草膠는 勞宮, 明夷는 照海,

訟理는 光明, 地比는 勞宮, 丹田은 關元의 異名이다. 여기서 논란이 될 수 있는 것은 丹田으로 고대 문헌에 丹田이란 異名을 붙일 수 있는 경혈은 任脈 중에서 關元을 포함하여 石門・氣海・陰交로서 臍下 1~3寸 부위가 丹田에 해당할 수 있는데, 허임의 ≪鍼灸經驗方≫에서 石門은 丹田이며 禁鍼穴이라 하였고, 허준의 ≪東醫寶鑑≫에서는 關元을 丹田이라고 하였으나, 지산의 ≪經濟要訣・舍巖目錄≫ 서문에서 경혈취혈법은 ≪東醫寶鑑≫을 따른다고 하였으므로 丹田을 小腸經의 募穴인 關元으로 보는 것이 옳다고 하겠다. 또한 '正'은 침을 90°로 세워서 자침하는 直刺를, '斜'는 45°로 기울여 병소방향으로 자침하는 斜刺를, '橫'은 15°로 눕혀서 병소방향으로 자침하는 橫刺를 의미한다. ≪鍼灸大成・標幽賦≫에서 "刺陽經者 必斜臥其鍼 無傷其衛, 刺陰分者 必正立其鍼 無傷其營"이라 하여 陽經에는 斜刺가 衛氣를 손상하지 않으며, 陰經에는 直刺가 營氣를 손상하지 않아 보법이라고 한 것을 참고할 필요가 있다. 迎隨補瀉法은 현재 일반적으로 경맥이 흐르는 반대방향으로 경기를 맞이하는 瀉法으로 사용하고, 경기가 흐르는 45°방향으로 놓으면 隨補法이 된다고 하였다. 그러나 ≪鍼灸大成・標幽賦≫에서 "動退空歇 迎奪右而瀉冷, 推內進搓 隨濟左而補暖"이라 하여, 迎法은 자입 후 침을 요동치면서 천천히 오른쪽으로 퇴침하여 냉기가 느껴지게 놓는 사법이고, 隨法은 이와 반대로 서서히 자입하면서 왼쪽으로 침을 돌려서 따뜻한 감이 느껴지게 자침하는 것이라고 하였다. 그러므로 이 두가지 방법을 같이 병행하는 것이 좋다고 생각한다. 환자의 경혈 뒤에 특별히 補瀉를 표시하지 않고, 正・斜・迎 등의 표시만 있을 경우는 平補平瀉를 원칙으로 한다. 迎正의 경우 해석은 침을 놓는 방향으로 보면 서로 모순되는 침법이 함께 거론되어 있으므로 이 경우는 直刺로 놓으면서 수기법은 ≪鍼灸大成≫의 迎法을 따르는 것이 바람직하다. 또한 일반적으로 사암침법에서 제시하는 補瀉 手技法으로 呼吸補瀉,

手法補瀉, 迎隨補瀉를 사용한다. 사암침법서 중 현존하는 가장 오래된 필사본이라 할 수 있는 ≪經濟要訣 · 舍巖目錄≫에 따르면 呼吸補瀉와 手法補瀉가 소개되고 있으나 이중에서 呼吸補瀉가 더 중요시 되고 있다. 지산의 ≪經濟要訣 · 舍巖目錄≫에서는 보사법에 대해서 비교적 소상하게 소개하고 있으므로 이 방법을 따르도록 하는 것이 좋다고 생각한다.

≪經濟要訣 · 舍巖目錄≫ 鍼補瀉法 •••••

補鍼刺入五分之穴得病人之呼鍼入二分又小刻得病人之呼鍼入二分又小刻得病人之呼鍼入一分小升降法扱三次得病人之吸輕出鍼卽抵塞神效

瀉鍼刺得病人之吸卽入五分小升降法扱三次得病人之呼出鍼二分又小刻得病人之呼出鍼二分又小刻得病人之呼出鍼一分不抵塞然誤有出血刺勿泄

補法은 환자의 호기 시에 침을 5分 자입하고, 기다렸다가 환자의 호기 시에 침을 2分 더 자입하고, 또 호기 시를 기다렸다가 침을 2分 더 자입하며, 마지막으로 호기 시에 침을 1分 더 자입하고, 물이 흐르는 듯한 승강법을 3회에 걸쳐 한 다음, 수초간 흡기 시까지 기다렸다가 환자의 흡기 시에 맞춰 발침하고 경혈을 꼭 눌러 막아서 正氣를 넣어주는 방법이다.

瀉法은 환자의 흡기 시에 침을 5分 자입하고, 승강법을 3차례 한 다음에 기다렸다가, 환자의 호기 시에 침을 2分 더 빼고, 또 기다렸다가 호기 시에 침을 2分 더 발침하며, 마지막으로 조금 더 기다렸다가 호기 시에 침을 1分 더 완전 발침하고, 피가 나오도록 경혈 부위를 손으로 막지 않는다. 그러나 잘못하여 출혈이 심하면 자침 시 瀉法을 하지 말고 지혈을 위주로 하여 邪氣를 빼주는 방법이다.

그리고 手法補瀉는 ≪經濟要訣·舍巖目錄≫의 補瀉進退圖에 자세하게 소개되어 있는데 "如天之有極車之有轂燈之有臍"라 하여 마치 하늘에는 가장 밝게 빛나는 북극성이 있는 것과 같고, 수레에는 바퀴가 있는 것과 같으며, 등잔에서는 심지가 있는 것과 같이 중요한 것이 補瀉法이라고 하였다. 치료하는 데 있어서 남자와 여자는 같은 경락이라도 오전과 오후에 補瀉가 바뀜을 알 수 있고 남자는 오전에 왼쪽편의 상하지를 위주로 자침하고 오후에는 오른쪽편을 위주로 자침하는데, 여자는 자침 부위가 이와 반대로 바뀐다.

남자는 氣를 위주로 사용하고 氣를 다스려서 血을 조절하는 반면에, 여자는 반대로 血을 위주로 사용하고 血을 다스려서 氣를 조절한다. 또한 ≪醫學入門≫에서 天氣가 좌측으로 돌며 하강하고 地氣는 우측으로 돌며 상승한다고 하였으므로, 陽氣가 위주인 남자는 오전에 좌측을 위주로 자침하고, 陰氣가 위주인 여자는 오전에는 우측을 위주로 자침한다.

▌표 1▐ 手法補瀉(남자)

<table>
<tr><td rowspan="3">左手陽經
右手陰經
右足陽經
左足陰經</td><td>大指前進</td><td>→</td><td>補</td><td rowspan="3">↔</td><td>大指後退</td><td>→</td><td>補</td></tr>
<tr><td colspan="3">午前</td><td colspan="3">午後</td></tr>
<tr><td>大指後退</td><td>→</td><td>瀉</td><td>大指前進</td><td>→</td><td>瀉</td></tr>
<tr><td rowspan="3">左手陰經
右手陽經
左足陰經
左足陽經</td><td>大指後退</td><td>→</td><td>補</td><td rowspan="3">↔</td><td>大指前進</td><td>→</td><td>補</td></tr>
<tr><td colspan="3">午前</td><td colspan="3">午後</td></tr>
<tr><td>大指前進</td><td>→</td><td>瀉</td><td>大指後退</td><td>→</td><td>瀉</td></tr>
</table>

▌표 2▐ 手法補瀉(여자)

<table>
<tr><td rowspan="3">左手陽經
右手陰經
右足陽經
左足陰經</td><td>大指前進</td><td>→</td><td>瀉</td><td rowspan="3">↔</td><td>大指後退</td><td>→</td><td>瀉</td></tr>
<tr><td colspan="3">午前</td><td colspan="3">午後</td></tr>
<tr><td>大指後退</td><td>→</td><td>補</td><td>大指前進</td><td>→</td><td>補</td></tr>
<tr><td rowspan="3">左手陰經
右手陽經
左足陰經
左足陽經</td><td>大指後退</td><td>→</td><td>瀉</td><td rowspan="3">↔</td><td>大指前進</td><td>→</td><td>瀉</td></tr>
<tr><td colspan="3">午前</td><td colspan="3">午後</td></tr>
<tr><td>大指前進</td><td>→</td><td>補</td><td>大指後退</td><td>→</td><td>補</td></tr>
</table>

사암침에 사용될 적당한 침을 선택하기 위해서 사암침이 창안되어 사용되었던 조선시대의 침도구를 살펴봐야 한다. 현재 한의원에서 많이 사용되는 호침은 자극량이 작아서 조선시대 침의 효과를 동일하게 재현하기 어렵다. 박물관에 소장된 조선시대 침도구와 유사한 형태의 침치료 도구를 개발하여 사용해야만 ≪經濟要訣・舍巖目錄≫에 나타난 임상 치료효과를 재현할 가능성이 높기 때문에 조선시대에 널리 사용했던 九鍼을 현대적으로 맞게 복원해서 향후 사암침에 사용될 특수침 개발이 이루어져야 할 것이다.

▌그림 1▐ 조선시대의 침통과 여러 종류의 침(국립중앙발물관 소장)

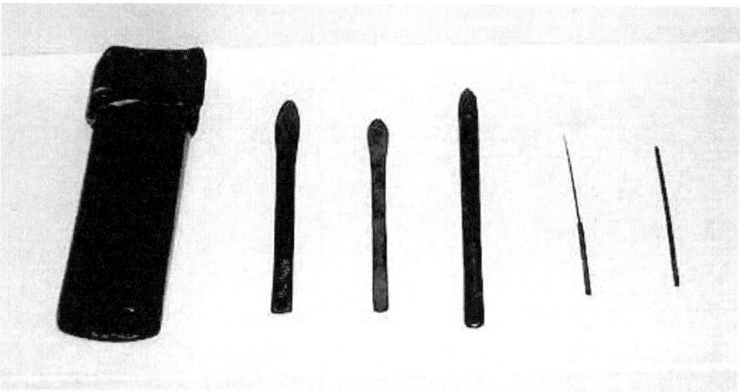

▌그림 2▐ 조선시대의 침통과 여러 종류의 침(허준박물관 소장)

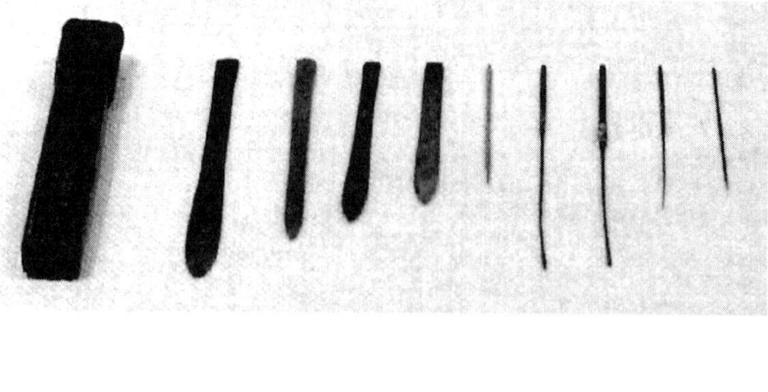

鍼處方 解說

1. 言語蹇澁, 半身不遂

完骨·太白 瀉; 太衝 正; 大敦 補

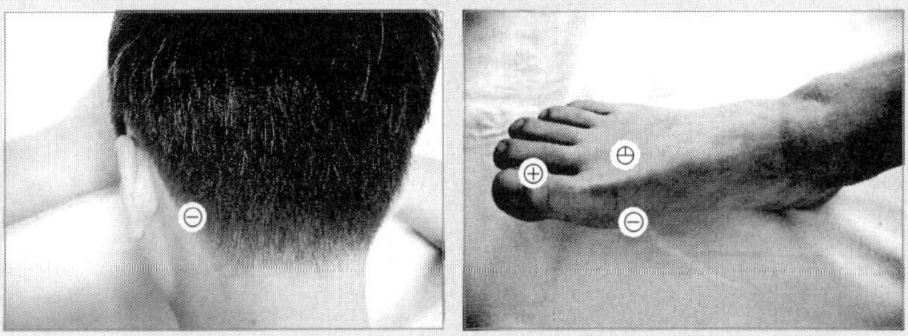

- 반신불수가 나타나는 상황이면 中腑證이나 中臟證에 이른 것으로 보아야 하는데 中腑와 中臟의 구분은 언어와 神志의 장애 여부로 판별한다. ≪醫學綱目≫에서는 "身偏痛而言不變, 志不亂하는 偏枯가 中腑에 해당하고 身無痛, 手足不遂言而瘖志亂하는 風痱가 中臟에 해당한다"고 하였다. 이에 입각하여 사암은 "中腑 시에는 半身不遂, 口眼喎斜, 言語不變, 知疼痛하고, 中臟 시에는 不省人事, 痰涎上壅, 喉中雷鳴, 四肢癱瘓, 不知疼痛, 言語蹇澀"한다고 하였다. 이 경우는 '言語蹇澁, 半身不遂'하므로 中臟의 상황에 해당한다. 사암이 이를 心虛로 규정한 것은 神을 주관하는 心의 기능이 손상되어 神志의 이상이 동반되었음을 의미한다.
- '大敦 補; 太白 瀉'는 心正格에서 '大敦 補'를 취하고 心勝格에서 '太白 瀉'를 취한 心正·勝格 병용으로 볼 수 있다. 현재 증상은 급성기와 만성기 사이인 아만성기 병증으로 보이며 虛實이 겸한 것으로 파악된다. 完骨은 머리의 근위 취혈처로 운용한 것이고, 肝氣를 안정시키기 위해 肝經의 原穴인 太衝을 취하였다.

- 《經濟要訣 · 舍巖目錄》의 後人經驗特效方要抄에서는 주로 비후한 사람에게 운용하라 하였다.
- 言語蹇澁, 半身不遂, 心虛로 보았으나, 심정격의 군혈보다 完骨혈(경험방)을 먼저 제시함은 하방으로 3~4cm 깊이까지 斜刺하여 부교감신경절을 통해 교감신경이 흥분하여 나타나는 불안, 소화불량 및 말을 못해서 오는 言語蹇澁, 스트레스로 심계 · 정충 · 불면 등의 증상을 완화시키고자 하는 의도가 보인다. 完骨은 사암침법의 처방과 가장 잘 어울리는 혈위이다.

2. 口眼喎斜

三里 迎; 陽輔 正; 完骨 斜; 然谷 瀉; 少海 補

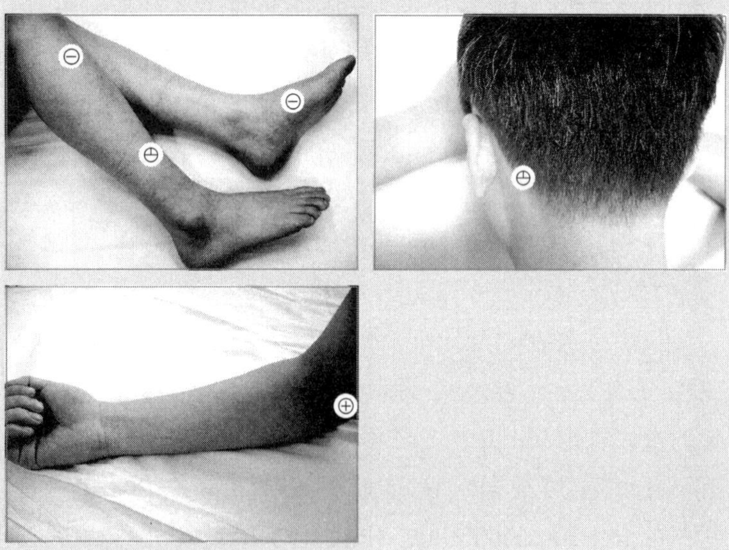

- '少海 補; 然谷 瀉'는 心寒補의 구성이다. 따라서 心熱이 항진되

고 음액의 손상이 동반된 안면마비에 적합하다. 少海는 心經의 水穴로서 心火를 제어하고 然谷은 腎經의 火穴로서 腎에서 기인하는 虛火를 제어한다.

- '三里 迎, 陽輔 正, 完骨 斜'는 경험방인데 이 치방중을 膽實로 규정한 것으로 보면 三里와 陽輔를 취한 것은 적절한 방법이라 할 수 있다.
- 말초성 안면신경손상으로 인지장애가 없으므로 中腑證으로 보아 陽經을 위주로 취혈하였다.
- 족소음신경(陰經)인 연곡을 추가한 것은 풍한사가 腎까지 영향을 미치는 것으로 보았기 때문이다.
- 중추성 구안와사 偏風口喎와 비교하면 양경 위주에 음경 하나가 추가된 배합이다.

3. 卒風不語

三里 迎正; 風池·陽谷 瀉; 三間 補

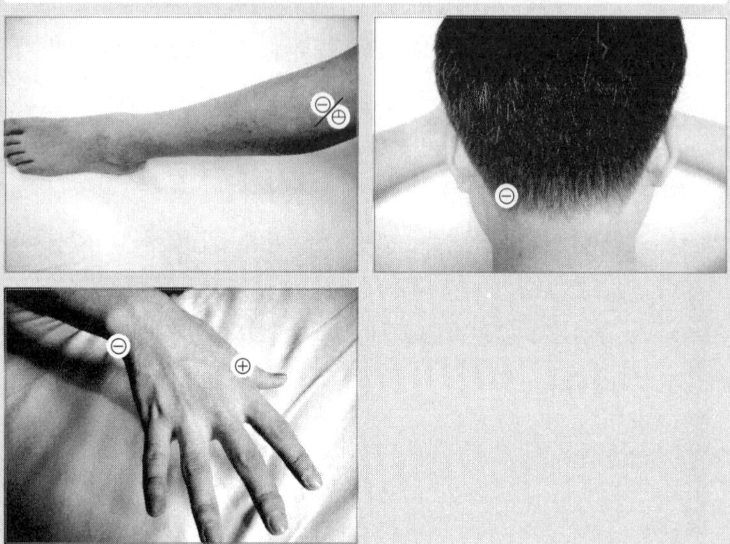

- '卒風不語, 肉痺'를 胃實이라 하였는데 이는 中腑證의 상황을 의미하는 것으로 보인다. 胃實이라 한 점으로 보아 평소 영양 상태나 체력은 양호한 편이고 복진 시 中脘部의 압력은 증대되어 있을 것이다. 언어장애가 있더라도 中臟證과는 달리 神志의 장애는 나타나지 않는 상황에 운용하는 것이 적합하다.
- 상기 치방은 陽經의 혈들만으로 배오되었고 胃經·小腸經·大腸經의 혈들이 모두 운용된 것으로 보아 기본적으로 中腑證에 대처하도록 구성된 것이라 할 수 있다. '陽谷 瀉; 三間 補'는 胃實을 다스리도록 胃正格의 보사를 뒤집은 胃勝格의 변용(陽谷·解谿 瀉; 臨泣·陷谷 補)으로서 足陽明經의 陷谷 대신 手陽明經의 三間을 취한 것으로 생각한다.

- 中腑證이므로 양경만 배합하고 인지 이상은 없으며 급성기에 응용하는 처방이다.
- 風池 근처에는 추골동맥이 지나가므로 風池혈 자침 시 뇌혈류 개선 효과가 있다.

4. 偏風口喎

勞宮 補; 照海·完骨·瀉; 前谷 迎

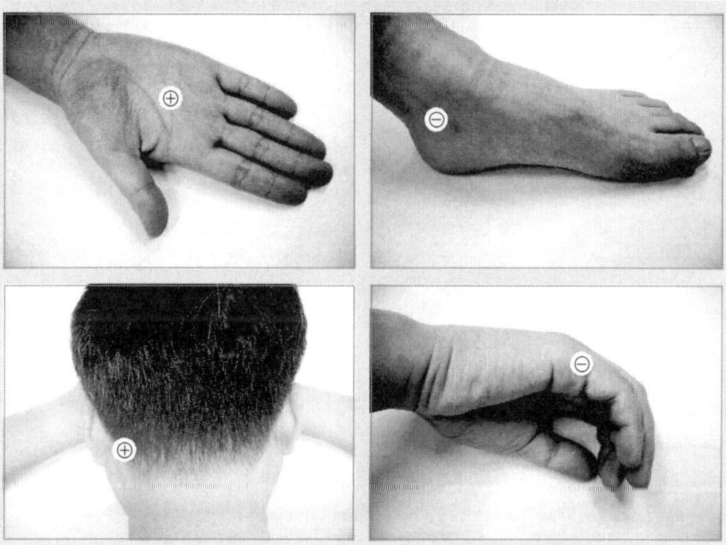

- 이 경우의 偏風口喎는 주로 중추성 신경마비에 해당한다. 勞宮은 心包經의 火穴로서 心經의 火穴인 少府와 마찬가지로 淸陽을 상부로 이끌어 開竅通神시키는 효능을 발휘한다. 照海는 陰蹻脈의 交會穴이다. 陰蹻脈이 안면을 관통하여 手足太陽·陽明經과 睛明에서 교회하며 內風이 동한 것은 陰急의 상황이므로 '陽緩而

陰急'을 다스리는 照海를 瀉한 것으로 보인다. 前谷을 취한 이유는 명확하지는 않으나 안면에 手太陽經이 관통하기 때문인 듯하다.

- 이 치방은 淸陽을 상달시키고 陰急을 다스리기 위한 치법으로서 중추성 안면마비나 中氣증에 대처하기 적합하다. 그리고 중풍의 탈증 시 동반되는 의식 상실, 혼미, 語遲, 語遁을 개선시키기 위해 운용할 수 있다. 그 외에도 혈압저하에 의한 어지러움이나 탈증, 혈당강하제 복용중인 당뇨 환자에게서 혈당 저하로 나타나는 제반 탈증, 순환장애 관련 병증에도 운용할 수 있다.
- 중풍을 맞아서 오는 중추성 안면신경 마비로 구안와사보다 병이 깊어 裏證(中臟證)이므로 陰經의 穴을 위주로 배합한다.

5. 遍身痒如蟲行不可忍

太衝 迎正; 光明 正; 陰谷 補; 大都 瀉

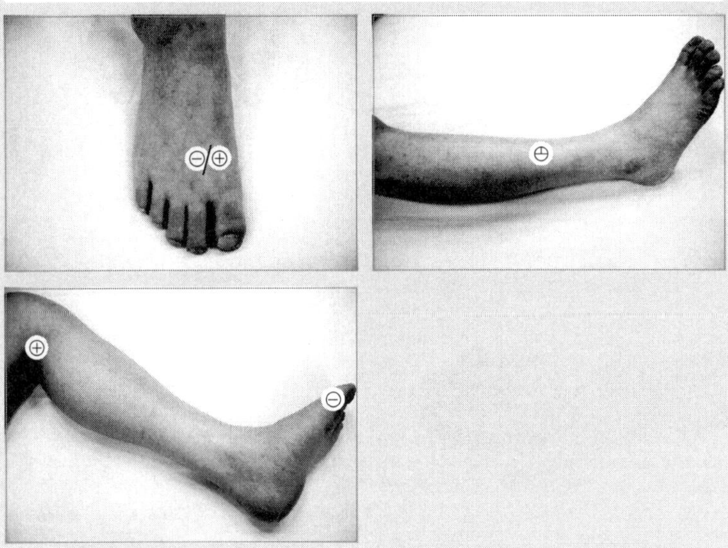

- 太衝과 光明의 배오는 肝經과 膽經의 原絡배혈에 해당한다. 血虛挾風에 대한 대처로 볼 수 있다.
- 한편 ≪素問·至眞要大論≫의 病機十九條에서 "諸痛痒瘡, 皆屬于心"이라 언급한 내용과 사암이 이 상황을 心實로 규정했다는 측면에서 보면 大都 대신 大敦을 취하여 心勝格의 변용인 '陰谷 補; 大敦 瀉'를 운용하는 것이 더 타당하다고 본다.
- 중풍의 편마비 부위의 가려움증이나 루게릭 환자의 가려움증에 응용할 수 있다.

6. 歷節風

三里 迎; 完骨 迎正; 大敦 瀉; 經渠 補

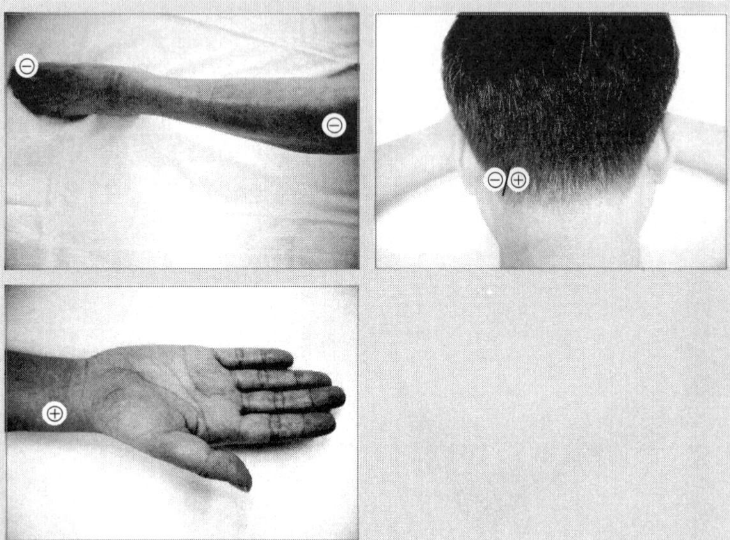

- '三里 迎, 完骨 迎'은 경험방인데 三里는 ≪靈樞·四時氣≫에서 "著痺不去, 久寒不已, 卒取其三里"라 한 점에 착안한 듯하다. '經渠 補; 大敦 瀉'는 腎正格과 腎勝格을 병용한 것으로 볼 수도 있는데 결과적으로 金克木의 기전을 극대화시킨 것이라 할 수 있다. 심한 自發痛은 (肝)木鬱에 의한 경우가 많으므로 大敦을 瀉하여 이를 완화시키고자 한 것으로 해석할 수 있다.
- 歷節風은 脚氣門에 들어가는 게 타당하지만, 風의 범주에 속하는 질환이라는 것과 고치기 힘든 고질병적 속성 때문에 中風門에 들어온 것으로 추측 가능하다.
- 歷節風은 여러 관절이 아픈 것으로 류마티스 관절염과 유사하며 만성화되어 나타나는 중추성 통증에 속한다. 통증에는 중추성 통증과

말초성 통증이 있는 바, 강한 중추성 통증은 뇌와 척수의 변화 양상을 일으키며, 중풍후유증으로 인한 심한 중추성 통증에 적용할 수 있는 처방이다.

7. 角弓反張

三里 迎; 風池 · 束骨 瀉; 陽谷 補

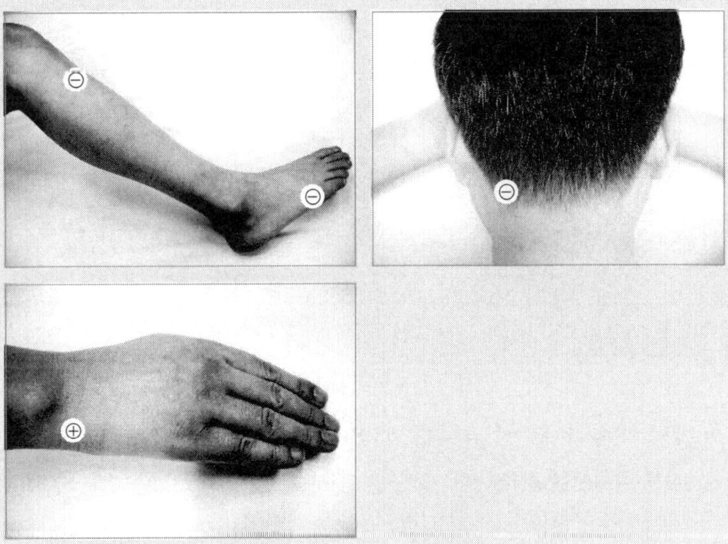

- 사암은 角弓反張을 膽實이라 하였으나 角弓反張은 기본적으로 太陽의 혈기 울체가 극심한 상황이므로 膀胱實로 규정함이 타당하다.
- 陽谷은 手太陽經의 火穴로서 泌別淸濁, 分利水道에 탁월한 효능을 발휘하며 '陽谷 補'는 胃正格의 일부이다. 束骨은 足太陽經의 木穴로서 太陽經에서의 혈기 울체를 다스리는 데 좋은 효능을 발휘하며 '束骨 瀉'는 膀胱勝格에 해당한다. 결국 이는 胃正

格과 膀胱勝格을 병용한 것으로 ≪素問・至眞要大論≫의 病機 十九條에서 "諸痙項强, 皆屬于濕"이라 한 측면과 ≪金匱要略≫에서 剛痙이 발하려 할 때 "無汗而小便反少"한다고 한 점에서 보면 매우 탁월한 배합이라 할 수 있다. 이 치법은 角弓反張의 상황이 아니더라도 '項背强几几'을 다스리기에도 적합하다.

8. 口噤痰塞, 如引鋸聲

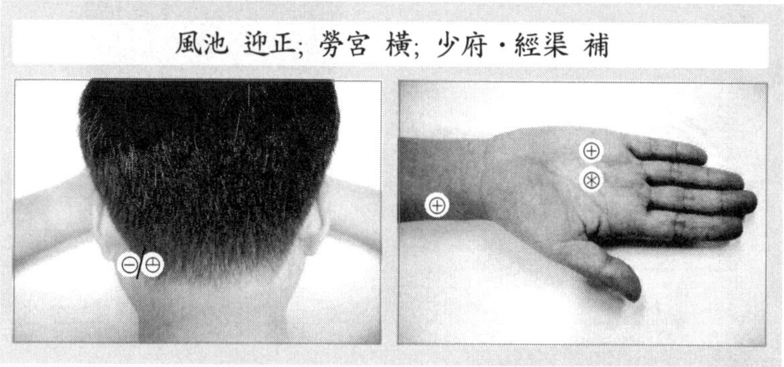

- 중풍 발병 후 담연이 가득한 상황이다. 사암은 이 상황을 脾虛라 규정하였는데 脾正格에서 少府를 補하고, 脾勝格의 補瀉를 뒤집은 脾正格의 변형에서 經渠를 補하기 때문에 '少府・經渠 補'는 脾虛를 개선시키는 배합으로 규정한 것 같다. 그러나 그보다는 脾가 '生痰之源'이기 때문에 중풍으로 痰涎이 옹성한 것을 脾虛로 규정했다고 보는 것이 더 타당하리라 생각한다.
- 少府와 勞宮은 火經인 心經과 心包經의 火穴이다. 그리고 經渠는 肺金의 金穴이다. 따라서 이들의 배오는 肺勝格의 변형으로서 胸陽을 宣通시켜 痰涎을 배출시키면서 그 생성을 억제하기 위해 구성된 치법임을 알 수 있다.

9. 眼戴上反, 不能言語

三里 瀉; 二椎 · 五椎 一齊施上 補

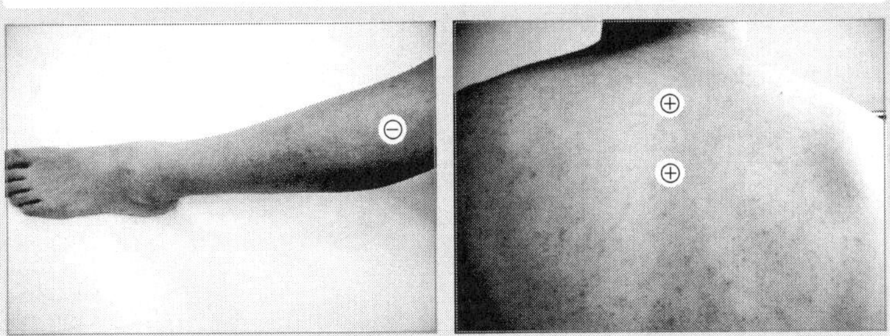

➘ 눈을 위로 치켜뜨고 말을 하지 못하는 상황으로 中腑證에 해당한다.

10. 中臟

丹田 · 氣海 瀉

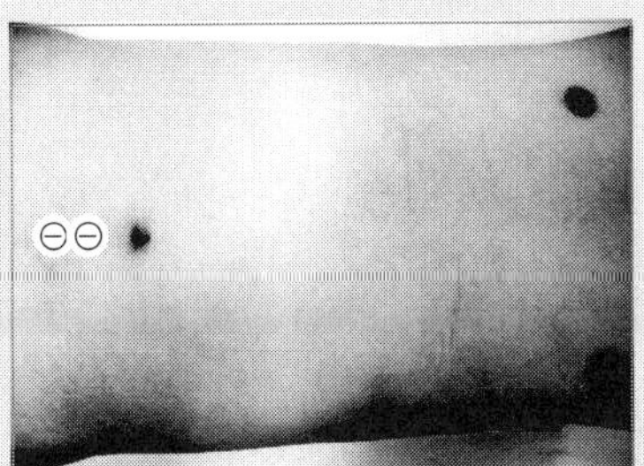

➘ 邪氣가 陰分에까지 침습한 상황이므로 任脈에 배속된 下焦의 丹田, 氣海를 瀉한 것인데 이를 中臟證 자체의 특이 치방으로 보기에는 부족하다. 中臟證의 상황 시 이를 기본적으로 운용하고 발현되는 병증의 상황에 입각한 치법을 병용하는 것이 타당하다.

11. 中腑

中脘·風市 瀉; 太衝 補

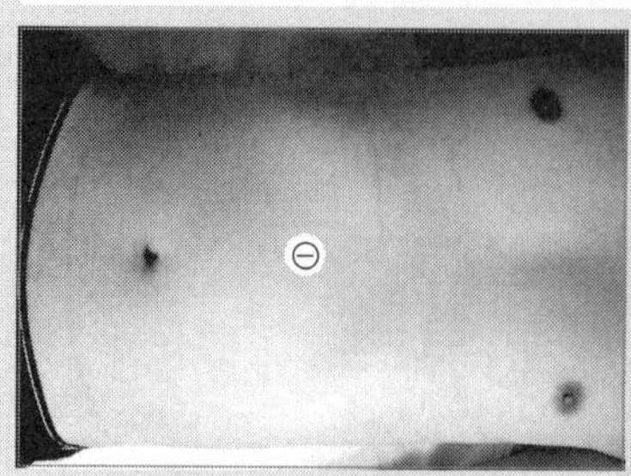

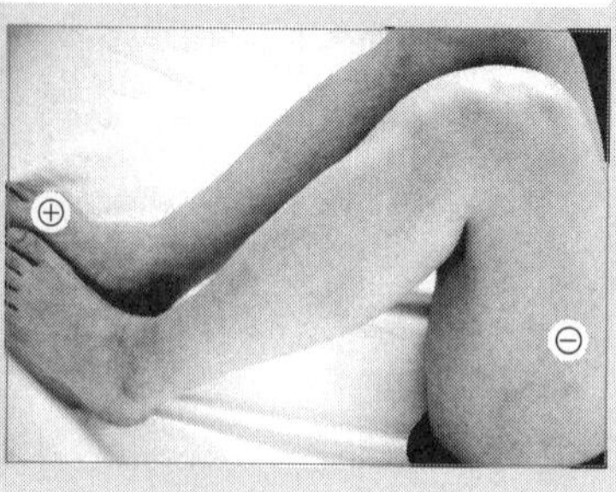

➘ 邪氣가 中腑한 상황이므로 腑會穴인 中脘을 瀉하였다. 한편 風市는 足少陽經의 혈이고 太衝은 足厥陰經의 혈로서 肝經과 膽經의 表裏 배치를 이루므로 風市를 瀉하고 太衝을 補한 것은 陽을 瀉하고 陰을 補하는 방식에 해당한다. 이는 邪氣가 성한 (陽)腑를 일차적으로 다스리고 (陰)臟을 補하여 邪氣가 中臟하는 상황에 이르지 않도록 하려는 의도로 보인다.

12. 肝中

合谷·太衝 上瀉 下補

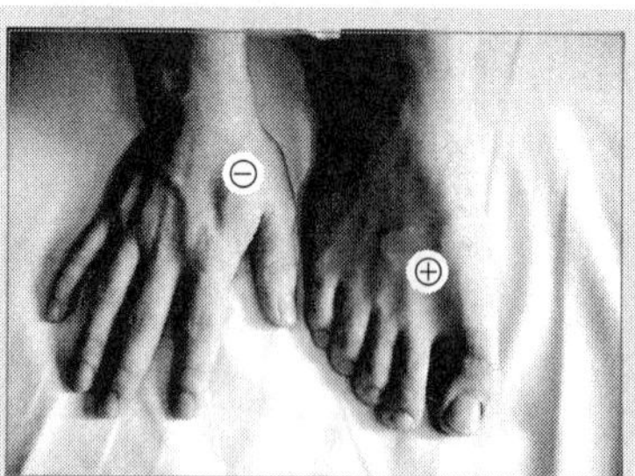

- 四關은 氣機의 불통에서 기인하는 제반 병증을 광범위하게 아울러 다스린다. 氣機不通은 기혈이 소통하지 못하고 울체되는 急迫 양상을 초래하게 되는데 이는 肝鬱과도 관련된다. 따라서 邪氣가 肝中하여 氣機의 울체를 초래한 결과 '無汗, 惡寒, 色靑'하게 되므로 四關을 취하여 이를 다스린다.

13. 心中

大敦 瀉; 商丘 補

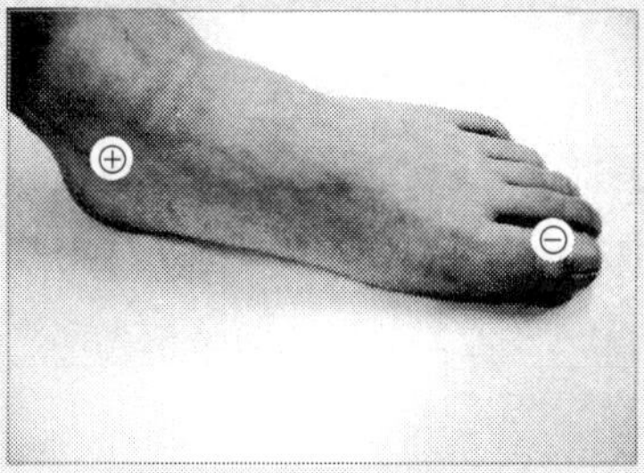

- 邪氣가 心에 침습한 상황을 實로 규정하였고 그 병후로 '多汗, 驚怕, 色赤'하다고 하였다. 心中, 脾中, 肺中, 腎中의 상황 시에는 모두 多汗하지만 肝中 시에만 無汗한 것으로 묘사되어 있다. 한편 이때 입을 벌리고 있게 되면〔口開〕心絶의 징후로서 예후가 좋지 않다.
- 木은 火의 母이므로 大敦을 瀉한 것은 心火를 다스리기 위한 心勝格의 일환으로 볼 수 있다.

14. 肺中

太白 補; 少府 瀉

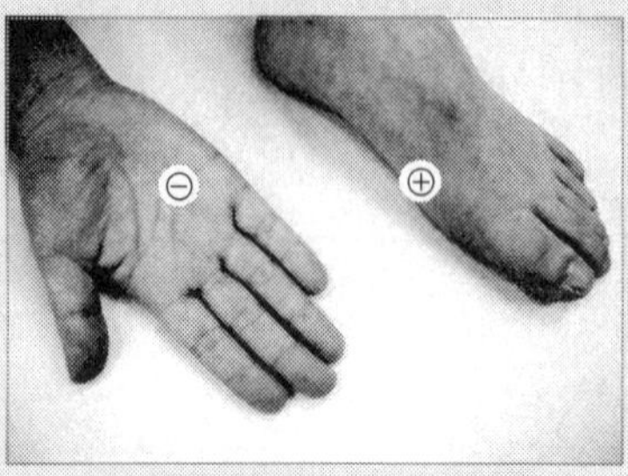

- 肺는 피모를 주관하고 開에 해당한다. 따라서 肺虛하여 腠理의 玄府가 열리면 '多汗, 惡風, 色白'하게 된다. 숨쉴 때 코고는 소리가 나게 되면 肺絶의 징후로서 예후가 좋지 않다.
- 肺主氣하므로 邪氣가 肺虛를 틈타 침습한 상황을 '肺中'이라 규정한 것으로 보인다. 상기 치방은 肺正格에서 他經補瀉만을 취한 것이다.

15. 腎中

經渠 補; 太白 瀉

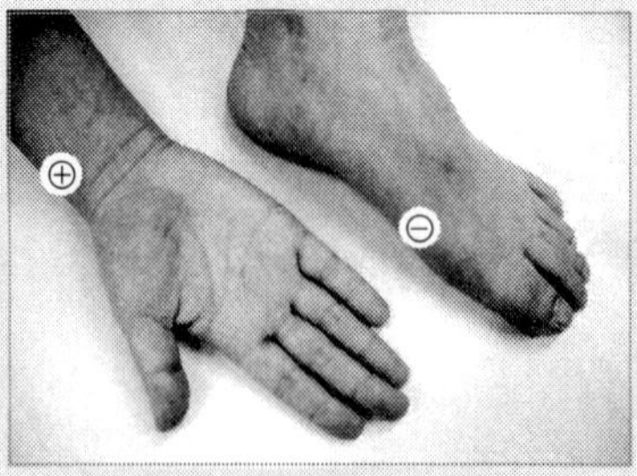

- 腎은 精을 주관하므로 腎虛를 틈타 邪氣가 침습하면 '多汗, 身冷, 色黑'하게 된다. 이때 소변을 지린다면 腎絶의 징후로서 예후가 좋지 않다.
- 사암은 과로가 누적될 경우 이런 상황이 초래될 수 있다고 보아 '氣勞中'이라 하였다.
- 상기 치방은 腎正格에서 他經補瀉만을 취한 것이다.

16. 脾中

少府 補; 大敦 瀉

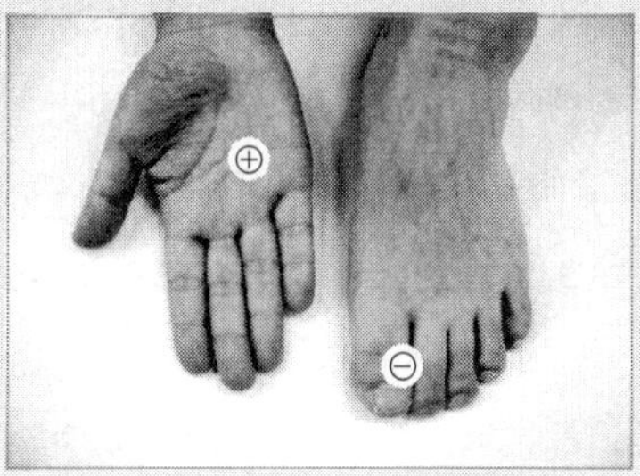

- 脾虛를 틈타 邪氣가 침습하면 '多汗, 身熱, 色黃'하게 된다고 하였는데, 이 경우 身熱은 內傷에 의해 초래된 陰虛內熱이라 할 수 있다. 이때 손이 풀리고 힘이 없어지는 것〔手散〕은 脾絶의 징후로서 예후가 좋지 않다.
- 脾主思하므로 思慮過多할 경우 이러한 상황이 초래될 수 있다고 보아 '思慮中'이라 하였다.
- 상기 치방은 脾正格에서 他經補瀉만을 취한 것이다.
  또한 본문에 脾中은 벌레소리처럼 어눌하고 침을 줄줄 흘리는 유연증에 八邪를 처방하므로 동시에 취할 수 있다.

17. 膽中

通谷 補; 委中 瀉

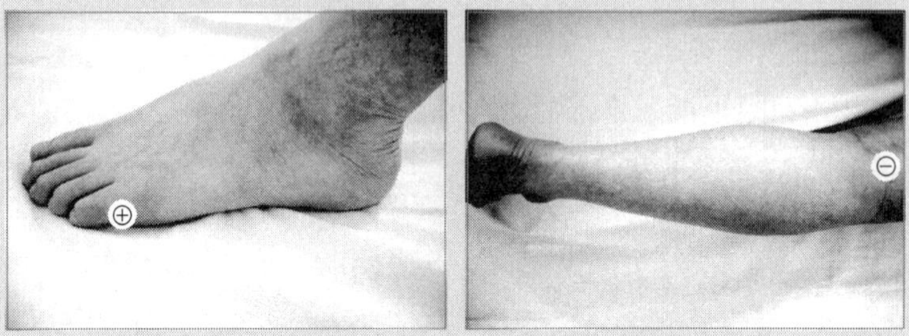

- 膽虛를 틈타 邪氣가 침습하면 '眼目牽連, 鼾睡不醒, 色綠'하게 된다고 하였다. '鼾睡不醒'이란 수면 시 심하게 코를 골고 정신이 맑지 못한 각성장애나 혼침의 상황에 있는 것을 말한다.
- 상기 치법은 膽正格에서 '通谷 補'를 취하고 膀胱正格에서 '委中 瀉'를 취한 것이다. 膽正格의 他經補瀉만을 취한다면 '通谷 補; 商陽 瀉'를 구성해야 하는데 委中을 취한 의미는 명확하지 않으나 下焦인 腰部의 邪氣가 膕中에 入하여 委中을 瀉했다고 추측할 수 있다.

18. 胃中

陽谷 補; 臨泣 瀉

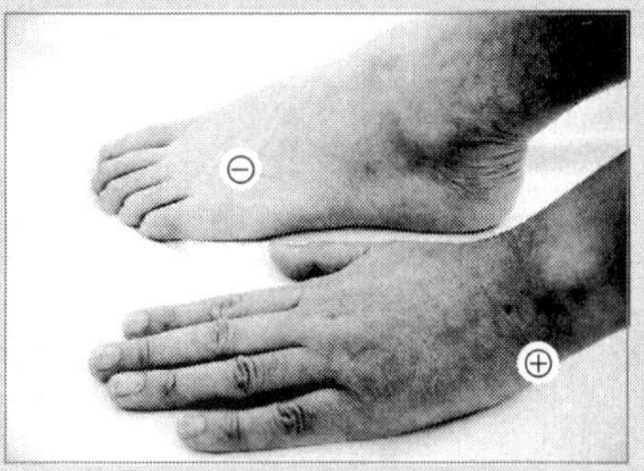

- 脾胃의 운행이 不利한 상태에서 음식을 먹은 것이 적절하지 못하면 食鬱하게 되고 그로 인해 상부로 淸陽의 宣通이 막히게 된다. 이 경우 심하면 頭暈, 氣短, (冷)汗出, 四肢厥冷하고 정신이 혼미해지는 食厥證에 이르기도 한다. 또한 食積에 의해 유발된 痰涎이 淸陽의 상승을 막고 '濕生痰, 痰生熱, 熱生風'의 기전에 의해 중풍의 증세를 유발할 수 있는데 이를 食中風이라 한다. 사암은 이러한 상황을 食後中이라 하고 '飮食不下, 痰涎上壅, 色淡黃'한다고 하였는데 이는 食中風이 腑氣의 불통에서 초래되었음을 의미한다.
- 따라서 胃正格을 치법으로 삼아 食鬱을 개선시키고자 한 것으로 역시 他經補瀉만을 취하였다.

19. 太息善悲

上 神門 · 日月

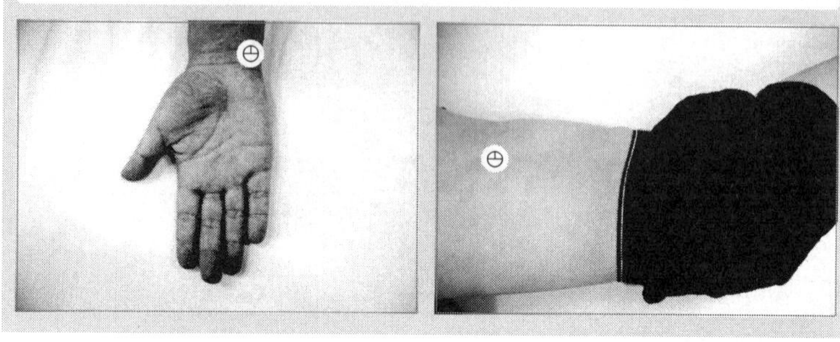

- 心은 神明을 주관하고 감정상 喜를 주관한다. 따라서 우울한 감정인 善悲에 대처하기 위해 心經의 原穴인 神門을 취한 것이다.
- ≪靈樞 · 經脈篇≫에 足少陽經의 是動病으로 '善太息'이 언급되었다. 따라서 膽經의 募穴인 日月을 취한 것이다.
- 허임의 ≪鍼灸經驗方≫에는 太息善悲에 行間 · 丘墟 · 神門 · 足三里 · 日月을 취한다고 하였으므로 여기서 선택하였던 것으로 추측할 수 있다. 또 원문에 '上'의 의미는 지산 저서에서 '上補下瀉'로 쓰여진 설명이 있으므로 '上補'의 뜻으로 해석하는 것이 옳다.
- 만성병은 대부분 우울증을 동반하므로 만성기의 병에는 신문 · 일월을 배합하여 간의 울체를 풀어 주어야한다.

第二章

傷寒門

≪經濟要訣·舍巖目錄≫ 原文

咳嗽肺寒, 嘔吐胃熱, 補天突而瀉盲兪, 迎[1]丹田而正[2]氣海, 冷氣易平, 罰澤賞完[3], 以自痓胸腹卽止, 和鎭[4]罪絶於[5]當治[6]. 雖一名傷寒, 溫病而偕[7]通, 冬寒觸者腎虛, 春溫病者肝實, 夏熱感者心弱, 秋冷氣者肺濁. 是故寒病多表, 可驗其瀉, 熱病多裏, 必見其補. 溫暑諸雜病治道[8], 仲景立論, 誦千秋[9]之典, 丹溪傳經, 學萬世之綱.

---

1) 迎(영) : 迎隨補瀉의 迎이니 瀉法을 가리킨다. ≪靈樞·小鍼解≫에 "迎而奪之者, 瀉也"라고 하였다.
2) 正(정) : 直也, 곧을 정. 여기서는 直刺를 가리킨다. 침과 피부표면이 직각을 이루어 자침하는 것이다.
3) 罰澤賞完(벌석상완) : 罰이 풀리고 報賞이 완전함. 이것은 胃熱이 풀리고 胃氣가 정상으로 회복됨을 비유한 것이다. ㅇ澤은 釋也 풀릴 석
4) 和鎭(화진) : 온화하게 진정시킴. 온화하게 어루만짐
5) 絶於(절어) : …보다 뛰어남. …보다 훌륭함
6) 當治(당치) : 직접 다스림. 한의학의 正治法이 여기에 속한다.
7) 偕(해) : 俱也, 함께할 해
8) 治道(치도) : 치료 방법
9) 千秋(천추) : 천 년. 긴 세월

국역

咳嗽는 肺寒 때문이고, 嘔吐는 胃熱 때문이니, 天突穴에 補法을 쓰고, 盲兪穴에 瀉法을 쓰며, 丹田穴에 迎法을 쓰고, 氣海穴에 正法을 쓰면 肺의 한랭한 기운이 쉽게 평정되고, 罰이 풀리고 보상이 완전할 것이다.

이리하여 저절로 낫게 하면 胸腹의 고통이 즉시 그칠 것이니 罪를 온화하게 어루만지는 것이 직접 다스리는 것보다 뛰어나다.

비록 일명 傷寒이라 하지만 溫病에도 함께 통용한다.

겨울철 한기에 감촉된 것은 腎虛이고, 봄철의 온기에 병든 것은 肝實이며, 여름철 열기에 감촉된 것은 心虛이고, 가을철 냉기에 감촉된 것은 肺濁이다.

그러므로 寒病은 表證이 많으니 그 瀉法을 징험할 수 있고, 熱病은 裏證이 많으니 반드시 그 補法을 돌아봐야 한다.

溫病, 暑病과 모든 雜病의 치법은 張仲景이 이론을 세워 千秋의 경전으로 암송하고 朱丹溪가 경전을 전하여 萬世의 강령으로 학습한다.

원문

一日 足膀胱受之虛也. 商陽 補, 三里 瀉

二日 足陽明胃經受之. 三里 補, 臨泣 瀉

三日 足少陽膽經受之. 俠谿 補, 商陽 瀉

四日 足太陰脾經傳之. 陰陵泉·經渠 補, 隱白 瀉

五日 足少陰腎經傳之. 陰谷·經渠 補, 太白 瀉

六日 足厥陰肝經傳之. 陰谷·大敦 補, 經渠 瀉

七日 足太陽膀胱病衰 手太陽小腸經受之 頭痛少愈

八日 足陽明胃經病衰 手陽明大腸經受之 身熱少歇. 三里 補, 臨泣·陷谷 瀉

九日 足少陽膽經病衰 手少陽三焦經受之 耳聾微聞. 通谷·俠谿 補, 至陰·竅陰 瀉

十日 足太陰脾經病衰 手太陰肺經受之 腹減如故 則思飮食. 神門·太白 補, 隱白·大敦 瀉

十一日 足少陰腎經病衰 手少陰心經受之 渴止 舌乾已而嚏. 尺澤·陰谷 補, 太白·太谿 瀉

十二日 足厥陰肝經病衰 手厥陰心包經受之 凡病自安. 陰谷·曲泉 補, 商陽·大敦 瀉

鍼處方 解說

1. 一日

商陽 補; 三里 瀉

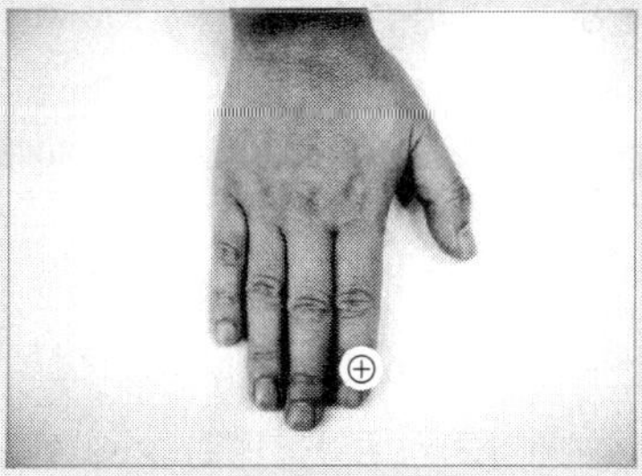

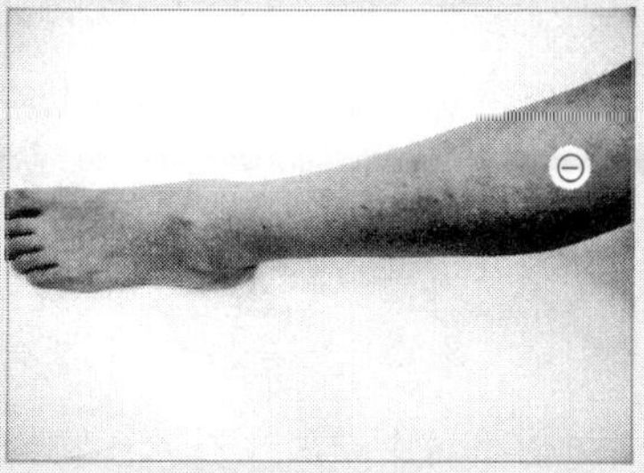

《素問·熱論》에서는 "傷寒一日, 巨陽受之, 故頭項痛, 腰脊强"이라 하여 傷寒시 초기 표증이 太陽의 병위에 邪氣가 침범한

것이라 하였다.

- 足太陽經은 표부의 혈기를 소통시키고 膀胱의 정상적 氣化를 가능하게 하므로 傷寒 초중에 대해 膀胱正格을 치법으로 삼았다. 그런데 他經補瀉만을 취하여 결과적으로 陽明經의 혈들만을 운용하는 방식이 되었다. 이는 太陽의 邪氣가 陽明으로 전이되는 것을 미연에 다스린다는 측면으로도 이해할 수 있다.

2. 二日

三里 補; 臨泣 瀉

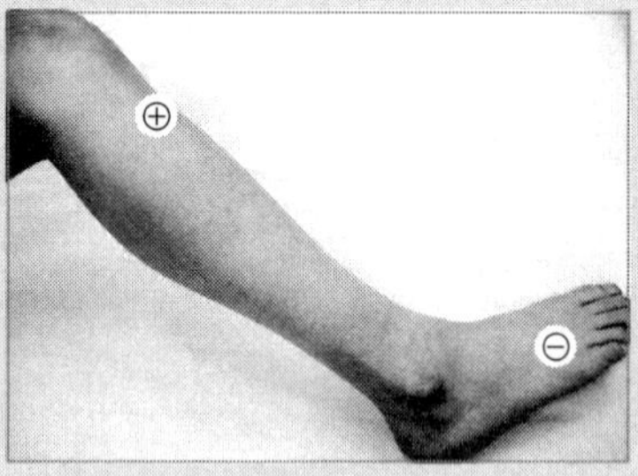

- 《素問・熱論》에서는 傷寒의 2일째 "陽明受之, 陽明主肉, 其脈俠鼻, 絡於目, 故身熱目疼而鼻乾, 不得臥也"라 하였다. 陽明의 병위가 肌肉에 연계되고 두면부로 이어지는 經脈 배치의 특성 때문에 外感 시 肌部에서 鬱熱이 형성되어 '身熱目疼而鼻乾, 不得臥'하는 열증이 발현된다. 상기의 상황은 '陽明經之標病'으로서 주로 상기도나 오관계 급성 염증의 초기 열증이 이에 해당한다. 肌部에서 울열이 형성된 상황이므로 解肌를 통해 發表를 유도해야 한다.
- 상기 치법은 胃正格에서 解谿 대신 足三里를 취한 것이다. 足陽

明經의 허함을 틈타 邪氣가 傳經된 것으로 보아 足陽明經을 보하여 扶正祛邪하고자 한 것이다. 그러나 陽明病은 기본적으로 熱實의 상황으로 발현되기 때문에 胃正格이 제시된 것은 의문의 소지가 있다. 특히 傷寒의 8일째 陽明病이 쇠하면서 身熱이 조금 가라앉는 상황의 치법으로 '足三里 補; 臨泣 · 陷谷 瀉'가 제시되었다는 점에서 보면 胃正格은 熱實한 상황에 적합하다고 보기는 어렵다.

➘ 본 처방을 대신하여 陽明經證 시 陽明의 울열을 해소하고 解肌를 목표로 胃正格의 補瀉를 뒤집은 胃勝格의 변용(陽谷 · 解谿 瀉; 臨泣 · 陷谷 補)을 운용하는 것이 타당하다고 본다.

3. 三日

俠谿 補; 商陽 瀉

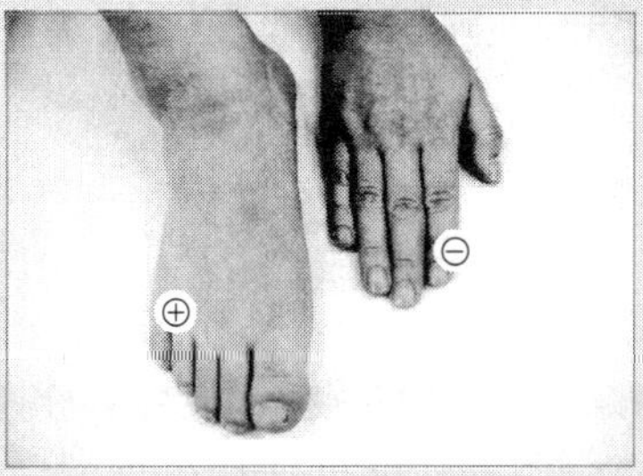

➘ ≪素問 · 熱論≫에서는 傷寒의 3일째 되는 날 "少陽受之, 少陽主膽, 其脈循脇, 絡於耳, 故胸脇痛而耳聾"한다 하였다. 이는 少陽의 經病으로서 ≪傷寒論≫에서 "少陽中風, 兩耳無所聞, 目赤, 胸中滿而煩者, 不可吐下, 吐下則悸而驚"이라 한 내용과도 상통한다.

➘ 상기 치법은 膽正格의 일부만을 취한 것이다. 다만 傷寒 1, 2일의 치법이 正格의 他經補瀉만을 취한 것과는 다른 구성이다.

4. 四日

陰陵泉·經渠 補; 隱白 瀉

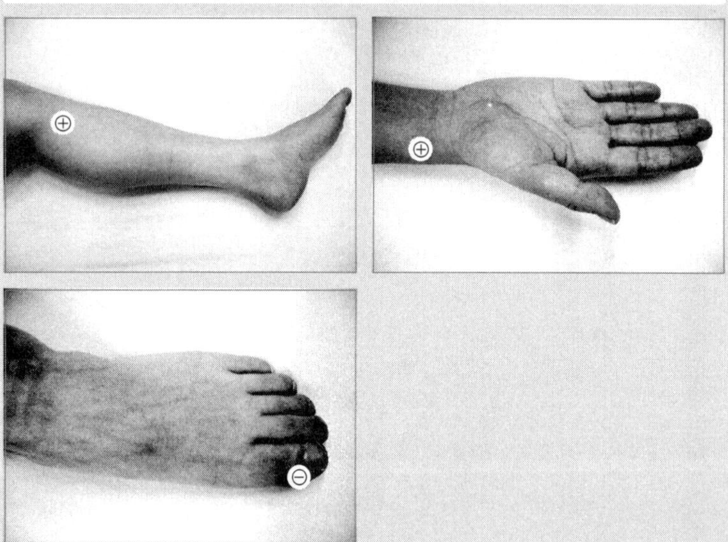

➘ ≪素問·熱論≫에서는 傷寒의 4일째 되는 날 "太陰受之, 太陰脈布胃中, 絡於嗌, 故腹滿而嗌乾"한다고 하였다. 傷寒의 전변 시 邪氣가 순차적으로 三陽을 거쳐 三陰으로 들어오므로 4일째에 太陰經에서부터 병증이 시작된다는 것이다. 그래서 ≪醫學入門≫에서는 太陰을 "三陽之終, 三陰之始"라고 하였다. 한편 이 경우의 嗌乾은 주로 嗌喉下가 건조한 것으로 묘사되어 있다. 黃元御는 脾精이 枯燥하므로 "腹滿而嗌乾" 한다고 하였다.

- '經渠 補; 隱白 瀉'는 脾勝格의 보사를 뒤집은 脾正格의 변형이다. 그리고 여기에 陰陵泉을 병용하였다. 이는 '腹滿而嗌乾'을 脾精枯燥에 의한 열증으로 보고서 火穴인 少府·大都 대신 經渠를 취하고 熱을 제거할 목적으로 脾寒補의 의미로 陰陵泉을 補한 것으로 해석된다.

5. 五日

陰谷·經渠 補; 太白 瀉

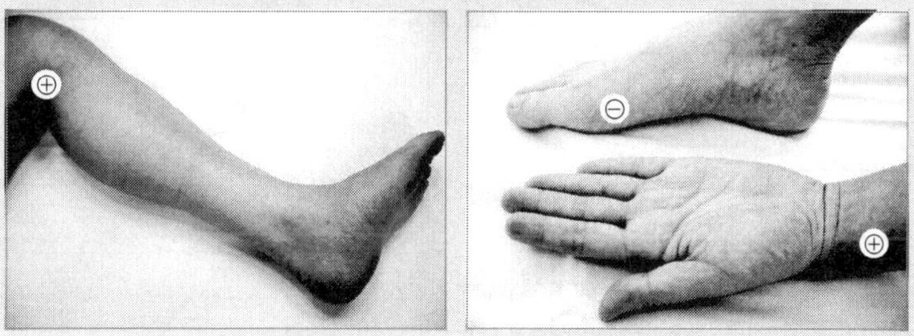

- ≪素問·熱論≫에서는 傷寒의 5일째 되는 날 "少陰受之, 少陰脈貫腎, 絡於肺, 繫舌本, 故口燥舌乾而渴"한다고 하였다. 足少陰經의 허함을 틈타 邪氣가 裏로 迫해오며 氣逆하는 상황에서 진액의 손실이 초래되었다. 따라서 裏의 상부에서 '口燥舌乾而渴'의 병증이 표출되는 것이다. ≪醫學入門≫에서는 이와 같은 裏의 병증에서 '熱入裏之甚'한 상황 시 "舌乾口燥而渴, 或自利淸水, 心痛腹脹, 或大便閉鞕, 不欲近衣"한다고 하였다.
- 상기 치법은 腎正格의 변용이다. 足少陰經은 '貫腎, 絡於肺' 하므로 肺金과 腎水를 대표하는 經渠와 陰谷을 배합한 침처방이다. 또한 진액의 손실로 '口燥舌乾而渴'하므로 復溜보다는 陰經의

水穴인 陰谷을 취하는 것이 적절하다. 따라서 일수에 상관없이 少陰의 열증에 운용하기에 적합하다.

6. 六日

陰谷·大敦 補; 經渠 瀉

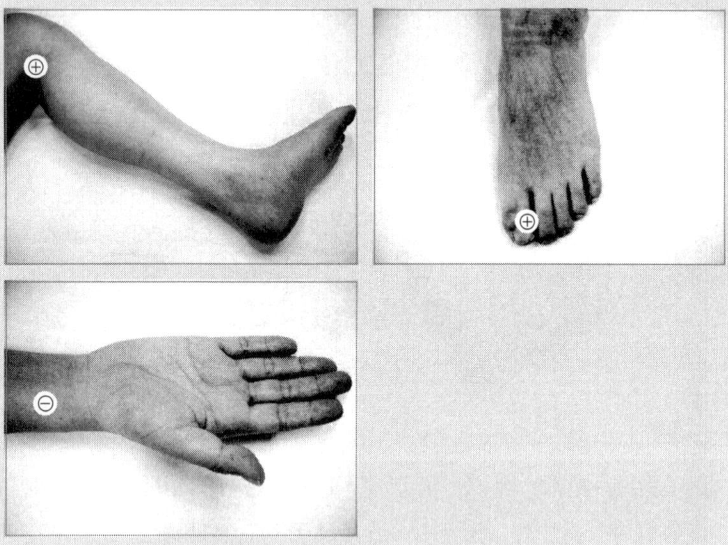

➘ ≪素問·熱論≫에서는 傷寒의 6일째 되는 날 "厥陰受之, 厥陰脈循陰器, 而絡於肝, 故煩滿而囊縮"한다고 하였다. 章虛谷은 ≪靈素節注類篇≫에서 "衛氣一日出入一次, 故邪一日來侵一經, 而六經是淺深之層次, 故至第六日, 深入第六層厥陰之經也"라 하여 衛氣가 밤에 陰分으로 깃들 때 表陽이 허해짐을 틈타 邪氣가 內位로 침습하기 때문에 傷寒의 邪氣가 경맥의 층차에 따라 매일 傳變하는 것이라고 보았다. 따라서 6일째가 되면 厥陰에

병이 이른다는 것이다. 足厥陰經이 성기 주위와 골반강 내를 유주하므로 '囊縮'이 나타나는데 여성의 경우도 성기 주위가 아프며 통증이 아랫배에 미친다. 혈기가 상부로 치받으면 '脣青舌卷而煩滿' 하며 '胸中氣滿急'하게 된다.

- 肝正格에서 曲泉 대신 肝木을 대표하는 大敦을 취하여 厥陰에서의 혈기 疏通을 강화시켰다. '大敦 補; 經渠 瀉'의 배합을 통해 혈기가 內位에서 치받아 오르는 것을 다스릴 수 있다.

7. 七日

- 사암은 傷寒 7일째 상황에 대한 치법은 제시하지 않았다. 이는 邪氣가 쇠하며 正氣가 회복되는 호전기이므로 굳이 치료가 필요하지 않다고 본 것으로 추정된다.
- 소장정격을 사용할 수 있다.

8. 八日

三里 補; 臨泣·陷谷 瀉

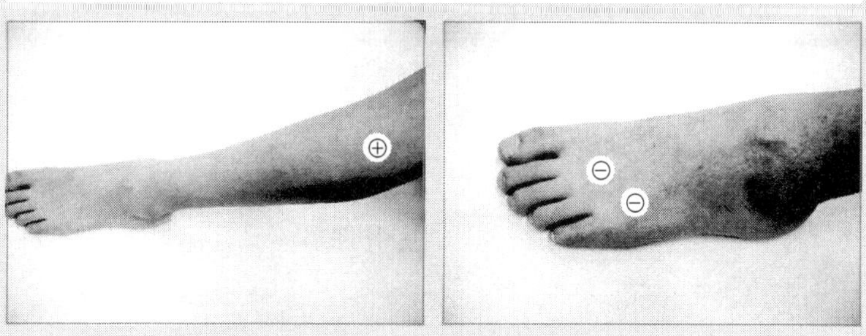

- ≪素問·熱論≫에서는 兩感傷寒이 아닌 경우 傷寒의 8일째 陽

明病이 쇠하면서 身熱이 조금 가라앉는다 하였다. 이에 대한 상기 치법은 大腸正格의 변용으로서 陽明의 정기가 회복되도록 유도하였다.

9. 九日

通谷·俠谿 補; 至陰·竅陰 瀉

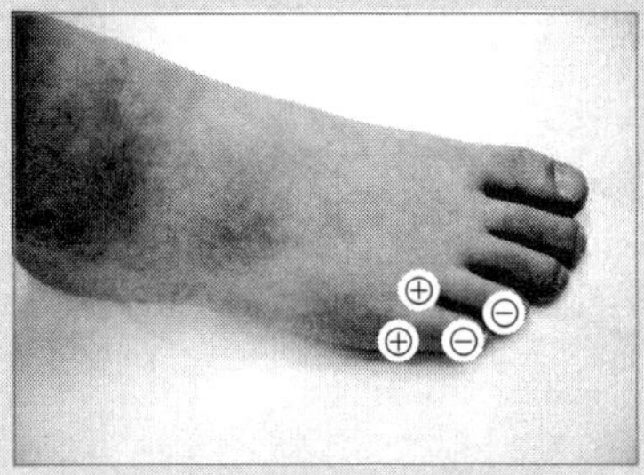

- 《素問·熱論》에서는 傷寒의 9일째 되는 날 少陽의 병이 쇠하면 耳聾으로 들리지 않던 것이 약간 들린다 하였다. 이에 대해 《醫學入門》에서는 足少陽經의 병증이 쇠하고 手少陽經이 이를 받는 것이라 하였다.
- 《傷寒論》에서는 "凡柴胡湯病證, 而下之, 若柴胡證不罷者, 復與柴胡湯, 必蒸蒸而振, 却發熱汗出而解"라 하였다. 이는 少陽의 병증이 풀리려할 때 표를 통해 전율과 발열, 汗出이 나타나는 반응을 묘사한 것이다. 이런 차원에서 사암은 膽正格에 足太陽經의 至陰을 배치하여 少陽의 병증을 표를 통해서 풀리도록 유도하고 그중에 표증을 겸하고 있는 상황을 다스릴 수 있도록 고안한 것으로 해석된다.

10. 十日

神門・太白 補; 隱白・大敦 瀉

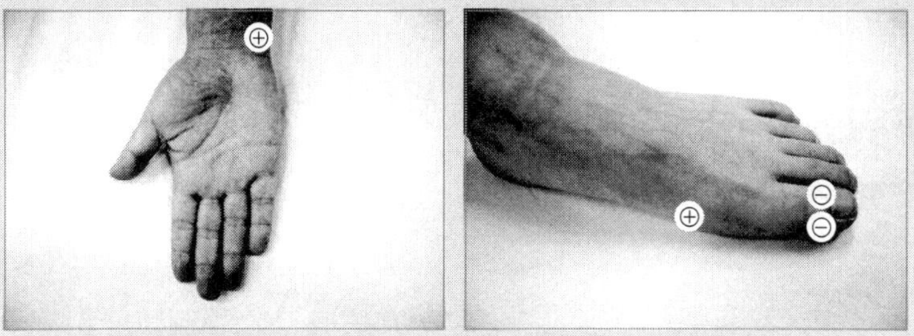

- ≪素問・熱論≫에서는 兩感傷寒이 아닌 경우 傷寒의 10일째가 되면 太陰의 병증이 쇠하여 腹滿은 감소하여 예전과 같아지고 식욕이 돈다고 하였다. 이에 대해 ≪醫學入門≫에서는 足太陰經의 병증이 쇠하고 手太陰經이 받는 것이라 하였다.
- '神門・太白 補'는 心勝格의 補瀉를 뒤집은 心正格의 변형이고 '隱白・大敦 瀉'는 脾正格이다. 太淵 대신 神門을 취한 것은 太陰脾를 補하기 위해 火生土의 측면에서 心을 보하는 방법을 취한 것으로 해석할 수 있다. 그러나 手太陰肺經이 관련되었다고 본다면 太淵을 취하는 것이 더 적절하다고 본다.
- 바이러스의 수명이 온도와 습도에 따라서 달라지지만 일반적으로 감기바이러스는 7일이므로 7일이 넘도록 기침을 하는 것은 감기가 기관지 천식이나 인후염 등의 中臟證으로 발전한 것으로 상한문에서는 10일을 中腑에서 中臟으로 넘어가는 때로 본다.

11. 十一日

尺澤・陰谷 補; 太白・太谿 瀉

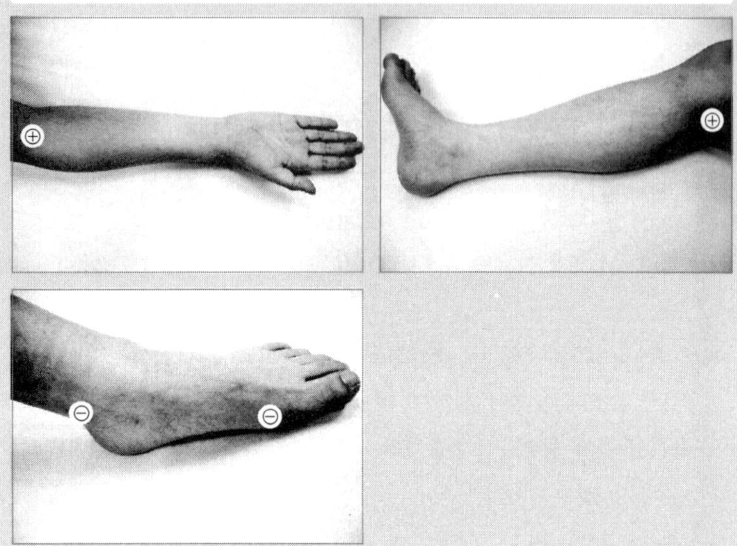

- 《素問・熱論》에서는 兩感傷寒이 아닌 경우 傷寒의 11일째가 되어 少陰의 병증이 쇠하면 "渴止不滿, 舌乾已而嚏"한다고 하였다. 足少陰經에서 혈기가 치받는 양상이 해소되어 병증이 쇠하므로 갈증과 煩滿이 멎으며 舌乾이 호전된다. 《太素》에서는 少陰脈은 肺에 絡하므로 재채기가 나오는 것을 肺氣가 통하는 것이라 하였다.
- 병변이 手少陰心經으로 넘어갔다 하지만 실제 치법은 肺寒補와 腎正格을 병용한 것이다. 열로 손상된 腎陰을 보존하고 産生을 도모하기 위해 金生水의 측면에서 肺熱을 다스리는 肺寒補를 운용한 것으로 해석할 수 있다.

12. 十二日

陰谷·曲泉 補; 商陽·大敦 瀉

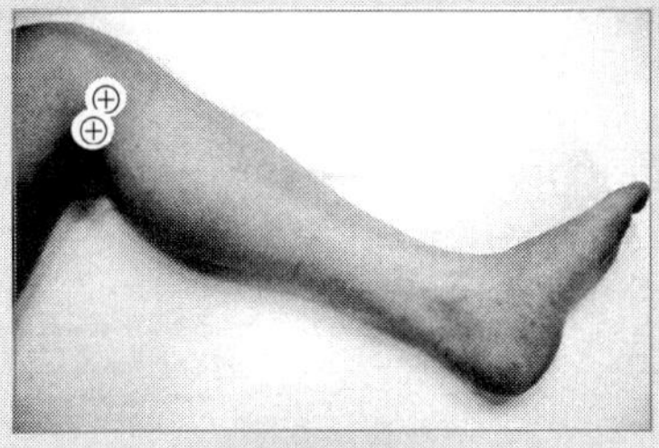

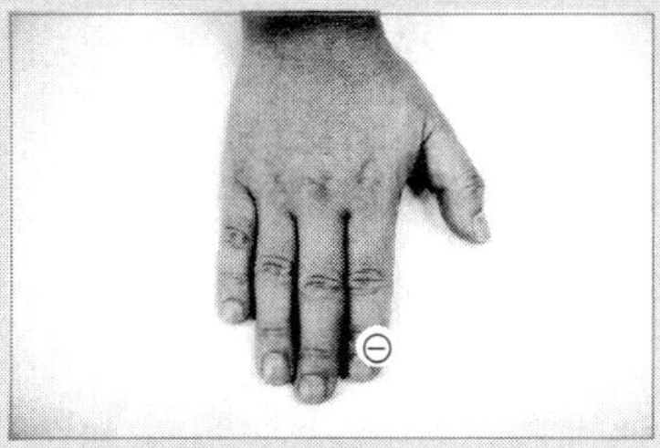

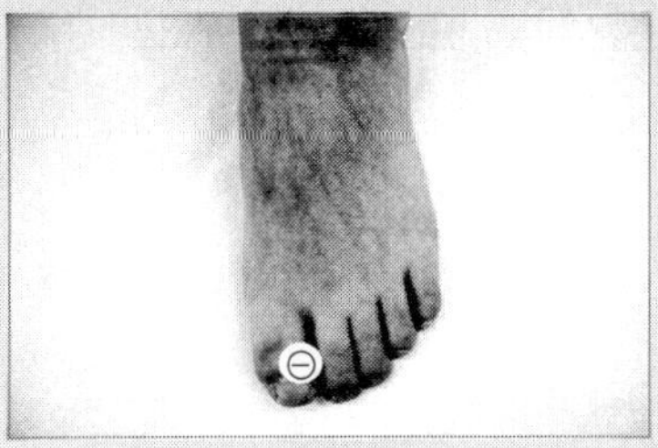

- 《素問·熱論》에서는 兩感傷寒이 아닌 경우 傷寒의 12일째가 되어 厥陰의 병증이 쇠하면 수축되었던 음낭이 이완되면서 긴장되었던 하복부가 아래로 점차 완화되는데〔囊縱少腹微下〕 심했던 邪氣가 물러나면서 병증이 날로 호전된다고 하였다. 《醫學入門》에서는 傳經이 여기에서 끝나면 더 이상 邪氣가 전이되지 않지만 다시 전이되는 경우 手經으로 역행한다고 하였다.
- 상기 치법은 肝正格의 변형이다. 특이하게 陽經인 手陽明經의 商陽을 瀉하였는데 이인선은 傷寒 초기 太陽의 표증에 商陽을 補하고 厥陰의 마지막 단계에서는 商陽을 瀉하는 대칭 구도를 구성하기 위한 방편으로 해석하였다. 이 치법은 感冒의 회복기 무렵이지만 餘症이 있는 상태에 운용할 수 있다.

第三章

天地運氣門

≪經濟要訣 · 舍巖目錄≫ 原文

天地五運之歲, 太過不及之氣, 皆治補瀉, 陽[1]太過, 陰[2]不及.

국역 •••••

천지의 五運의 해에 太過하거나 不及한 氣는 모두 補瀉로써 치료할 것이니, 陽年은 太過한 해이고 陰年은 不及한 해이다.

원문 •••••

六甲之年 敦阜之紀 歲土太過 雨濕流行 腎水受邪, 人病 腹痛 淸厥 意不樂 肌肉痿 足痿 脚下痛 中滿食減 四肢不擧. 經渠 · 復溜 補, 太白 瀉

1) 陽(양) : 陽年이니, 甲丙戊庚壬의 陽干이 주재하는 해이다.
2) 陰(음) : 陰年이니, 乙丁己辛癸의 陰干이 주재하는 해이다.

六丙之年 漫衍之紀 歲水太過 寒氣流行 心火受邪, 人病 身熱 心燥 陰厥 上下中寒 譫妄 心痛 喘嗽 自汗 夜極. 大敦·少衝 補, 陰谷·少海 瀉

六戊之年 赫曦之紀 歲火太過 火暑流行 肺金受邪, 人病 身熱 似瘧 少氣 咳嗽 喘逆 血泄 身熱 骨痛 爲浸淫. 少海·尺澤 補, 少府·魚際 瀉

六庚之年 堅成之紀 歲金太過 燥氣流行 肝木受邪, 人病 脇痛 小腹痛 耳聾 目赤 痰火等症. 陽谿·解谿 補, 至陰·竅陰 瀉

六壬之年 發生之紀 歲木太過 風氣流行 脾土受邪, 人病 飱泄 食減 體重煩寃 腸鳴 脇與腹痛等症. 陽谷·解谿 補, 至陰·竅陰 瀉

六乙之年 從革之紀 歲金不及 炎火盛行, 人病 肩背瞀重 鼽嚏 咳喘 血注等症. 三里·曲池 補, 臨泣·後谿 瀉

六丁之年 委和之紀 歲木不及 燥乃盛行, 人病 中清 眩暈 小腹痛 腸鳴 溏泄等症. 二間·通谷 補, 商陽 瀉

六己之年 卑監之紀 歲土不及 風氣盛行, 人病 飱泄 霍亂 體重 腹痛 筋骨繇倂等症. 陽谿·解谿 補, 束骨·臨泣 瀉

六辛之年 涸流之紀 歲水不及 濕乃盛行, 人病 腫滿 身重 濡泄 足痿 清厥 脚下疼痛等症. 經渠·復溜 補, 太白·太谿 瀉

六癸之年 伏明之紀 歲火不及 寒乃盛行, 人病 胸痛脇滿 膺背 肩胛兩臂內痛 鬱冒心痛等症. 大敦·少衝 補, 尺澤·復溜 瀉

鍼處方 解說 ••••••

1. 歲土太過, 雨濕流行

經渠・復溜 補; 太白 瀉

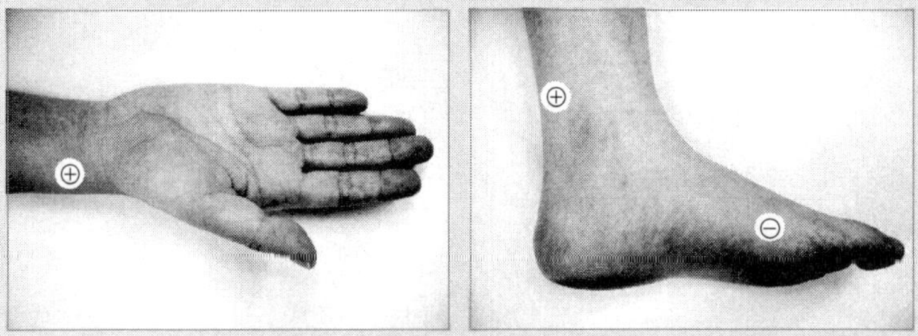

- 《素問・氣交變大論》에서는 "歲土太過, 雨濕流行"할 경우 "腹痛淸厥, 意不樂, 體重煩寃"하고 심하면 "肌肉萎, 足痿不收, 行善瘈, 脚下痛, 飮發中滿, 食減, 四支不擧"한다고 하였다. 사암은 이를 간략하게 "腹痛淸厥, 意不樂, 肌肉痿, 足痿, 脚下痛, 中滿食減, 四肢不擧"라 하였는데 이들은 모두 腎虛의 징후이다.
- 土克水의 기전으로 腎水가 邪氣를 받는 상황이므로 腎正格을 운용하였다.
- 체질에도 태과와 불급이 있으므로 사암체질침의 도출이 가능하다. 예를 들면 太陽人은 肺大와 肝小가 되면 金克木하므로 金太過 燥流行과 木不及 燥盛行의 상황이 되고, 少陽人은 脾大와 腎小가 되면 土克水하므로 土太過 濕流行과 水不及 濕盛行의 상황이 되어 신정격을 사용할 수 있다.

2. 歲水太過, 寒氣流行

大敦 · 少衝 補; 陰谷 · 少海 瀉

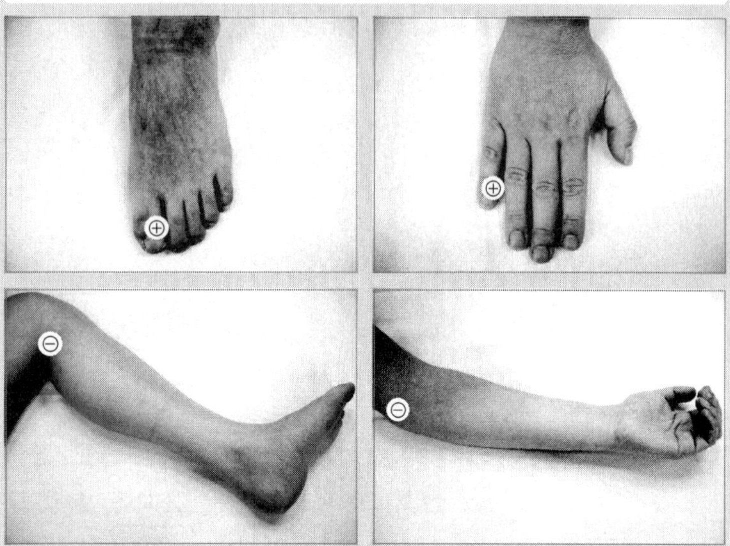

- 《素問 · 氣交變大論》에서는 "歲水太過, 寒氣流行"할 경우 "身熱, 煩心, 躁悸, 陰厥, 上下中寒, 譫妄, 心痛"하고 심하면 "腹大脛腫, 喘欬, 寝汗出, 憎風"한다고 하였다. 사암은 이를 간략하게 "身熱, 心燥, 陰厥, 上下中寒, 譫妄, 心痛, 喘嗽, 自汗, 夜極"이라 하였는데 이들은 모두 心虛의 징후이다.
- 水克火의 기전으로 心火가 邪氣를 받는 상황이므로 心正格을 운용한다.

3. 歲火太過, 火暑流行

少海·尺澤 補; 少府·魚際 瀉

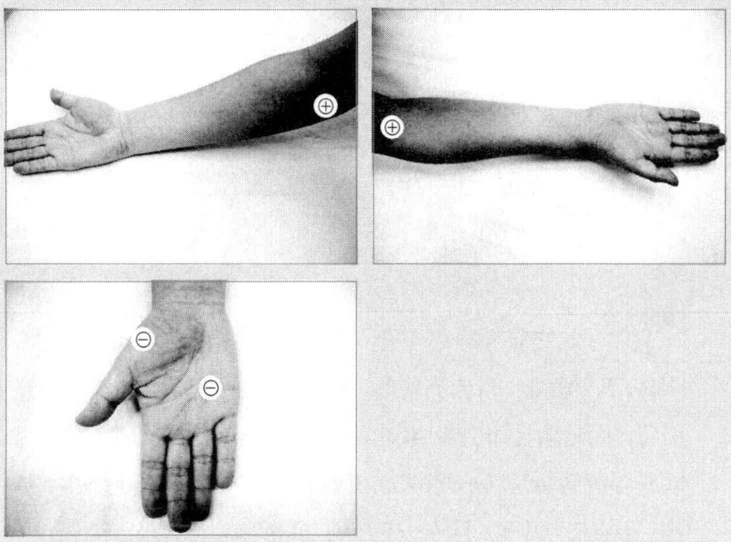

- 《素問·氣交變大論》에서는 "歲火太過, 炎暑流行"할 경우 "瘧, 少氣欬喘, 血溢血泄注下, 嗌燥耳聾, 中熱肩背熱" 하고 심하면 "胸中痛, 脇支滿脇痛, 膺背肩胛間痛, 兩臂內痛, 身熱骨痛而爲浸淫"한다고 하였다. 사암은 이를 간략하게 "身熱似瘧, 少氣, 咳嗽, 喘逆, 血泄, 身熱, 骨痛"이라 하였는데 이는 肺熱의 징후로서 勞瘵와 같은 소모성 병변 시 나타나는 증상이다.
- 火克金의 기전으로 肺金이 邪氣를 받는 상황이다. 원칙적으로는 肺正格을 운용해야 하나 水穴을 補하는 肺寒補를 제시한 것은 '火暑流行'하는 것에 적극적으로 대처하고자 한 의도로 보인다.

4. 歲金太過, 燥氣流行

陽谿·解谿 補; 至陰·竅陰 瀉

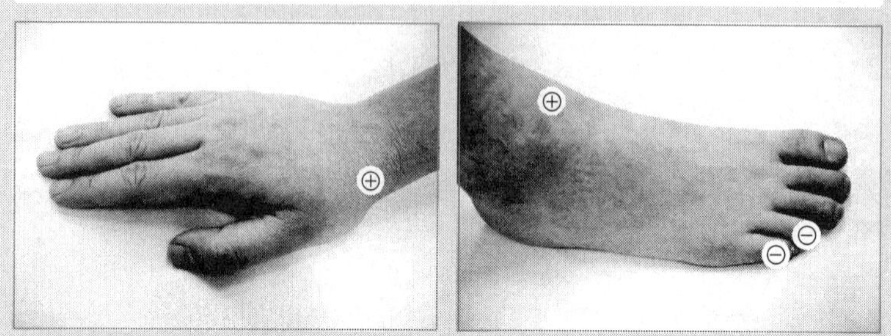

- ≪素問·氣交變大論≫에서는 "歲金太過, 燥氣流行"할 경우 "兩脇下少腹痛, 目赤痛眥瘍, 耳無所聞", "體重, 煩寃, 胸痛引背, 兩脇滿且痛引少腹"하고 심하면 "喘欬逆氣, 肩背痛, 尻陰股膝髀腨䯒足皆病"한다고 하였다. 사암은 이를 간략하게 "脇痛, 小腹痛, 耳聾, 目赤, 痰火"라 하였다.
- 金克木의 기전으로 肝木이 邪氣를 받은 상황이다. 앞의 예로 보아 肝正格이 제시되어야 하나 胃正格의 변용이 제시되었다. 게다가 바로 뒤 항목인 '歲木太過, 風氣流行'하는 상황의 치법과 별반 차이가 없으므로 침처방이 誤寫가 아닌가 생각한다.

5. 歲木太過, 風氣流行

陽谷·解谿 補; 至陰·竅陰 瀉

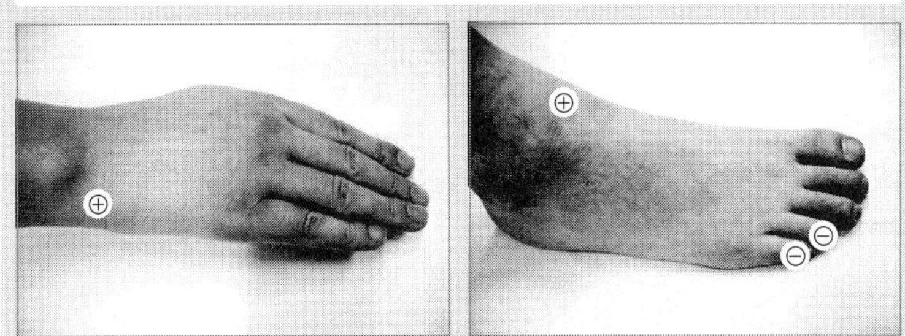

- ≪素問·氣交變大論≫에서는 "歲木太過, 風氣流行"할 경우 脾土가 사기를 받게 되고 그 병증으로 "飧泄, 食減, 體重煩寃, 腸鳴, 腹支滿"이 나타나며 심하면 "忽忽善怒, 眩冒, 巓疾"하게 되거나 "搖落, 反脇痛而吐"한다고 하였다.
- 木克土의 기전으로 脾土가 邪氣를 받는 상황이다. 그러나 脾正格을 취하지 않고 胃正格의 변용을 제시하였는데 제반 병증의 상황으로 보면 胃正格이 적절하다고 본다. 至陰을 취한 이유는 명확하지 않으나 足太陽經이 '入腦'하므로 그 병증인 巓疾을 다스리기 위한 방편으로 보이며 竅陰은 '忽忽善怒, 眩冒, 脇痛'에 대처하기 위한 것으로 보인다.

6. 歲金不及, 炎火盛行

三里・曲池 補; 臨泣・後谿 瀉

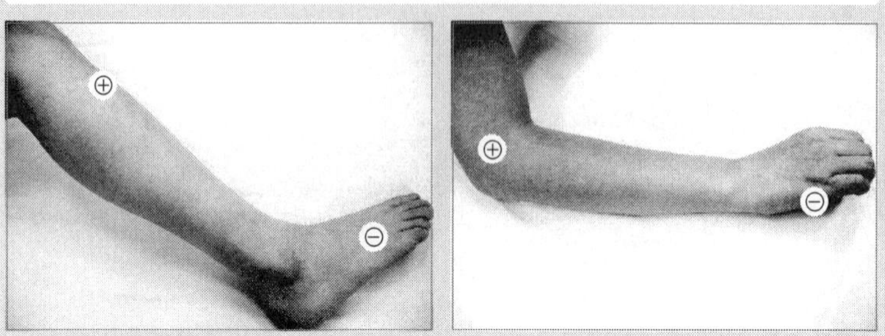

- ≪素問・氣交變大論≫에서는 "歲金不及, 炎火大行"할 경우 "肩背瞀重, 鼽嚏, 血便注下"가 발생하고 "陰厥且格, 陽反上行"하여 "頭腦戶痛, 延及腦頂, 發熱", "口瘡, 甚則心痛"한다고 하였다. 鼽嚏는 肺氣의 상역에 의해 초래된 울열의 결과이며 '頭腦戶痛, 延及腦頂, 發熱, 口瘡, 心痛'은 無根之火에 의한 格陽證이다.
- 金不及하므로 大腸正格을 운용해야 하는데 陽谷・陽谿 대신 臨泣・後谿를 瀉하였다. '臨泣・後谿 瀉'는 小腸勝格의 변용에 해당한다. 小腸이 火에 배속되므로 이런 의도적 배치를 한 것으로 보인다.

7. 歲木不及, 燥乃盛行

二間·通谷 補; 商陽 瀉

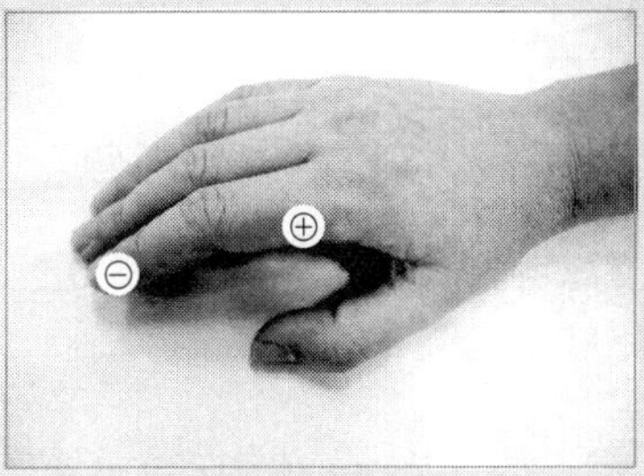

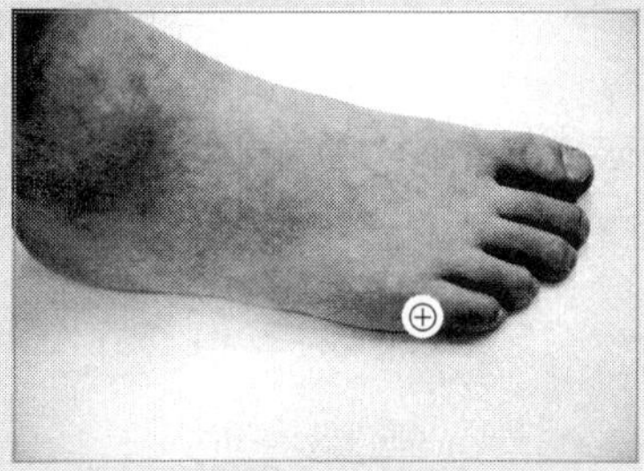

- ≪素問·氣交變大論≫에서는 "歲木不及, 燥乃大行"할 경우 "中淸, 胠脇痛, 少腹痛, 腸鳴, 溏泄"한다고 하였고 사암은 "中淸, 眩暈, 小腹痛, 腸鳴, 溏泄"한다고 하였다.
- 木不及하므로 膽正格이 운용되어야 하는데 사암은 俠谿 대신 二間을 취하고 '竅陰 瀉'는 배제하였다. 腸鳴, 溏泄이 大腸의 병후이므로 大腸經의 二間을 취한 것으로 보인다.

8. 歲土不及, 風氣盛行

陽谿·解谿 補; 束骨·臨泣 瀉

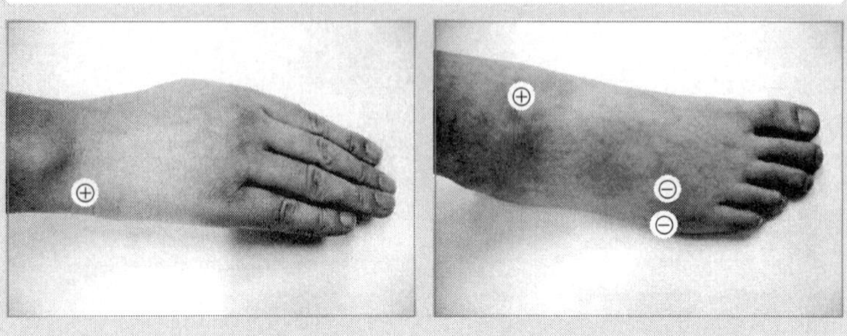

- 《素問·氣交變大論》에서는 "歲土不及, 風氣大行"할 경우 "飧泄, 霍亂, 體重腹痛, 筋骨繇復, 肌肉瞤酸, 善怒"하고 "脇暴痛, 下引少腹, 善太息"한다고 하였다. "飧泄, 霍亂, 體重, 腹痛"은 胃虛의 징후로서 濕이 腸胃之間에 정류한 결과이다. 이와 함께 濕이 肌表에도 정류한 결과 '筋骨繇復, 肌肉瞤酸'이 나타나는 것이다. '筋骨繇復'이란 근골이 뒤집어질 정도로 아프다는 의미이다.
- 土不及하므로 胃正格을 운용해야 하는데 陽谷 대신 陽谿를, 陷谷 대신 束骨을 취하였다. '束骨 瀉'는 膀胱勝格이므로 결과적으로 胃正格과 膀胱勝格을 병용한 치법이 되었다. '筋骨繇復'하는 상황이므로 '體重節痛'을 다스리는 輸穴로서 胃經의 陷谷보다는 膀胱經의 束骨이 적합하다.

9. 歲水不及, 濕乃盛行

經渠·復溜 補; 太白·太谿 瀉

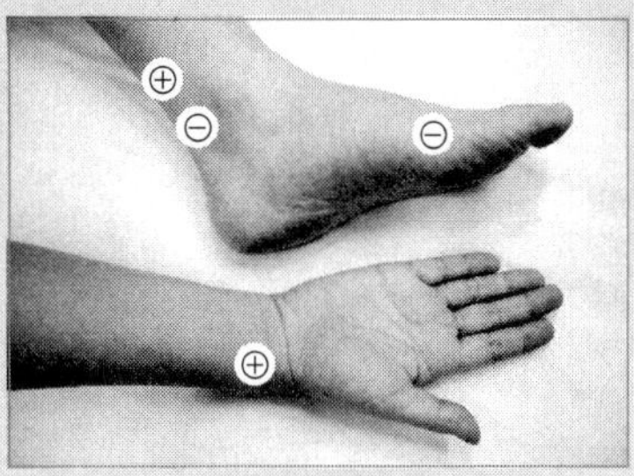

- 《素問·氣交變大論》에서는 "歲水不及, 濕乃大行"할 경우 "腹滿身重, 濡泄寒瘍流水, 腰股痛發, 膕腨股膝不便, 煩寃足痿清厥, 脚下痛, 甚則胕腫"한다고 하였다. 사암은 이를 간략하게 "腫滿, 身重, 濡泄, 足痿, 清厥, 脚下疼痛"이라 하였는데 이들은 腎氣의 약화와 腎主水 기능의 실조로 생긴 병증들이다.
- 水不及하므로 腎正格을 운용한 것이다.

10. 歲火不及, 寒乃盛行

大敦・少衝 補; 尺澤・復溜 瀉

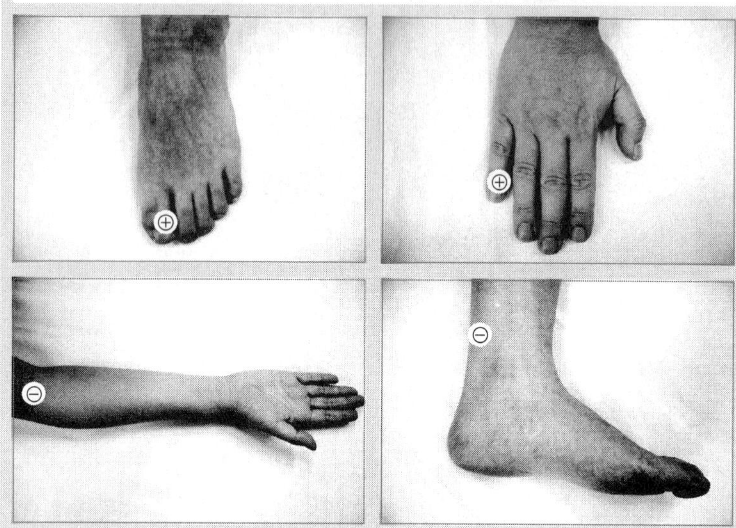

- ≪素問・氣交變大論≫에서는 "歲火不及, 寒乃大行"할 경우 "胸中痛, 脇支滿, 兩脇痛, 膺背肩胛間及兩臂內痛, 鬱冒朦昧, 心痛暴瘖, 胸復大, 脇下與腰背相引而痛"하고 심하면 "屈不能伸, 髖髀如別"한다고 하였다. 사암은 이를 간략하게 "胸痛脇滿, 膺背肩胛兩臂內痛, 鬱冒心痛"이라 하였는데 심혈관계의 장애에 의한 연관통 양상을 묘사한 것으로 보인다.
- 火不及하므로 心正格을 운용해야 하는데 陰谷・少海 대신 尺澤, 復溜를 瀉하였다. 手太陰經의 所生病 중 "煩心, 胸滿, 臑臂內前廉痛厥"이 언급되었다. 그리고 足少陰經은 그 분지가 "從肺出絡心, 注胸中"하고 所生病 중 "煩心, 心痛"이 언급되었다. 따라서 尺澤,・復溜를 瀉한 것은 肺勝格으로서 心虛로 유발된 水飮이 흉중에 정류하여 心肺에 부담을 주는 상황을 다스리기 위한 배치임을 알 수 있다.

第四章

中暑門

≪經濟要訣·舍巖目錄≫ 原文

內經[1])曰，暑汗煩則喘喝[2])，陰濕靜則藏熱. 是以靜而得之爲陰暑，動而得之爲陽暑. 避暑深堂[3])解衣閑者中暑[4])，飮冷大廈[5])引風高者中暑，于日中[6])勞役得之者中熱[7]).

국역 ·····

≪內經≫에서 이르기를, “더위로 땀을 흘리며 번조하면 喘喝이 발생한다”고 하였는데, 음습한 곳에 조용히 있으면 열이 속에 저장된다. 그러므로 가만히 있다가 더위 먹은 것을 陰暑라 하고, 활동하다가 더위 먹은

1) 內經(내경) : ≪素問·生氣通天論≫에서 “因於暑，汗煩則喘喝”이라 하였다.
2) 喘喝(천갈) : 氣喘에 그렁거리는 소리가 나는 것
3) 深堂(심당) : 深宮. 깊숙한 궁전
4) 中暑(중서) : 陰暑
5) 大廈(대하) : 큰 건물. 큰 집. 巨屋
6) 日中(일중) : 한낮
7) 中熱(중열) : 陽暑

것을 陽暑라 한다. 깊숙한 집안에서 더위를 피하려고 옷을 벗고 한가롭게 지내다 발병하면 中暑라 하고, 큰 집에서 시원한 것을 마시며 높은 곳에서 바람을 쏘이다 발병하여도 中暑라 한다. 한낮에 일을 하다가 더위 먹은 것은 中熱이라 한다.

원문

中暑者 心弱 頭痛惡寒 肢節疼痛 心煩虛弱 此表也. 大敦·少衝 補, 陰谷·少海 瀉

中熱者 胃虛 發燥惡熱 大渴引飮 此裏熱也. 中衝 補, 曲澤 瀉

鍼處方 解說

1. 中暑

大敦·少衝 補; 陰谷·少海 瀉

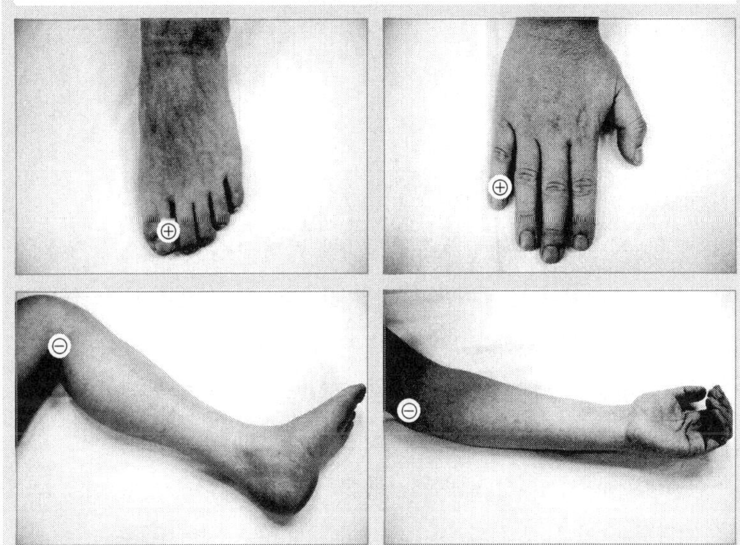

- 中暑를 心弱이라 함은 더위로 '心之液'인 땀을 많이 흘리고 心氣가 약화됨이다. 心正格은 心氣를 강화하고 水飮의 정체를 해소하여 말초혈관 확장으로 水飮 정류의 과잉화를 다스리기에 적절하다.
- 사암이 中暑의 증상으로 언급한 "頭痛惡寒, 肢節疼痛, 心煩虛弱"은 張潔古가 언급한 中暑(靜而得之; 如避暑熱于深堂大廈得之者)로서 "頭痛, 惡寒, 身形拘急, 肢節疼痛而煩心, 肌膚大熱無汗"의 내용을 인용한 것으로 보이는데 사실 陰暑라 할 수 있다. 따라서 이 경우 상한의 치법에 준해 다스리는 것이 적절하다. 다만 '心煩虛弱'이 나타나는 경우는 心正格을 운용할 수 있다.

2. 中熱

中衝 補; 曲澤 瀉

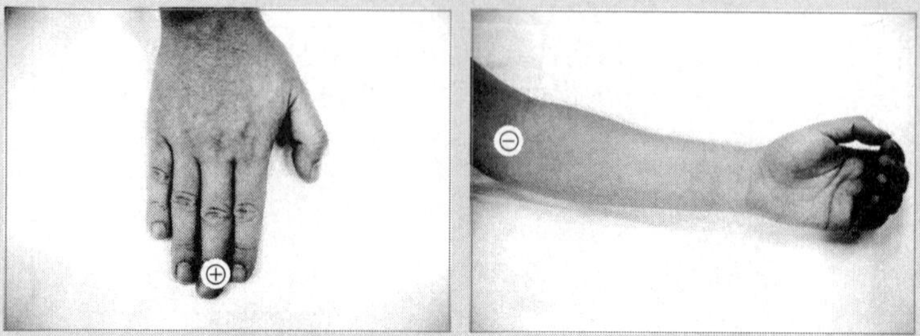

- 中熱 시 '發熱惡熱, 大渴引飮'하다 하며 이를 裏證으로 규정하였다. 이로 보아 中熱이란 일사병이나 열사병 시 체온이 올라간 裏熱證의 상황을 말한다.
- 상기 치법은 心包正格에서 自經의 혈만을 취한 것이다. 지산은 더위에 상했을 때 心正格을 시술하였으나 효험이 없을 경우 이를 운용하라 하였다. 여러 의가들이 暑病이 心包에 이르게 된다고 지적하였듯이 열이 극에 달하여 熱厥이나 經攣, 昏睡가 나타나는 暑風에 이를 경우는 心包經의 혈을 주도적으로 이용하여야 한다. ≪鍼灸甲乙經≫에는 心包經의 혈들이 특히 熱病汗不出, 煩燥의 상황에 효능이 있는 것으로 설명되어 있는데 이는 心包經이 裏熱을 다스릴 수 있음을 지적한 것이다. 따라서 사암이 "發燥惡熱, 大渴引飮"하는 것은 裏熱이라 하여 상기 치법을 제시한 것은 心包經의 특성을 명확히 이해한 것이라 할 수 있다.
- 한편 勝格이 아닌 正格을 제시하였는데 '熱入心包'하여 병위가 營分에 이르고 脈細數하는 경우 正格을 운용하는 것이 적절하다.

第五章

濕症門

≪經濟要訣·舍巖目錄≫ 原文

內經[1)]曰, 濕生脾土, 腫滿[2)]濡泄[3)]之鄉, 霍亂胃嘔, 痞膈[4)]積滯之方, 從外感而裏, 靜居脾陰[5)], 因內傷而外, 動在太陽. 是故道途[6)]傷於風雨, 勞役敗[7)]於汗沾[8)], 或恣飮酒漿酪[9)]之屬, 多食冷物瓜果[10)]之類. 濕傷多是脾虛, 熱感定然[11)]胃敗.

1) 內經(내경) : ≪素問·陰陽應象大論≫에서 "濕生土, 土生甘, 甘生脾"라고 하였다.
2) 腫滿(종만) : 浮腫과 脹滿
3) 濡泄(유설) : 濕이 성하고 脾가 상하여 발생하는 설사. 일반적으로 泄瀉의 통칭으로 쓰인다.
4) 痞膈(비격) : 胸膈의 痞滿
5) 脾陰(비음) : 脾는 太陰에 속하니, 여기서는 太陰을 가리킨다.
6) 道途(도도) : 길
7) 敗(패) : 損傷, 상할 패
8) 汗沾(한첨) : 땀에 젖음. ○沾은 霑也, 적실 첨
9) 漿酪(장락) : 미음과 소나 양의 젖. 일반적인 '마실 것'을 의미한다.
10) 瓜果(과과) : 과일
11) 定然(정연) : 반드시. 꼭

국역

≪內經≫에서 이르기를 "濕은 脾土를 生한다"고 하니 脾는 腫滿과 濡泄의 고향이며 霍亂은 胃에서 吐瀉하는 것이니 胃는 痞膈과 積滯의 지방이다.

밖으로부터 감수하여 속으로 들어가면 脾陰에 조용히 기거하고, 안으로부터 손상하여 밖으로 나오면 太陽에서 요동친다.

그러므로 길을 가다가 비바람에 상하거나 일을 하다가 젖은 땀에 상한 것이거나, 혹은 음주와 漿酪 등을 함부로 마시거나 冷物과 瓜果 등을 많이 먹은 까닭이다.

濕에 상한 것은 대개 脾虛이고 熱에 감촉된 것은 반드시 胃敗이다.

원문

內傷濕者 脾虛. 原補 中脘·少府·大都 補, 大敦·隱白 瀉
外傷濕者 胃虛. 原補 丹田·陽谷 補, 臨泣·陷谷 瀉

鍼處方 解說

1. 內傷濕

太白·中脘·少府·大都 補; 大敦·隱白 瀉

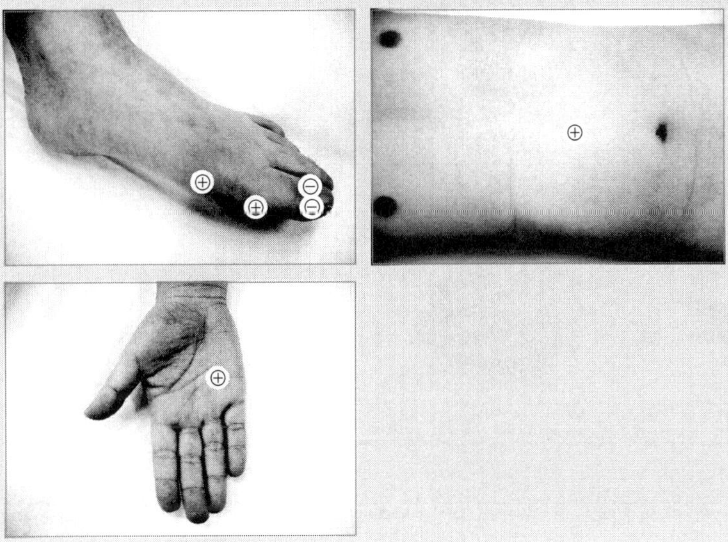

脾正格은 升陽을 유도하여 中氣의 운행을 정상화시키며 脾陽의 허쇠에서 기인한 濕의 정체를 해소한다. 한편 內傷은 陰分에서 비롯되므로 脾正格을 제시한 것이기도 하다.

2. 外傷濕

衝陽·丹田·陽谷 補; 臨泣·陷谷 瀉

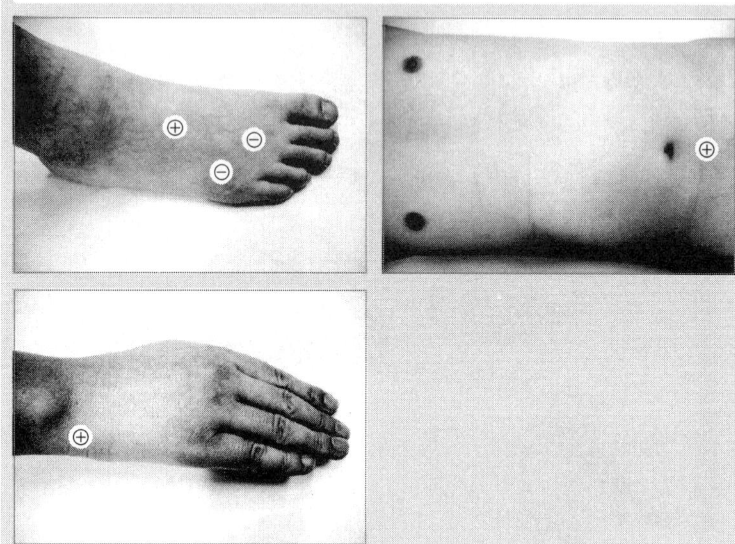

- 胃正格은 陽明之腑로서 降濁을 주관하는 胃氣의 운행을 정상화시켜 濕의 정체를 막고 배출을 유도한다. 胃正格의 燥濕 작용은 곰팡이가 방안에 피었을 때 군불을 때어 습기를 없애면 자연히 곰팡이가 사라지는 것에 비유할 수 있다. 한편 外傷은 陽分에서 비롯되므로 胃正格을 제시한 것이기도 하다. 지산은 外傷濕은 胃虛證으로서 비바람을 맞거나 勞役하여 땀을 흘리고서 습한 곳에 거처한 결과 발생한다고 하였다.
- 丹田을 제시한 것은 中焦의 이상을 下焦에서 다스리기 위한 방식이라 할 수 있다.

第六章

燥症門

≪經濟要訣 · 舍巖目錄≫ 原文

內經[1]曰, 枯[2]涸[3]澁[4]乾[5], 勁[6]皴[7]火燥, 風熱之大同, 是陽盛燥之濕 咸[8]爲陰微, 火甚則必生風燥, 燥極則可作熱痒. 是故殺[9]火官而安金 養土母而補肺.

국역 ●●●●●

≪內經≫에서 이르기를 "피부가 메마르거나 깔깔하거나 뻣뻣하거나

1) 內經(내경) : 본문은 ≪素問 · 至眞要大論≫의 病機 19條를 설명한 ≪素問玄機原病式≫의 내용을 摘取한 것으로 보인다. ≪素問玄機原病式≫ 曰, "諸澁枯涸, 乾勁皴揭, 皆屬於燥"
2) 枯(고) : 不榮生也, 마를 고
3) 涸(학) : 無水液也, 물 마를 학
4) 澁(삽) : 不滑, 껄끄러울 삽. 피부가 깔깔함
5) 乾(건) : 不滋潤也, 마를 건
6) 勁(경) : 不柔和也, 억셀 경
7) 皴(준) : 皮膚啓裂也, 피부가 터져서 갈라질 준
8) 咸(함) : 모두 함. 다 함
9) 殺(살) : 治也, 다스릴 살

터져 갈라지는 것은 火燥 때문이다"라고 하였는데, 風熱과 대동소이한 것이다. 이에 陽이 熾盛하여 濕을 건조시키면 모두 陰이 미약하게 된다. 火가 심하면 반드시 風燥가 생기고 燥가 극심하면 熱과 가려움을 일으킬 수 있다. 그러므로 火官을 다스려서 金을 편안하게 하고 土母를 보양하여 肺를 補해야 한다.

원문

燥症. 太白・太淵 補, 少府・魚際 瀉

鍼處方 解說

1. 燥證

太白・太淵 補; 少府・魚際 瀉

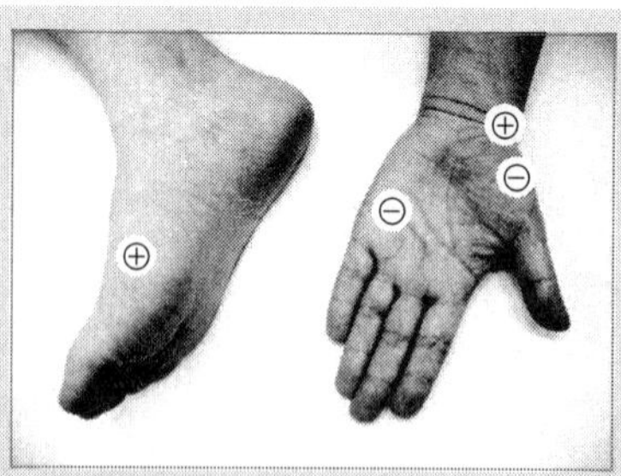

➘ ≪素問・經脈別論≫에서 "飮入于胃, 游溢精氣, 上輸于脾, 脾氣散精, 上歸于肺, 通調水道, 下輸膀胱, 水精四布, 五經幷行"이라 하였듯이 肺는 진액을 생성하며 이를 온몸에 선포하는 역

할을 하며 육기상 그 본기는 濕土이다. 그리고 肺는 피모를 주관하므로 肺氣가 충실해야 진액이 宣通하게 되고 피모가 윤택해진다. ≪素問·經脈別論≫에서는 "食氣入胃, 濁氣歸心, 淫精於脈. 脈氣流經, 經氣歸於肺, 肺朝百脈, 輸精於皮毛"라 하여 肺朝百脈 작용에 의해 皮毛에까지 精이 선포될 수 있다고 하였다. 여기서 精은 中焦의 水穀之精이 화한 것이다. 따라서 肺氣가 상하여 진액이 産生, 宣通되지 않으면 劉河間이 "諸澀枯涸, 乾勁皴揭, 皆屬于燥"라 하였듯이 조열을 형성하고 皮毛가 건조해지거나 갈라진다.

- 肺正格은 燥證을 다스리는 가장 기본적인 치법으로서 生津潤燥 작용을 기대할 수 있다. 피부가 건조하고 거칠어지며 하얗게 인설이 일어나고 심한 경우 갈라지지만 보통 딱딱하지는 않는 경우에 운용된다.

第七章

火熱門

≪經濟要訣·舍巖目錄≫ 原文

內經[1]曰, 瞀[2]瘈[3], 暴瘖[4], 狂越[5], 罵詈[6], 驚駭[7]之君火, 冒昧[8]躁擾[9], 胕腫[10]疼痠[11], 氣逆[12]之相火, 上衝[13]禁[14]慄[15], 如喪神守[16], 嚏[17]嘔瘡瘍之隱熱[18], 耳聾耳鳴嘔[19], 目昧[20]暴注[21])

1) 內經(내경) : 본문은 ≪素問玄機原病式≫에서 摘取한 것이다.
2) 瞀(무) : 昏也, 어두울 무. 昏昧, 혼매할 무. 정신이 혼미한 것을 말한다.
3) 瘈(계) : ≪內經≫에는 '瘛'로 되어 있다. 瘛는 抽搐, 경련할 계
4) 暴瘖(폭음) : 卒瘂也, 갑자기 말을 못하는 것
5) 狂越(광월) : 狂亂하며 예법에 벗어난 행동을 하는 것. ㅇ越은 乖越禮法而失常也
6) 罵詈(매리) : 言之惡也. 욕을 해대는 것
7) 驚駭(경해) : 깜작깜작 놀라는 것. ㅇ駭는 驚愕也, 놀랄 해
8) 冒昧(모매) : 昏冒昏暗. 정신이 혼미하여 밝지 않은 것
9) 躁擾(조요) : 躁動煩熱擾亂也, 번열이 나서 조급해 하며 안정하지 못하는 것
10) 胕腫(부종) : 浮腫. 肉腫
11) 疼痠(동산) : 酸疼也, 시큰거리며 아픈 것
12) 氣逆(기역) : 衝上, 기운이 위로 치밀어 오르는 것
13) 上衝(상충) : 氣逆衝上이니 火氣가 炎上하기 때문이다.
14) 禁(금) : 俗作噤. 咬牙, 이 악다물 금
15) 慄(율) : 戰慄也, 벌벌 떨 률
16) 如喪神守(여상신수) : 神能禦形, 而反禁慄, 則如喪失保守形體之神也. 神志가 肢體를 제어하지 못하는 것
17) 嚏(체) : 鼻中因痒而氣噴作于聲也, 재채기할 체
18) 隱熱(은열) : 伏熱, 몸속 깊이 잠복하여 숨어있는 열

之發熱. 是故丹溪曰 老陽[22]動而生天火 少陰靜而生人火 熱極而爲地火, 以此激旺[23]水[24]而制離[25], 引枯[26]木而平熱

국역

≪內經≫에서 이르기를, "瞀瘈 · 暴瘖 · 狂越 · 罵詈 · 驚駭 등은 君火의 작용이고, 冒昧 · 躁擾 · 胕腫 · 疼痠 · 氣逆 등은 相火의 작용이며, 上衝 · 禁慄 · 如喪神守 · 嚔嘔 · 瘡瘍 등은 隱熱의 작용이고, 耳聾 · 耳鳴 · 嘔 · 目昧 · 暴注 등은 發熱의 작용이다"라고 하였다.

그러므로 朱丹溪가 말하기를, "老陽이 動하면 天火가 생기고 少陰이 靜하면 人火가 생기며 熱이 극에 달하면 地火가 된다"고 하였다.

이에 坎水를 충분히 흘러들도록 하여 離火를 제압하고 肝木을 뽑아 고사시켜서 心熱을 평정해야 한다.

원문

君火. 丹田 迎, 陰谷 · 少海 補, 大敦 · 少衝 瀉

相火. 中脘 正, 大都 · 陰谷 補, 支溝 · 崑崙 瀉

壯熱. 中脘 正, 臨泣 · 後谿 補, 三里 · 衝陽 瀉

---

19) 嘔(구) : ≪素問玄機原病式≫에 "嘔涌溢食不下"라고 하였다.
20) 目昧(목매) : 不明. 눈이 밝지 않고 어두운 것
21) 暴注(폭주) : 注泄. 심한 설사
22) 老陽(노양) : 太陽
23) 激旺(격왕) : 물이 왕성하게 흘러듦
24) 水(수) : 坎水. 즉 腎水를 말한다.
25) 離(이) : 離火. 坎屬水하고 離屬火하므로 離火는 心火를 가리킨다.
26) 引枯(인고) : 뿌리 채 뽑아서 고사시킴

鍼處方 解說

1. 君火

丹田 迎; 陰谷・少海 補; 大敦・少衝 瀉

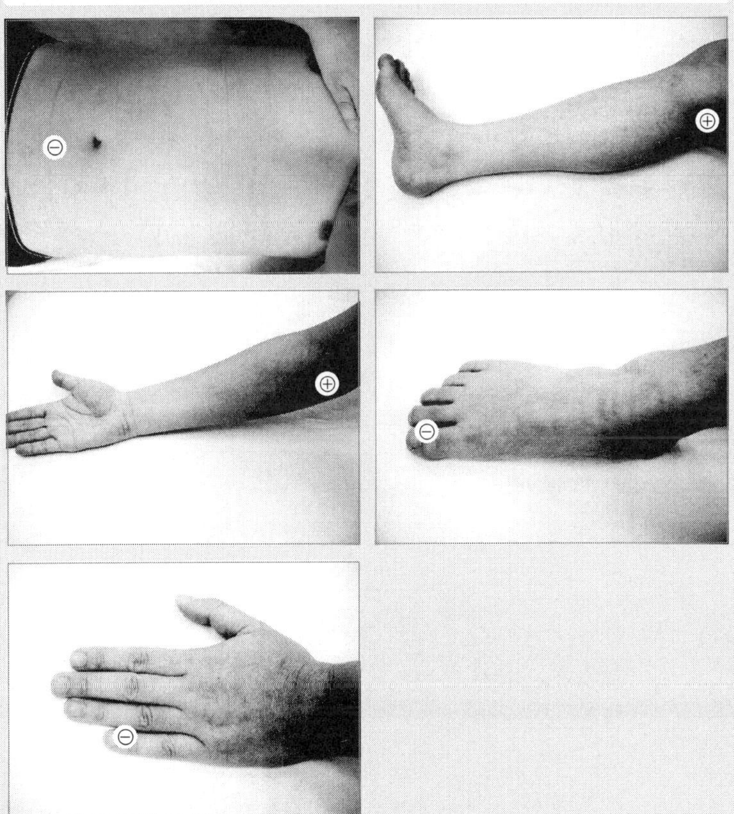

➘ 心正格의 補瀉를 그대로 뒤집은 구조로서 心勝格의 변형에 해당한다. 陰谷・少海를 補한 것은 水克火를 유도하고자 하는 心勝格의 원형과 동일한 구조이며 木穴인 大敦・少衝을 瀉한 것은 木鬱化

火의 기전을 차단시키기 위한 방법이라 할 수 있다. 사암이 "以此激旺水而制離, 引枯木而平熱"이라 한 원칙을 구현한 것이다.

- 이 치방은 心實證 시 충역한 혈기가 열로 화한 것을 다스릴 수 있으며 心火亢炎으로 인한 제반 병증에 광범위하게 운용된다.
- 한편 君火의 병증에 心勝格의 원형을 제시하지 않았다는 것은 心熱證이더라도 太白·神門을 瀉하는 경우와 大敦·少衝을 瀉하는 경우에 병증상 차이가 있음을 암시한다. 大敦·少衝은 心下痞를 다스리는데 유효한 井穴이므로 君火方은 心熱의 징후가 심하부에 痞症으로 반영되는 경우나 熱痞를 다스리기에 적합한 치법이라 할 수 있다. 단 熱結의 상황까지 이르지는 않는다는 점에서 太白·神門을 瀉하는 心勝格의 적응증과 차이가 있다.

2. 相火

中脘 正; 大都·陰谷 補; 支溝·崑崙 瀉

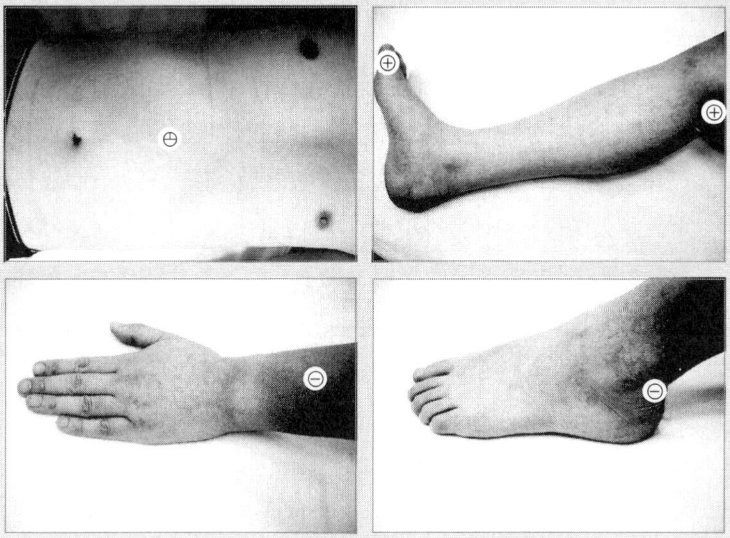

- 치방의 의도로 보아 大都는 大敦으로 바꾸는 것이 타당하다고 본다. 그렇게 되면 '大敦·陰谷 補'는 肝正格에서 曲泉 대신 肝木의 木穴인 大敦을 취한 것이 된다. ≪醫學正傳≫에서 "心爲君火, 而又有相火寄于肝腎二臟"이라 하였듯이 陰不足으로 陽盛하여 병리적 相火가 동하는 것을 다스리기 위해 肝經과 腎經의 혈을 취하는 것이 적절하다.
- '支溝·崑崙 瀉'는 陽分으로 발현된 병리적 相火를 직접 다스리기 위한 구성이다. 少陽經인 三焦經과 太陽經인 膀胱經에서 火穴을 취함으로써 厥陰經인 肝經과 少陰經인 腎經과 표리 관계를 절묘하게 구성하였음을 알 수 있다. 이 배합은 膀胱經에서 瀉火하는 의미가 주가 되는 구성이라 할 수 있다.

- 상기 치법은 구조상 肝鬱의 열증을 다스리기에 적합하며 陰虛에서 기인하는 제반 열증에도 운용된다. 보통 ≪難經≫에서 肝病의 외증으로 언급한 “善潔, 面青, 善怒”의 경향을 보이며 신경질적이고 예민한 성격을 지니고 자기애가 강한 여성들에게 운용할 기회가 많다.
- ≪素問・至眞要大論≫의 病機十九條에서 “諸躁狂越, 皆屬於火”라 하였듯이 火의 항진과 망동은 躁症이나 狂症을 유발할 수 있는데 지산은 상기 치방을 狂症에 운용하였다. ≪靈樞・經脈≫에 足太陽經은 뇌에 진입하는 경맥으로서 그 所生病으로 ‘狂’이 언급되었으며 ≪醫學入門≫에서는 膀胱熱이 심해지면 發狂한다고 하였다. 따라서 상기 치방은 陰不足으로 陽盛하여 肝・腎火가 준동하는 것을 막고 ‘崑崙 瀉’를 통해 화열이 ‘入腦’하는 것을 다스릴 수 있다는 점에서 狂症의 치법으로도 적합함을 알 수 있다. 狂症이란 긴장형 정신분열증, 정신분열형 장애, 기분장애(정동장애) 중의 조증 등에서 출현하는 의식, 행동, 지각, 사고, 감정의 장애나 여성의 극단적인 히스테리 반응 등에 해당한다.
- 입면장애, 불면의 치방으로도 좋은 효과를 보인다.

3. 壯熱

中脘 正; 臨泣·後谿 補; 三里·衝陽 瀉

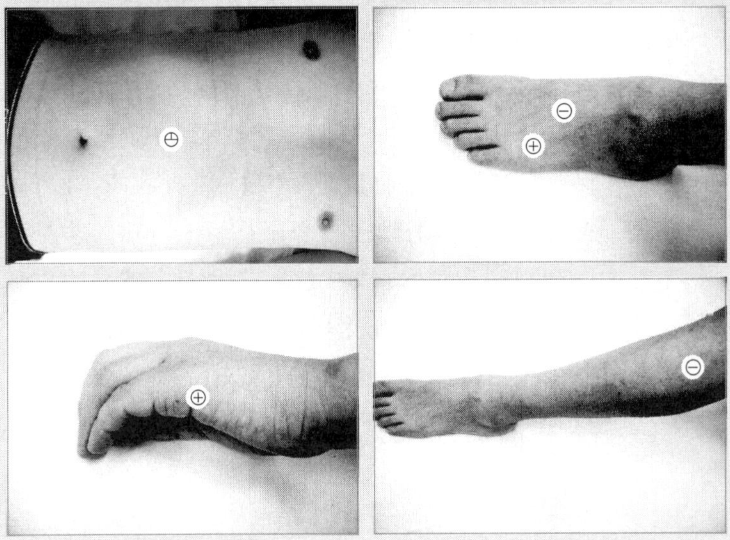

- 사암이 말한 壯熱의 병증이 지칭하는 바가 명확하지 않다.
- 하지만 小腸正格의 '臨泣·後谿 補'를 기본으로 제시한 것으로 보아 壯熱이 혈맥의 不利에서 초래된 것으로 간주했음을 알 수 있다.
- 中脘은 足陽明經의 募穴, 三里는 足陽明經의 合穴, 衝陽은 足陽明經의 原穴이라는 점에서 壯熱이 陽明熱과의 관련됨을 알 수 있다. ≪靈樞·經脈篇≫에 足陽明經의 是動病으로 "病至則惡人與火, 聞木聲則惕然而驚, 心欲動, 獨閉戶塞牖而處, 甚則欲上高而歌, 棄衣而走"가 언급되었는데 다른 경맥의 병후들과는 달리 足陽明經脈의 是動病은 해당 장부인 胃의 이상 징후는 전혀 반영되지 않고 神志이상을 동반한 火熱의 징후만이 언급된 특

징을 보인다. 이에 대해 張景岳은 陽明經이 多氣多血하기 때문에 양기의 울체가 심해지면 火가 동하며 神明이 교란하게 되는 것이라고 해석하였다. 그리고 陽明을 '兩陽(火)合明'이라 해석하는데 이는 卦象에서 火를 상징하는 離卦에 해당한다. 이는 초기 경맥론에서 陽明이 心과 연계되었음을 반영하는 것이다.

➘ 한편 三里・衝陽을 瀉하면 腸胃 간의 積熱을 다스려 열이 진액을 소모시키는 것에 대처할 수 있다. ≪醫學入門≫에서는 "熱鬱則成痰, 痰鬱則血不行, 血鬱則食不消而成癥痞"라 하였다. 이러한 측면에서 壯熱方의 적응증은 혈맥 불통에서 초래된 열의 울체 징후가 나타나고 中脘을 비롯한 배꼽 주위에서 結聚가 촉지될 것임을 짐작할 수 있다. 따라서 정신과 질환 이외에도 血鬱로 '食不消而成癥痞'하여 유발된 피부나 점막, 오관계의 질환에도 널리 운용할 수 있다.

第八章

鬱症門

≪經濟要訣・舍巖目錄≫ 原文

蓋先觀五行之氣, 瀉官[1)]補母, 後察六情[2)]之鬱, 激君和臣. 木鬱達[3)]而[4)]吐之令其條達[5)], 火鬱發而汗之令其疎散[6)], 土鬱奪而下之令無壅碍[7)], 金鬱泄而滲泄[8)]解表利便, 水鬱折而抑之制其衝逆[9)]. 一有怫鬱[10)], 諸病生之, 患中未散, 濕鬱結而成痰, 痰鬱結而成癖, 血鬱結而成癥, 食鬱而成痞滿, 氣鬱而成火熱. 氣血痰而多滯, 先當順氣, 食濕熱而成積, 次治消化[11)].

---

1) 官(관) : 五行의 相生관계를 母子로, 相剋관계를 君臣으로 표현한다. 예를 들면 木生火하므로 木은 母가 되고 火는 子가 되며, 土克水하므로 土는 官이나 君이 되고 水는 臣이 된다. ○官은 天子, 임금 관
2) 六情(육정) : 喜・怒・哀・樂・愛・惡의 여섯 가지 감정
3) 達(달) : ≪素問・六元正紀大論≫에 "木鬱達之, 火鬱發之, 土鬱奪之, 金鬱泄之, 水鬱折之"라고 하였다.
4) 而(이) : 아래의 "吐之令其條達"은 ≪內經≫의 "木鬱達之"에 대한 ≪醫學正傳≫의 설명이다. 이하 同
5) 條達(조달) : 通達
6) 疏散(소산) : 分散. 離散
7) 壅碍(옹애) : 가로막음
8) 滲泄(삼설) : 淡滲하는 약물로 水濕을 배출시키는 治法
9) 衝逆(충역) : 치밀어 오름
10) 怫鬱(불울) : 마음이 답답함. 울적함

국역

대개 먼저 五行의 氣를 살펴서 官을 瀉하고 母를 補하며 뒤에 六情의 鬱을 살펴서 君을 격양하여 臣을 화평하게 한다.

木鬱은 達之할 것이니 吐法을 써서 그것으로 하여금 통달하게 할 것이오, 火鬱은 發之할 것이니 汗法을 써서 그것으로 하여금 흩어지게 할 것이오, 土鬱은 奪之할 것이니 下法을 써서 막힘이 없도록 할 것이오, 金鬱은 泄之할 것이니 滲泄과 解表와 利尿를 할 것이오, 水鬱은 折之할 것이니 눌러서 그 치밀어 오르는 것을 억제할 것이다.

일단 怫鬱이 있으면 여러 가지 병이 생길 것이니 우환이 속에서 흩어지지 않으면 濕이 뭉쳐서 痰을 형성하고, 痰이 뭉쳐서 癖을 형성하며, 血이 뭉쳐서 癥을 형성하고, 食이 뭉쳐서 痞滿을 형성하며, 氣가 뭉쳐서 火熱을 형성한다.

氣鬱과 血鬱과 痰鬱은 滯症이 많으니 먼저 順氣하는 것이 마땅하고, 食鬱과 濕鬱과 熱鬱은 積症을 형성하니 다음 치료는 消化를 시켜야 한다.

---

11) 消化(소화) : 消食化積

원문

木鬱達之 虛也. 陰谷·曲泉 補, 經渠·中封 瀉

火鬱發之 實也. 陰谷·曲泉 補, 丹田·大敦·少衝 瀉

金鬱泄之 實也. 少府·魚際 補, 復溜·經渠 瀉

土鬱奪之 實也. 大敦·陷谷 補, 中脘 正, 陽谷·解谿 瀉

水鬱折之 實也. 三里·委中 補, 束骨·三間 瀉

氣鬱散之 實也. 少府·魚際 補, 經渠·三里 瀉

熱鬱消之 虛也. 陽谷·解谿 補, 臨泣·陷谷 瀉

痰鬱化之 虛也. 陰谷·曲泉 補, 經渠·中封 瀉

食鬱降之 虛也. 丹田·中脘 迎正, 陽谷·少府 補, 大敦·臨泣 瀉

濕鬱泄之 虛也. 少府·大都 補, 大敦·隱白 瀉

鍼處方 解說

1. 木鬱

陰谷·曲泉 補; 經渠·中封 瀉

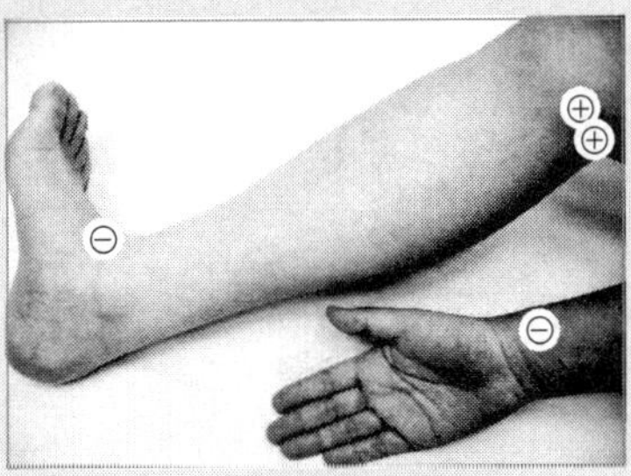

- 肝이 木에 배속되므로 木鬱의 치법으로 肝正格이 제시되었다. 木鬱은 肝의 條達하려는 성질이 울체된 상황을 총체적으로 의미한다.
- ≪素問·六元正紀大論≫에서는 木鬱 시의 병증으로 "胃脘當心而痛, 上支兩脇, 鬲咽不通, 食飮不下, 甚則耳鳴眩轉,目不識人,善暴僵伏"을 언급하였다. '胃脘當心而痛, 上支兩脇, 鬲咽不通, 食飮不下'는 肝氣橫逆에 의한 증상으로 소화성 궤양에 동반된 위-식도 역류의 병증으로 보인다. '耳鳴眩轉, 目不識人, 善暴僵仆'는 肝鬱로 혈기가 동요하여 風證이 발생한 것으로 病機十九條 중의 "諸風掉眩, 皆屬于肝"의 병기에 해당한다.

2. 火鬱

陰谷·曲泉 補; 大敦·少衝·丹田 瀉

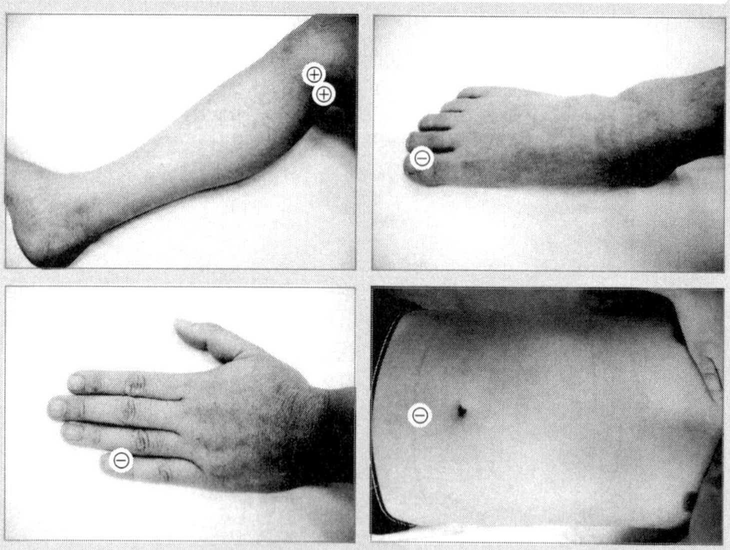

- 火鬱을 實證으로 규정하고서 제시한 치법으로 君火方에서 少海를 曲泉으로 치환하였는데 결과적으로 肝正格(또는 肝寒補)과 君火方의 병용이 된다. 木鬱의 치법으로 肝正格이 제시되었기 때문에 火鬱方이 실제로는 木鬱과 火鬱에 함께 대처할 수 있는 방법이라 할 수 있다. ≪素問・六元正紀大論≫에서는 "木鬱達之, 火鬱發之"라 하였는데 '達之'는 條達을, '發之'는 疏散을 의미한다. 따라서 火鬱方은 條達과 疏散의 작용을 발휘하여 화열의 울체로 肝鬱이 초래되고 陰分이 손상된 병증을 다스릴 수 있다.
- ≪素問・六元正紀大論≫에서는 火鬱에 의한 병증으로 "少氣, 瘡瘍癰腫, 脇・腹・胸・背・面・首・四肢䐜憤臚脹, 瘍疿, 嘔逆, 瘛瘲, 骨痛, 節迺有動, 注下, 溫瘧, 腹中暴痛, 血溢流注, 精液迺少, 目赤, 心熱, 甚則瞀悶懊憹, 善暴死"를 언급하였다.

3. 金鬱

少府・魚際 補; 復溜・經渠 瀉

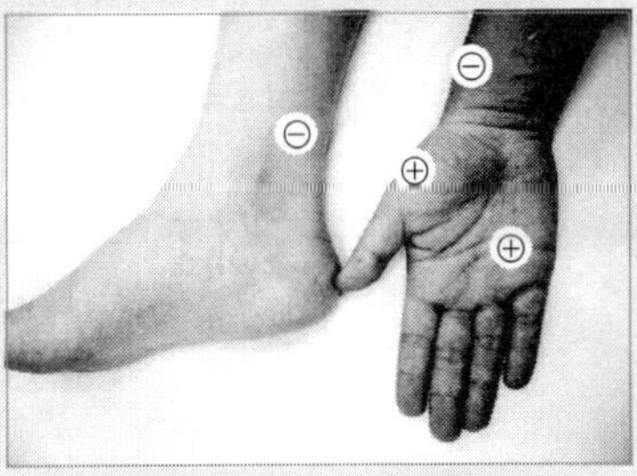

- 肺勝格의 변용이다. '少府・魚際 補'는 胸中陽氣를 고양시키고 肺氣를 선통시키는 방법이다. ≪素問・六元正紀大論≫에서 "金鬱泄之"라 하였고, 사암은 이를 "金鬱泄而滲泄, 解表利便"이라

하였다. 따라서 肺金의 주동혈이며 '喘咳寒熱'을 다스리는 經渠를 瀉하였다. 이에 腎經의 復溜를 배오하여 水를 주관하는 肺－腎을 다스리며 水飮을 배출시키고 肺氣의 疏通을 돕고자 하였다.

- ≪素問・六元正紀大論≫에서는 金鬱의 병증으로 "欬逆, 心脇滿引, 小腹善暴痛, 不可反側, 嗌乾, 面塵, 色惡"를 언급하였다. 이는 足少陽經의 是動病인 '心脇痛, 不能轉側, 甚則面微有塵, 體無膏澤'과 유사하고 足厥陰經의 是動病으로 언급된 '甚則嗌乾, 面塵, 脫色'과도 관련이 있다. 그래서 金鬱의 병증을 肺金의 不暢에 의해 肝木이 병든 것으로 보기도 하는데 상기 병증은 肺脹에 가깝다.
- 肺脹證은 肺氣의 不暢으로 水飮이 정류하고 이에 울열이 겸해진 상황으로서 그 병기를 '寒包熱'로 표현하기도 한다. 肺脹證은 만성 기관지염을 비롯한 만성폐쇄성 폐질환(COPD), 폐원성 심장질환, 기흉 등을 총칭하는 개념으로서 만성적인 기침이나 천증, 흉(협)부의 창만감, 번조, 호흡곤란 등을 주증으로 하고 순환부전에 의한 제반 증세들이 동반된다. 肺脹證 환자들은 만성화된 병증으로 면역력이 약화되어 호흡기계 감염이 반복되는 경향을 보이며 기의 상역과 순환계의 부전으로 인해 하초의 약화 증세를 동반하는 경우가 많다.

4. 土鬱

大敦・陷谷 補; 陽谷・解谿 瀉; 中脘 正

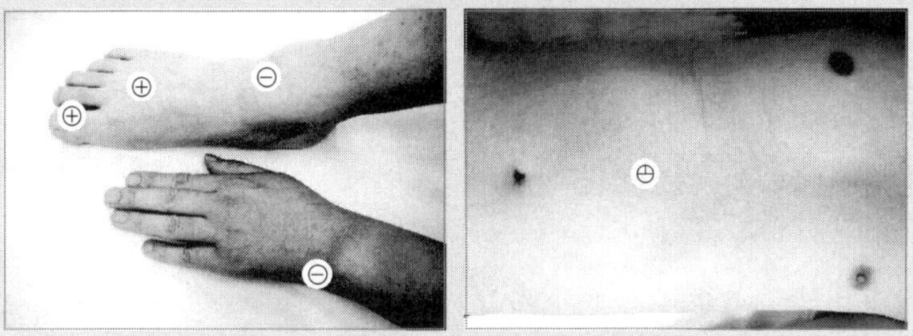

- 胃正格의 補瀉를 뒤집은 胃勝格의 변용으로서 臨泣 대신 大敦을 취하였다. 大敦을 취한 것은 膽經과 오행상 속성이 같은 肝經의 혈이기 때문일 수도 있고 脾勝格과 胃勝格을 병용하기 위한 배치일 수도 있다.
- ≪素問・六元正紀大論≫에서는 土鬱 시의 병증으로 "心腹脹, 腸鳴而爲數後, 甚則心痛, 脇䐜, 嘔吐霍亂, 飮發注下, 胕腫, 身重"을 언급하였고, ≪醫學入門≫에서는 土鬱 시 "邪熱入胃, 及中滿・腹脹・濕熱下利"한다고 하였다. 이에 대해 張景岳은 濕이 상초와 중초에 정류하여 心腹脹한 것이고 하초에 정류하여 數後下利하는 것이라 하였다. 또한 濕이 肝을 범하므로 脇䐜하고 肉을 傷한 결과 胕腫, 身重하는 것인데 이는 모두 '土發濕邪之證'이라 하였다. 즉 土鬱이란 食滯, 食積, 宿飮과 같은 有形之邪의 정류와 울체에 의해 中氣의 정상적 운행에 심한 부하가 걸려 있는 상황으로서 濕熱을 초래하게 된다. 따라서 ≪素問・六元正紀大論≫에서는 "土鬱奪之"라 하였고, ≪醫學正傳≫에서는 이를 확충하여 "土鬱奪而下之, 令無壅碍"라 하였다.

5. 水鬱

三里·委中 補; 束骨·三間 瀉

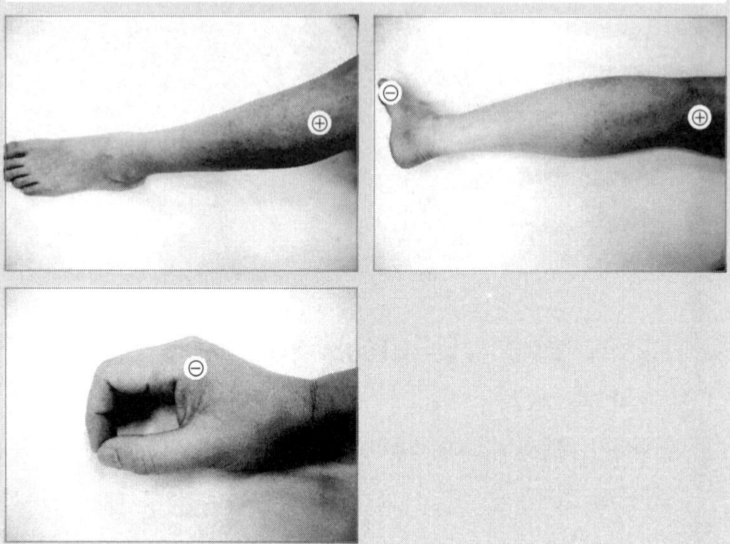

- 《醫學正傳》에서 "水鬱折而迎之, 制其衝逆"이라 한 내용에 입각하여 구성된 치법이다. 膀胱勝格을 水鬱의 치방으로 삼은 것은 膀胱經의 육기상 본기가 寒水이기 때문이라 할 수 있다. 한편 膀胱勝格에서 臨泣 대신 三間을 취하였는데 陽明經의 三里와 짝을 맞추기 위한 것으로 보인다.
- 《素問·六元正紀大論》에서는 水鬱 시의 병증으로 "寒客心痛, 腰脽痛, 大關節不利, 屈伸不便, 善厥逆, 痞堅腹滿"을 언급하였다. 水鬱은 水濕이 편승하여 陽氣의 소통이 원활하지 못한 상황이다. 따라서 黃元御가 《四聖心源》에서 "水旺則土濕, 太陰脾土之濕, 水氣之所移也"라 하였듯이 '心痛, 善厥逆, 痞堅腹滿'한다. 그리고 혈기가 울체되고 筋脈이 拘攣된 결과 '腰脽

痛, 大關節不利, 屈伸不便'하는데 이 경우의 '腰脽痛'은 水濕의 정류에 의해 뻣뻣한 느낌이 주가 된다. 그 결과 '大關節不利, 屈伸不便'하는 것이다.

- 상기 치방은 근골격계의 통증성 병변에 널리 운용할 수 있다.

6. 氣鬱

少府・魚際 補; 經渠・三里 瀉

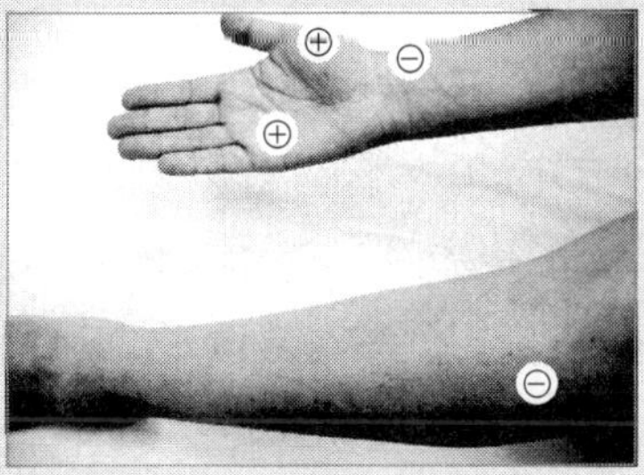

- 肺勝格의 변용이다. 肺經의 金穴인 經渠를 瀉한 것은 胸陽의 약화로 肺氣의 疏通에 부하가 걸린 것을 직접적으로 개선시키기 위한 것으로 보인다. 한편 胃氣가 上逆하면 肺氣가 정상적으로 숙강하지 못하므로 三里를 瀉하여 이를 다스리고자 하였음을 알 수 있다.
- 胸陽을 고양시키고 肺의 부하를 덜어 肺氣의 숙강을 정상화시키기 위해 고안된 치법으로서 앞서 수록된 金鬱의 치법과도 유사하다. 만성기관지염을 비롯한 만성폐쇄성 폐질환, 우울이나 불안장애 시 발생하는 호흡곤란 등에 운용할 수 있는 치법이다.

7. 熱鬱

陽谷·解谿 補; 臨泣·陷谷 瀉

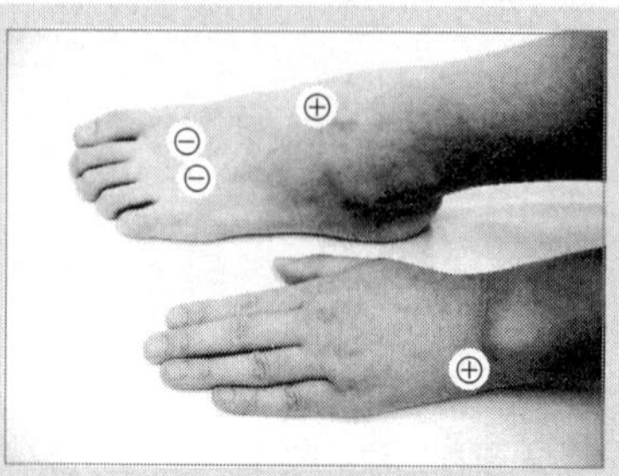

- 《素問·厥論》에는 '陽明厥逆'의 증후로서 "喘欬, 身熱, 善驚, 衄, 嘔血"이 언급되었고, 《醫學入門》에는 熱鬱의 병증으로 "目蒙, 口乾, 舌燥, 小便赤濁, 脉沈數"이 언급되었다. 사암이 熱鬱에 대해 心經이 아닌 胃正格을 제시하였다는 것은 胃氣의 상역으로 熱鬱이 조장될 수 있음을 의미하는 것이다. 黃元御는 《四聖心源》에서 "胃土不降, 金水失收藏之政, 君相二火泄露而升炎, 心液消耗, 則上熱而病陰虛"라 하여 胃氣가 하강하지 않고 상역하면 肺氣가 숙강하지 못하고 火氣가 상역하여 心陰을 소모시키고 상부의 열증을 초래한다고 하였다.
- 胃正格은 氣의 하강을 주관하는 胃氣를 정상화시켜 氣의 상역으로 상초에 열이 조장되는 것을 다스릴 수 있다.

8. 痰鬱

陰谷・曲泉 補; 經渠・中封 瀉

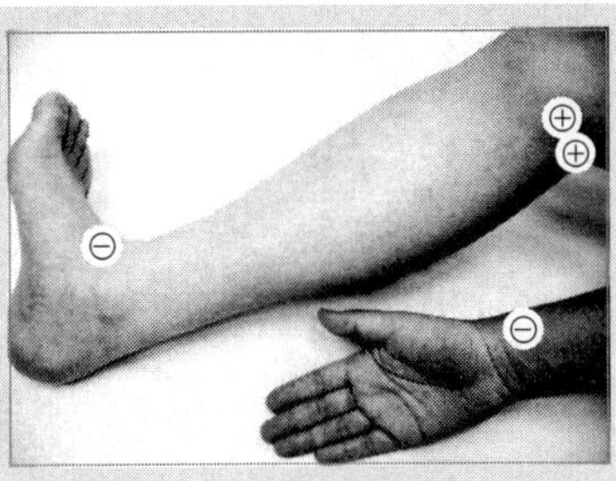

➘ 肝正格은 肝氣의 강화와 宣通을 통해 흉격간에 정류된 水飮의 배출을 유도하는 방법이다. 이는 痰을 다스리기 전에 氣를 다스려 기의 운행이 순조로우면 진액의 생성도 순조로워져 담음이 저절로 사그라진다는 원칙에 입각한 치법이라 할 수 있다.

9. 食鬱

陽谷 · 少府 補; 大敦 · 臨泣 瀉; 丹田 · 中脘 迎正

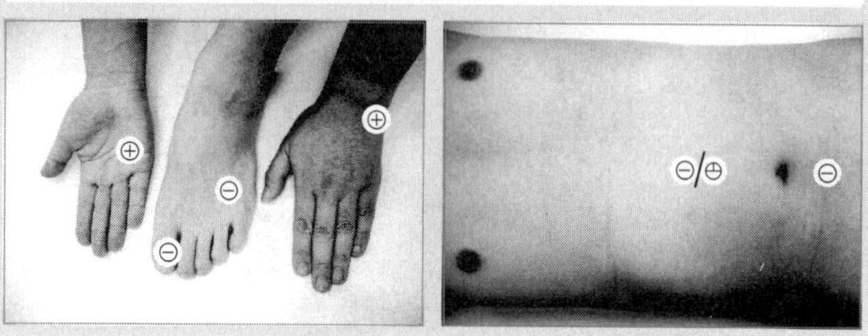

➘ 脾正格과 胃正格의 他經補瀉만을 취한 것으로 脾胃俱虛의 상황에서 초래된 食鬱을 다스리기에 적합하다.

10. 濕鬱

少府 · 大都 補; 大敦 · 隱白 瀉

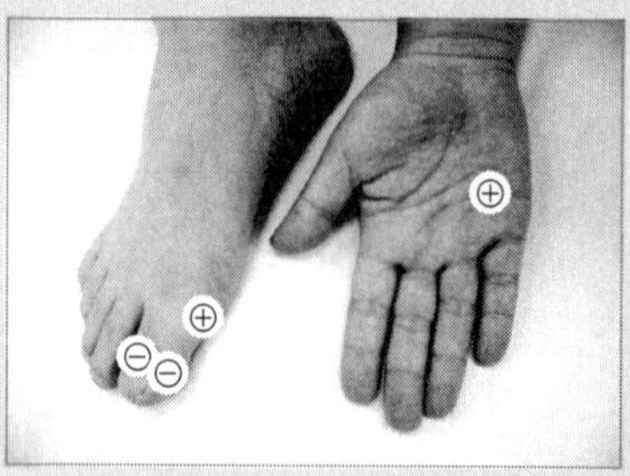

➘ 內傷濕者에게 脾正格이 제시된 것과 같은 의미로서 脾虛에서 기인한 濕의 정류를 해소한다.

第九章

痰飮門

≪經濟要訣·舍巖目錄≫ 原文

蓋痰氣憤鬱[1], 皆作肺濁, 火熱結積, 咸爲胃凊[2]. 以此[3]頭目眩暈, 口眼蠕動[4], 正是[5]心中之火, 痛[6]名懸飮. 四肢遊風[7], 似痛非痛, 必引胃間之熱, 患號[8]留飮. 齒頰瘙痒, 牙床[9]浮腫, 此肝弱而受邪, 可謂支飮. 噫氣呑酸, 嘈雜[10]嘔噦. 正是肺之逢賊, 必疑痰飮. 用藥無效, 手灸不痊, 是以通五行之經絡, 補母寧子, 論八卦之道路, 君聖臣賢.

1) 憤鬱(분울) : 분한 마음이 속에 가득하여 가슴이 답답함. 一轉하여 답답할 정도로 속에 가득 참
2) 胃凊(위청) : 胃冷證. ○凊은 冷也, 찰 청
3) 以此(이차) : 因此. 그래서, 그러므로, 이 때문에
4) 蠕動(연동) : 瞤動. 씰룩거림. 파르르 떨리는 작은 경련
5) 正是(정시) : 바로 …이다.
6) 痛(통) : 病也, 병 통
7) 遊風(유풍) : 病名. 肌膚에 발생하는데, 雲片과 같이 일어나며 遊注無定하고 浮腫焮熱과 疼痛瘙痒이 생긴다. 赤遊風과 白遊風이 있다.
8) 患號(환호) : 질환의 호칭. 병명
9) 牙床(아상) : 잇몸
10) 嘈雜(조잡) : 病名. 似飢非飢, 似痛非痛, 懊憹不自寧

국역

대개 痰氣가 가득 차면 모두 肺濁을 일으키고, 火熱이 뭉쳐서 쌓이면 모두 胃淸을 만든다.

그러므로 머리가 어지럽고 눈이 아찔하며 입과 눈을 씰룩거리는 것은 바로 心中의 火 때문이니 병명을 懸飮이라 하고, 사지의 遊風으로 아픈 듯 아프지 않은 듯 하는 것은 반드시 胃中의 熱을 끌어들인 까닭이니 병명을 留飮이라 하며, 이와 뺨이 가렵고 잇몸이 부으면 이것은 肝이 허약하여 邪氣를 받은 까닭이니 支飮이라 말할 수 있고, 트림하며 신물을 삼키고 嘈雜과 구토, 딸꾹질을 하면 바로 肺가 賊을 만난 까닭이니 반드시 痰飮을 의심해야 한다.

약을 사용해도 효과가 없고 손으로 뜸을 떠도 낫지 않는다.

이러므로 五行의 經絡을 소통시켜 母를 補하고 子를 편안하게 할 것이오, 八卦의 道路를 의론하여 君은 신성하고 臣은 현명하게 할 것이다.

원문

懸飮 心火. 少府・太白 補, 少海・陰谷 瀉, 丹田 迎

留飮 胃淸. 陽谷・三里 補, 臨泣・陷谷 瀉

支飮 肝弱. 陰谷・曲泉 補, 經渠・中封 瀉

痰飮 肺濁. 少府・魚際 補, 尺澤・陷谷 瀉

熱痰. 大敦・隱白 補, 神門・太白 瀉

酒痰. 太白・太淵 補, 大敦・隱白 瀉

濕痰. 尺澤・陰陵泉 補, 太白・太淵 瀉

積痰. 三里・太白 補, 大敦・陷谷 瀉, 丹田 迎, 中脘 補

風痰. 三里・曲池 補, 魚際・陷谷 瀉

鍼處方 解說

1. 懸飮

少府・太白 補; 少海・陰谷 瀉; 丹田 迎

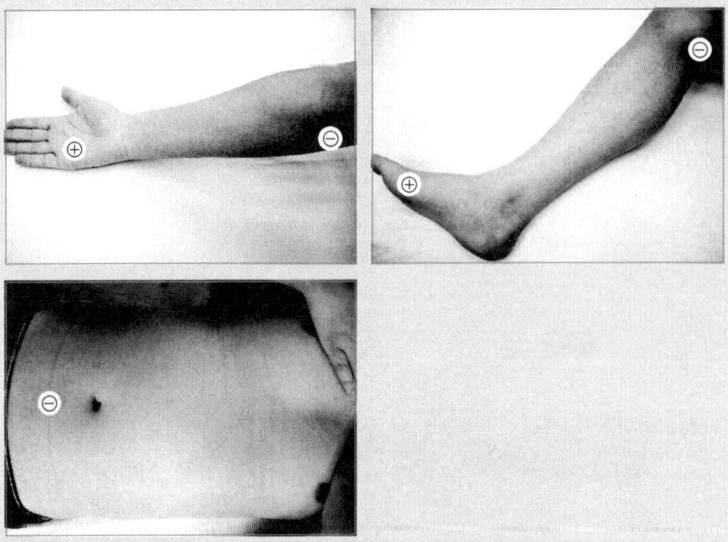

기본적으로 心寒證을 다스리기 위한 心熱補의 변용이지만 脾正格에서 大都 대신 太白을 취한 것으로 보면 脾正格과 心正格을 병용한 것이기도 하다. '益火生土'의 기전을 극대화시켜 升陽 기능을 강화시키고 水飮의 범람을 막기 위해 고려된 방법이라 할 수 있다. 心正格의 일반적인 적응증보다 陰證의 정도가 더 심한 상태임을 유추할 수 있다.

➘ 사암은 懸飮의 병증으로 "頭目眩暈, 口眼蠕動"을 언급하였고 이를 心中之火의 부족에 의한 병증으로 보았다. 이는 水飮의 동요에 의한 병증이 주가 되는 眞武湯證과 유사하다. 따라서 상기 치법은 心虛의 상황에서 水飮이 동요하여 발생한 병증을 다스리기에 적합하며 眞武湯처럼 附子를 운용해야 할 제반 陰證의 상황을 목표 삼아 운용할 수 있다. 따라서 회전성의 어지러움, 안면부의 경련이나 수전증 등을 다스릴 수 있다. 복진 시 일반적으로 심하부에서 哽結과 動悸가 촉진되며 복부는 탄력이 저하되어 있고 차가운 편이다.

2. 留飮

陽谷・三里 補; 臨泣・陷谷 瀉

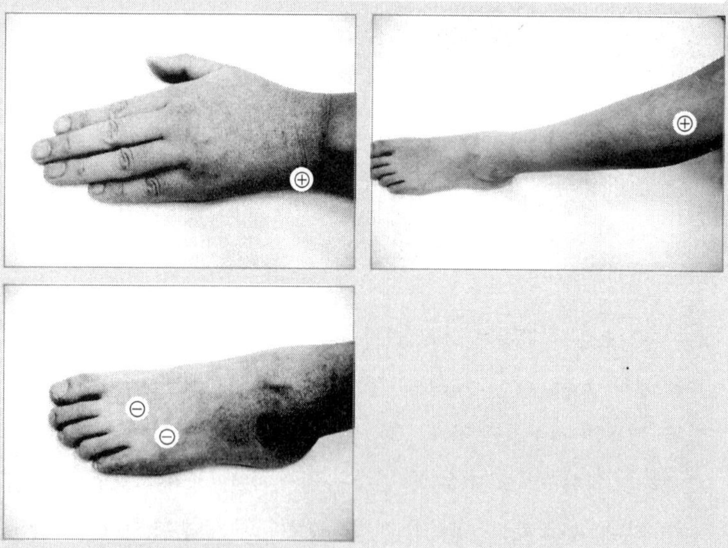

- 《金匱要略》에서는 "留飮者, 脇下痛引缺盆, 欬嗽則轉甚, 胸中有留飮, 其人短氣而渴, 四肢歷節痛, 脈沈者, 有留飮"이라 하였는데 여기서 留飮은 水飮이 고착화된 것을 의미한다. 한편 사암은 "四肢遊風, 似痛非痛, 必引胃間之熱, 患號留飮"이라 하여 留飮이 특히 관절계의 병변을 유발시킬 수 있다는 점을 강조하였다.
- 상기 치법은 胃正格에서 解谿 대신 三里를 취한 것이다. 胃는 脾와 함께 운화의 중추이며 陽明之腑이므로 胃氣의 정상화를 통해 濕의 과잉을 제어하고 관절 병증을 다스릴 수 있다. 濕에 의한 병증이므로 보통 종창이 동반되는 경우가 많다.

3. 支飮

陰谷·曲泉 補, 經渠·中封 瀉

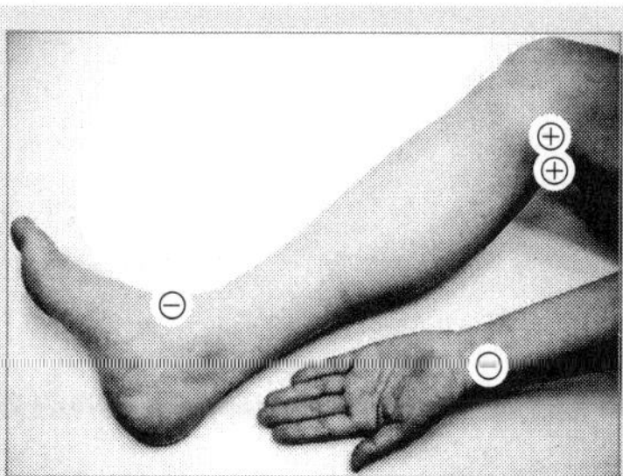

- 《金匱要略》에서는 주로 膈間에 정류된 水飮을 支飮이라 하고 그로 인한 병증으로 "咳逆倚息, 氣短不能臥, 其形如腫"을 언급하였고 水氣가 肝에 있으면 脇下支滿하고 재채기할 때 협부에 통증이 발생한다고 하였다. 상기 병증들은 주로 삼출성 늑막염, 기관지염이나 폐렴, 천식, 기관지확장증, 폐쇄성 폐질환 등에서 나타나는 소

견인데 水飮의 정류가 심하여 호흡곤란이 나타나고 기좌호흡하게 되는 경우이다. 그리고 횡격막의 경련에 의해 유발되는 딸꾹질이나 협통, 과도한 음료 섭취 후의 체중 등도 支飮의 범주에 해당한다.

↘ 사암은 肝弱한 상태에서 邪氣를 받아 支飮이 발생한다고 하였다. 즉 水飮이 흉격간에 정류한 것이 흉격을 주관하는 肝氣의 약화와 宣通 불리에서 기인하므로 그 치법으로 肝正格을 제시한 것이다. 이는 痰을 다스리기 전에 기를 다스려 기의 운행이 순조로우면 진액의 생성도 순조로워져 痰飮이 저절로 사그라진다는 원칙에 입각한 치법이라 할 수 있다. 한편 肝正格에서 특히 '經渠 · 中封 瀉'가 支飮을 다스리는 주역할을 한다고 볼 수 있다. 이 두 혈은 '喘咳寒熱'을 다스리는 經穴이므로 水飮의 정류에 의해 유발된 호흡기계의 병증에 유효함을 알 수 있다.

4. 痰飮

少府 · 魚際 補; 尺澤 · 陷谷 瀉

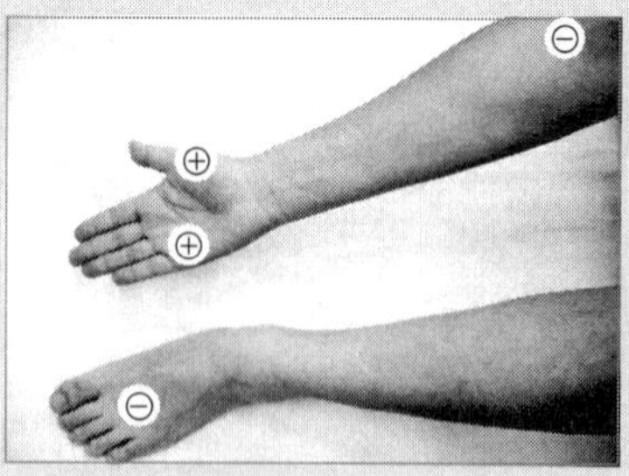

↘ 肺勝格의 변형으로서 陰谷 대신 胃經의 陷谷을 瀉한 것이다. '少府 · 魚際 補'는 心肺에서 발하는 宗氣를 고양시키고 淸陽을 宣通시켜 上焦에 濁陰이나 痰濁이 정체되는 것을 막는다. 尺澤

을 瀉한 것은 肺의 선발·숙강 기능 이상으로 水飮이 정류하고 범람하는 것을 다스리기 위한 방법이라 할 수 있다. 한편 사암은 王隱君의 痰飮論을 인용하여 痰飮의 병증으로 "噯氣·呑酸, 嘈雜·嘔噦"를 언급하고 이 상황을 肺濁이라 하였는데 胃氣가 상역하면 肺氣의 숙강이 저애되므로 胃正格의 일부인 '陷谷 瀉'를 취한 것으로 보인다.

- 肺는 '水之上源'이자 '貯痰之器'이므로 肺勝格은 水飮이 上焦로 범람하여 肺氣의 宣通을 저애하는 상황을 다스리기에 적합하다. 보통 심하에서 중완부에 이르는 압통이 나타나고 水停腸胃하므로 장내정수로 인해 '漉漉有聲'하는 경우가 많다. 한편 중완부 압박 시 구역감을 느끼기도 한다.
- 痰飮으로 유발된 견비통, 요배통 등에도 널리 운용할 수 있다.

5. 熱痰

大敦·隱白 補; 神門·太白 瀉

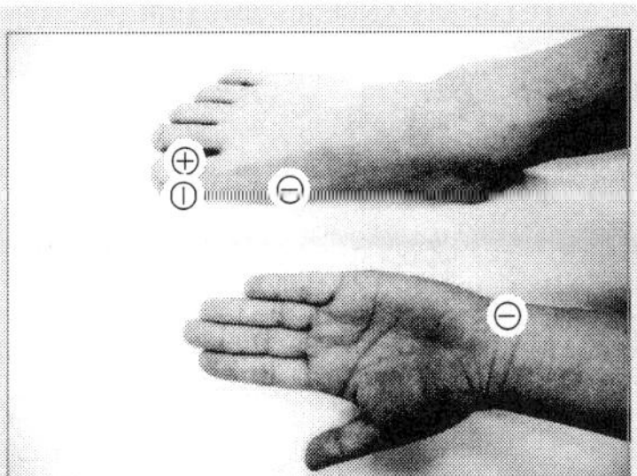

- 脾勝格과 心勝格의 병용으로서 脾를 조리하여 順氣시키면 痰이 사그라지고 火氣가 강하하게 되므로 順氣에 중점을 두어 고려된 치법이다. 이는 특히 熱結에 의해 초래된 제반 병변에 광범위하게 대

처할 수 있는 치법으로 熱結에 의한 심하나 상복부의 堅結을 목표로 삼아 운용하는 것이 타당하다. ≪傷寒論≫에서는 小陷胸湯證인 小結胸에 대해 "正在心下, 按之則痛, 脈浮滑者"라 하였는데 이 상황이 熱痰方의 적응증에 가장 가깝다. 심하부 전체가 단단하게 메이고 저항과 압통이 현저하며 심한 경우 자발통이 나타날 수도 있다.

- 劉河間은 濕이 心에 있으면 熱痰이 된다고 하였고 ≪丹溪心法≫에서는 熱痰의 병증으로 "多煩熱, 便燥結, 頭面烘熱, 或爲眼爛, 痰色黃, 喉閉, 癲狂懊憹, 怔忡驚悸, 如畏人將捕"를 언급하였다. 또한 ≪張氏醫通≫에서는 해수하고 얼굴이 붉으며 흉복에 항상 열이 있고 손발만 차가울 때가 있으며 洪脈이 나타나는 경우는 熱痰이 膈上에 있는 것이므로 小陷胸湯을 운용해야 한다고 하였다.
- 熱痰에 의한 병증은 갑상샘 기능항진증과 같은 대사항진증, 중풍전조증이나 후유증, 호흡기계의 병증, 소화기계의 병증, 오관계나 피부의 염증성 병변, 관절계의 병증 등으로 매우 다양하게 나타난다. 임상에서 가장 흔하게 접할 수 있는 경우는 呑酸・嘈囃이다. 이는 食鬱에 의해 유발된 痰이 울열과 결부되어 조장된 痰火, 즉 熱痰에 의한 것으로 이러한 측면에서 朱丹溪는 "嘈雜只是痰因火而動, 令人心嘈, 似飢非飢, 有積有熱也"라 하였다. 체내에 정류된 熱痰은 농축된 분비물로 화하여 종창과 농양을 유발하기도 한다. 따라서 발열을 동반한 관절주위의 종창, 화농성 병변, 농성분비물을 배출하는 심한 축농증 등도 熱痰에 의한 것으로 보고 접근할 수 있다. 열이 울체되어 痰이 結한 상태이므로 얼굴빛이 붉고 피부빛이 어두우며 눈이 충혈되고 체형은 비후한 경우가 많다.

6. 酒痰

太白・太淵 補; 大敦・隱白 瀉

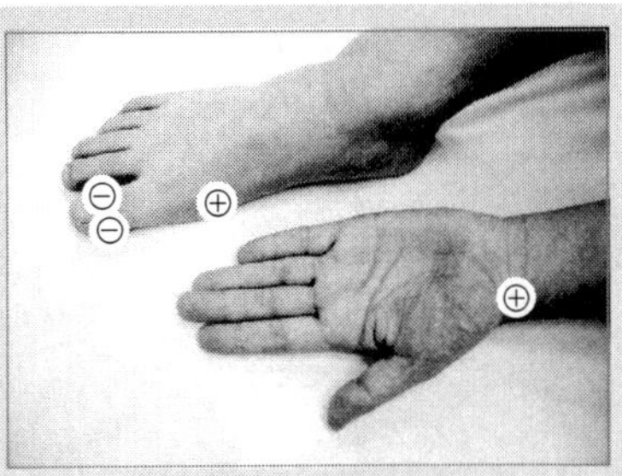

- ≪明醫雜著≫에서 "若老痰, 飮酒之人多有之, 酒氣上升爲火, 肺與胃脘皆受火邪, 故鬱結而成"이라 하였듯이 술에 의해 유발된 火는 肺에서 정상적인 진액의 생성을 방해하고 痰證을 초래한다. 따라서 肺正格의 '太白・太淵 補'를 취하여 脾精이 肺로 상승하여 진액이 정상적으로 産生될 수 있도록 유도하고, 脾正格의 '大敦・隱白 瀉'를 취하여 술에 의한 脾氣의 손상과 그에서 유발된 木鬱의 상태를 개선시키고자 하였다.
- 지나친 음주에서 기인한 숙취, 잦은 음주로 인한 만성 질환, 코의 혈관이 확장되어 붉게 된 準鰽, 대장이나 항문의 병증 등에도 다양하게 운용할 수 있는 치법이다.

7. 濕痰

尺澤・陰陵泉 補; 太白・太淵 瀉

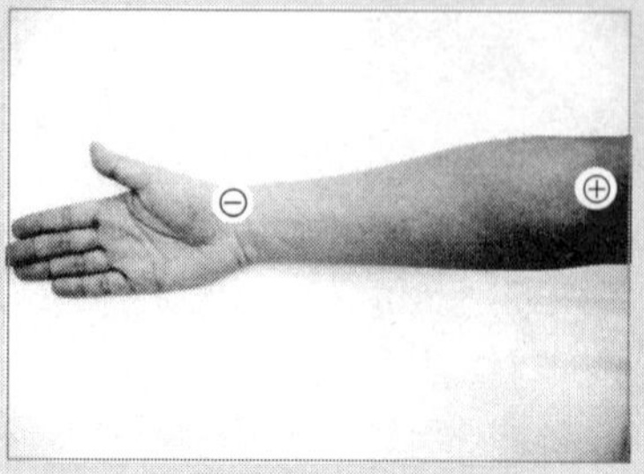

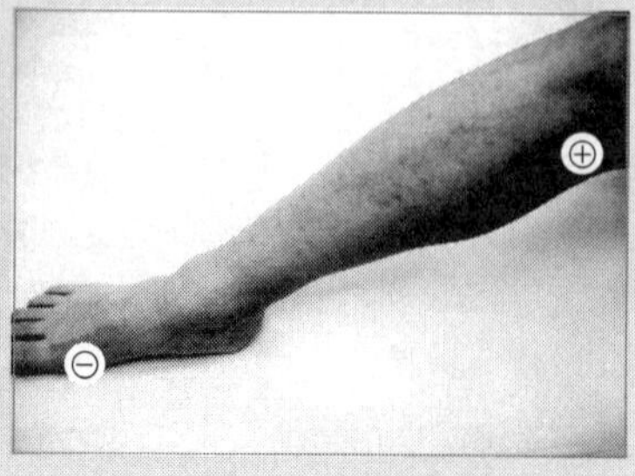

- 生痰之源인 脾와 貯痰之器인 肺를 조절하여 痰을 다스리는 방법으로서 太陰經의 혈들로만 구성되었다. ≪醫宗必讀≫에서 脾는 濕土로서 "喜溫燥而惡寒潤"하지만 肺는 燥金으로서 "喜凉潤而惡溫燥"한다고 하였는데, 상기 치법은 이 원칙에 입각해 구성된 것으로 보인다. 즉 "喜溫燥而惡寒潤"하는 脾를 다스리기 위해 太白・太淵을 瀉하였고, "喜凉潤而惡溫燥"하는 肺를 다스리기 위해 尺澤・陰陵泉을 補한 것이라 할 수 있다.
- '太白・太淵 瀉'는 脾와 肺의 연계를 약화시켜 痰의 생성을 제어하기 위한 방법으로 해석된다. 그리고 '尺澤・陰陵泉 補'는 肺寒補를 변용한 것이다. 사암이 하치통을 肺火에 의한 것이라 하여 尺澤・陰陵泉을 補한 예로 보면 이는 진액을 훈증하여 痰으로 화하게 하는 '伏火'를 제어하고 진액을 보전하기 위한 방법으로 해석할 수도 있다. 사암은 이 치방을 濕痰의 치방으로 제시했으나 구성상 肺寒補의 변용에 해당한다는 점에서 脾濕肺燥로 유발된 鬱痰의 대처방으로 적합하다고 본다.

8. 積痰

三里・太白・中脘 補; 大敦・陷谷 瀉; 丹田 迎

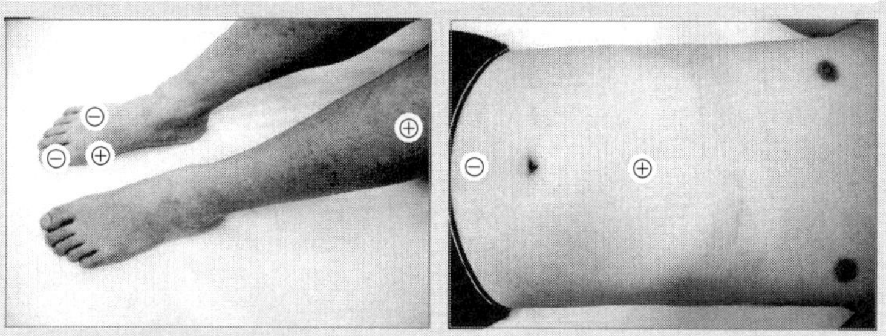

➘ 胃正格에서 解谿 대신 足三里를, 脾正格에서 大都 대신 太白을 취하여 이들을 병용한 한 것이다. 食鬱의 치법처럼 脾胃俱虛의 상황에 운용할 수 있는데 積은 正氣가 허한 상황에서 발생하므로 '養正則積自除'의 원칙에 입각하여 脾正格과 胃正格을 병용한 것으로 보인다.

9. 風痰

三里・曲池 補; 魚際・陷谷 瀉

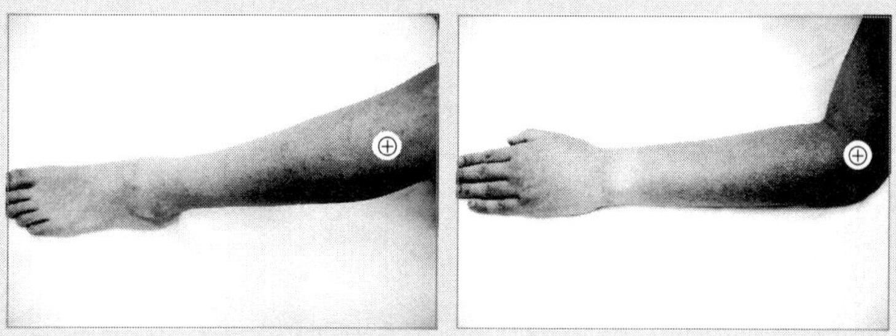

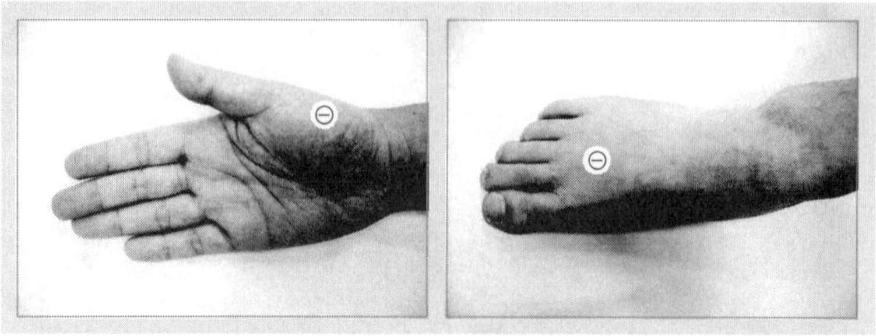

- 風邪와 결부된 痰을 風痰이라 규정하나 그보다는 심혈관계나 신경계의 질환인 內風을 유발시킬 수 있는 병리적 소인으로서의 痰이라 이해하는 것이 적절하다고 본다. ≪丹溪心法≫에서는 風痰에 의한 병증으로 "多癱瘓奇證, 頭風眩暈, 暗風, 悶亂, 或搐搦瞤動"을 언급하였다. '多癱瘓奇證, 頭風眩暈, 暗風, 悶亂'은 CVA와 관련하여 나타나는 증상에 해당하고 '搐搦瞤動'은 근육의 경련으로서 肝風內動에 의한 것으로 ALS(루게릭)의 속상수축과 매우 유사하며 風痰處方은 루게릭 치료에도 응용해 볼 수 있다.
- 상기 치법은 大腸正格의 변용으로서 濕痰을 다스리는 것을 일차적 목표로 한다. 그리고 '陷谷 瀉'는 胃正格의 일부로서 胃氣의 상역을 다스리고, '魚際 瀉'는 肺正格의 일부로서 胃氣의 상역으로 유발된 上焦의 열을 다스릴 수 있도록 고안되었음을 알 수 있다. 陷谷 대신 行間을 瀉해야 한다고 보는 견해도 있는데 風痰은 肝氣와도 관련이 있기 때문에 병기상 의미가 있다고 본다.

第十章

咳嗽門

≪經濟要訣 · 舍巖目錄≫ 原文

夫咳者, 有聲無痰, 嗽者, 無聲有痰也. 是故脾濕動而生痰, 胃熱靜而作咳, 濕在心而熱痰, 濕托[1]肝而風嗽, 濕居肺而氣咳, 濕留腎而寒喘.

국역

무릇 咳는 기침소리만 나고 가래는 없는 것이오, 嗽는 기침소리는 없으면서 가래만 나오는 것이다.

그러므로 脾濕이 요동하면 痰이 생기고, 胃熱이 沈靜하면 咳가 발작하며, 濕이 心에 있으면 熱痰이 생기고, 濕이 肝에 의탁하면 風嗽가 생기며, 濕이 肺에 기거하면 氣咳가 생기고, 濕이 腎에 머무르면 寒喘이 생긴다.

1) 托(탁) : 託也, 委託. 맡길 탁

원문

濕在心 熱痰. 天突 斜, 大敦·少衝 補, 太白·太谿 瀉
濕在肝 風嗽. 膝關·曲泉 橫, 大敦·湧泉 補, 太白·太衝 瀉
濕在肺 氣咳. 天突·陰谷·經渠 補, 尺澤·陰陵泉 瀉
濕在腎 寒喘. 經渠·復溜 補, 太白·太谿 瀉

鍼處方 解說

1. 熱痰

天突 斜; 大敦·少衝 補; 太白·太谿 瀉

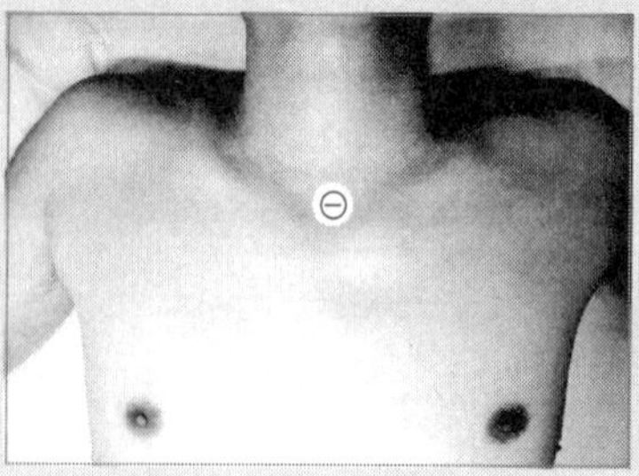

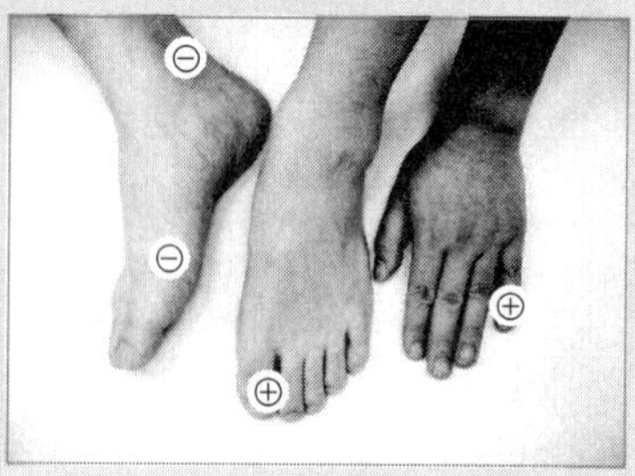

≪素問·欬論≫에서는 心欬의 증상에 대해 "기침하면 가슴이 아프고 목에 가시가 걸린 듯 캑캑거리며(喉中介介如梗狀) 심하면 咽腫, 喉痺를 호소한다"고 하였다. 기침 시 흉골 뒷면의 깊숙한 곳에서 통증을 느끼며 인후부의 자극 증세를 동반하는 상황으로서 보통 기관-기관지염 시 나타난다. 그리고 이러한 상황은 위-식도 역류나 식도의 병변에서 기인할 수도 있다. ≪千金方≫에서 心欬의 경우 기침

시 침에 피가 섞인다고 하였는데 이는 상충으로 유발된 울열이 肺의 血絡을 범한 것이라 할 수 있다.

- 상기 치법은 心正格과 腎正格을 병용한 것으로 心神俱虛한 상황을 다스리기에 적합하다. 치법의 기본을 心正格으로 삼은 것은 心欬가 기본적으로 氣의 상충으로 초래된 것으로 인식했음을 알 수 있다. 인후의 자극이 동반되므로 足少陰經을 함께 다스리고자 한 것으로 보인다.

2. 風嗽

膝關・曲泉 橫; 大敦・湧泉 補; 太白・太衝 瀉

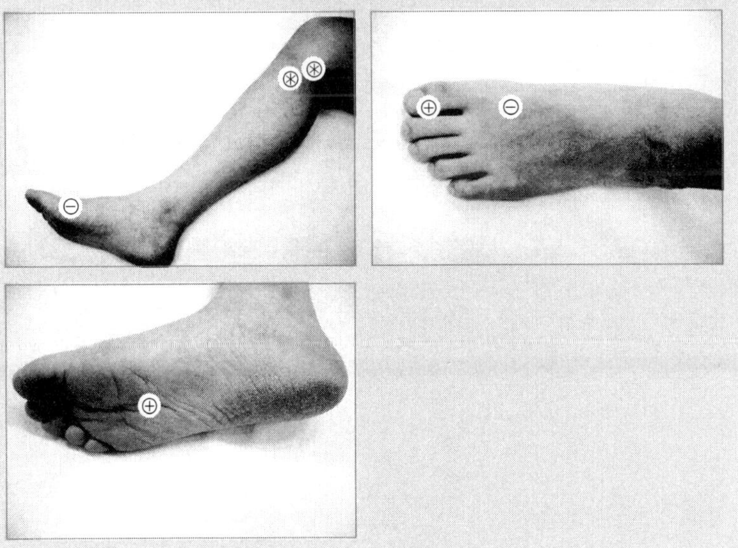

- ≪素問・欬論≫에서는 肝欬의 증상에 대해 "기침하면 양옆구리 아래가 아파서 심하면 몸을 구부리고 펴기가 어렵고 움직이면 양 옆

구리 아래가 그득하다"고 하였다. 한편 ≪金匱要略≫에서는 "水氣가 肝에 있으면 옆구리가 아프고 재채기를 하면서 통증이 있다"고 하였고, ≪千金方≫에서는 支飮에 의한 기침인 支欬 시 "心下堅滿하며 기침 시 옆구리가 아프고 맥이 도리어 늦다"고 하였다. 따라서 肝欬란 넓은 의미에서 支飮에 의해 유발된 기침의 한 범주로 볼 수 있다.

- 상기 치법은 濕이 肝에 있어 유발된 기침을 다스리도록 고안된 것이다. 支飮의 치법에 입각하면 肝正格을 운용해야 할 것이나 合穴인 陰谷·曲泉 대신 井穴인 大敦·涌泉을 補한 것은 肝氣를 宣通시키는 肝正格의 의미는 유지하되 고착화된 支飮을 강력하게 해소시키고자 한 방법으로 보인다. 太白·太衝을 瀉한 것은 肝脾不和를 다스려 肝氣를 안정화시키는 데 목적이 있다. 이는 ≪千金方≫에서 支欬나 肝欬에 太衝을 취하라고 한 내용과 상통한다.
- ≪鍼灸甲乙經≫에 涌泉의 주치증으로 咳嗽, 短氣, 少氣가 수록되었다.
- 상기의 치법은 肝欬만이 아니라 膈上에 정체된 支飮에 의해 유발된 제반 병증에 널리 운용할 수 있다.

3. 氣咳

天突・陰谷・經渠 補; 尺澤・陰陵泉 瀉

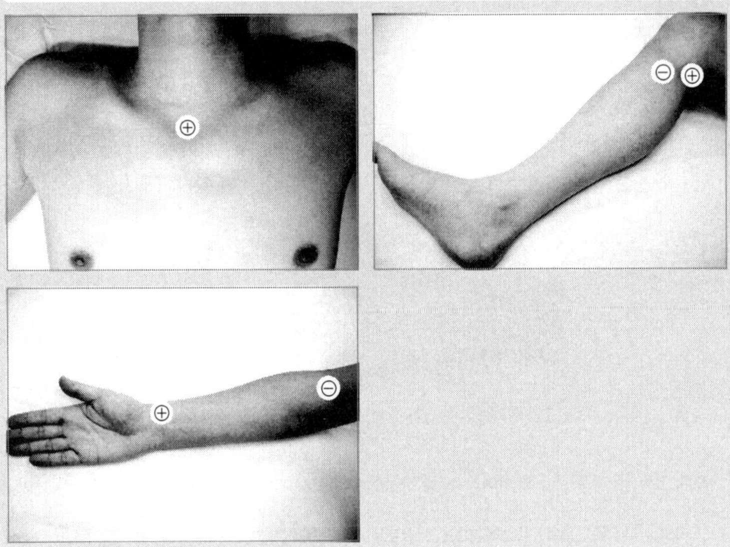

- 《素問・欬論》에서는 肺欬의 증상에 대해 "기침을 하고 가쁜 숨소리가 나며 심하면 피를 뱉는다"고 하였는데 肺欬는 肺氣의 憤鬱과 不暢에서 비롯된 해수와 그에 동반되는 제반 증상들을 종합하는 개념으로 이해해야 한다. 《醫學正傳》에서는 濕이 肺經에 있으면 氣痰이 되어 기침을 유발한다고 하였다.
- '經渠・陰谷 補'는 腎正格에서 復溜 대신 陰谷을 취한 것이다. 각각 肺金과 腎水를 대표하는 혈로서 氣의 하강을 유도하고 納氣 작용을 강화시킨 조합으로 볼 수 있다. '尺澤・陰陵泉 瀉'는 肺勝格에서 陰谷 대신 陰陵泉을 취한 것으로 生痰之源인 脾와 貯痰之器인 肺를 다스리고 水飮을 구축하고자 한 것이다. 급성기나 외감의 초중기를 지나 기침이 발작적으로 반복되며 배출되는 담연의

양이 어느 정도 있는 상황에 적합한 치법이다.

4. 寒喘

經渠·復溜 補; 太白·太谿 瀉

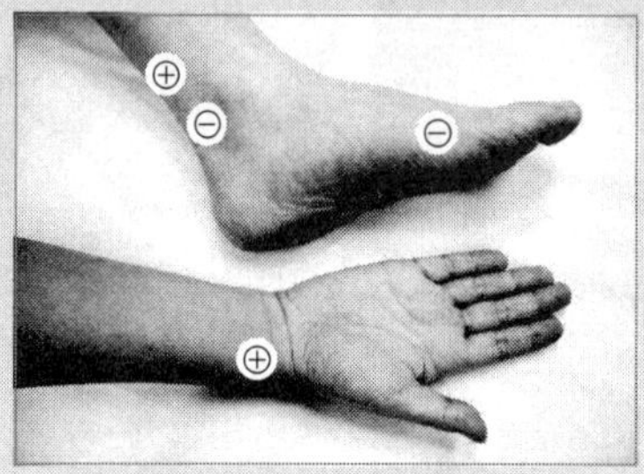

- 《素問·欬論》에서는 腎欬의 증상에 대해 "기침을 하면 허리와 등이 서로 땅기고 아프며 심하면 담연이 많이 나온다"고 하였다. 足少陰經은 '貫脊'하며 腰背에 이어지기 때문에 기침 시 복압이 증가하면 허리와 등이 땅길 수 있고 腎은 水를 주관하므로 腎氣가 약화되면 水飮이 범람하여 다량의 담연을 배출하게 된다. 《醫學正傳》에서는 濕이 腎經에 있으면 寒痰이 되어 기침을 유발한다고 하였다.
- 腎欬가 낫지 않으면 膀胱欬가 되어 기침 시 오줌이 새나온다고 하였다. 이는 기침 시 복압 증가에 의한 것으로 주로 허약자나 노인들, 요실금을 앓는 사람들이 심하게 기침할 경우 발생한다.
- 상기 치법은 腎正格으로서 腎의 納氣 기능을 강화시켜 기침을 다스릴 수 있다. 특히 經渠와 復溜는 '喘咳寒熱'을 주치하는 經金혈이다.

第十一章

哮喘門

≪經濟要訣 · 舍巖目錄≫ 原文

大抵哮者, 喘急[1]), 喉中如水鷄[2])聲, 謂之哮, 喘者, 氣促, 連屬[3]) 不能息, 謂之喘. 是以熱在三焦, 濕在胃中.

국역 ·····

대저 哮는 숨을 헐떡이며 목안에서 비오리의 울음소리가 나는 것이니 이를 哮라 하고, 喘은 숨이 헐떡이며 연속해서 숨을 쉴 수 없는 것이니 이를 喘이라 한다.

이것은 熱이 三焦에 있고 濕이 胃中에 머물러 있기 때문이다.

1) 喘急(천급) : 심한 천식. 호흡이 헐떡이며 빠름
2) 水鷄(수계) : 오리과에 속하는 물새. 비오리
3) 連屬(연속) : 連續. 잇달아 계속해서

원문

哮喘. 天突 斜, 丹田 迎, 液門·解谿 補, 中渚·陷谷 瀉

鍼處方 解說

1. 哮喘

天突 斜; 丹田 迎; 液門·解谿 補; 中渚·陷谷 瀉

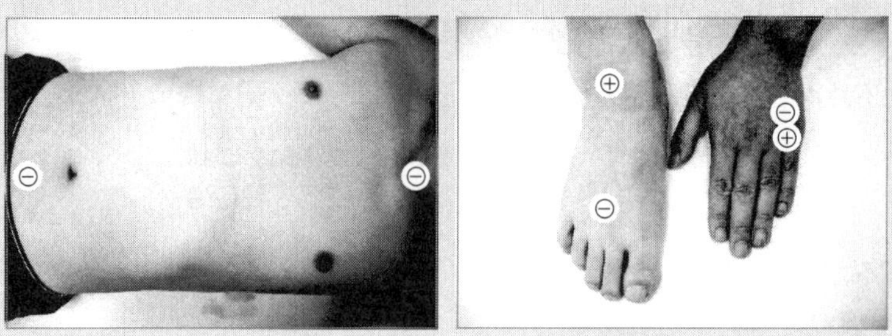

➘ ≪素問·厥論≫에서는 陽明의 厥逆으로 '喘欬'가 유발될 수 있음을 언급하였다. ≪素問·欬論≫에서는 胃欬의 징후로서 '欬而嘔'를 언급하였고 장부와 관련된 다양한 병기의 기침이 결국 "胃에 취합하고 肺에 관련되어 다량의 콧물과 가래를 분비시키고 얼굴을 붓게 한다"고 하였다. 이는 胃氣가 상역하여 肺氣의 숙강을 저해한 결과 水氣가 동요한 상황이다. 氣逆하여 肺의 '通調水道' 기능에 이상이 발생하므로 분비물이 증가하며 안면부종이 동반되는 것이다. ≪四聖心源≫에서는 이에 대해 "胃土上逆, 肺無降路, 霧氣堙塞, 故痰涎淫生, 呼吸壅碍, 則咳嗽發作"이라 하였다. 한편 胃

氣의 상역에서 기인하는 기침은 발작 시 연속적인 경향을 보이며 기침 도중 구역질이 나기도 한다.

- 《素問·欬論》에서는 기침이 오래되어 낫지 않으면 三焦에까지 병증이 미친다고 하였고, 三焦欬의 양상으로 "欬而腹滿, 不欲食飮"을 언급하였다. 王冰은 여기서 三焦는 上焦와 中焦를 말하는 것으로서 上焦는 胃의 上口에서 出하고 中焦 역시 胃口에 이르러 上焦의 뒤쪽으로 나온다고 하였다. 王冰의 견해에 의하면 三焦의 氣機불통은 胃氣의 상역을 초래하여 기침을 유발할 수 있다는 것이다.
- 상기 치법은 胃正格인 '解谿 補; 陷谷 瀉'와 三焦勝格의 변용인 '液門 補; 中渚 瀉'를 병용한 치법이다. 사암은 哮喘의 병기를 "熱在三焦, 濕在胃口"라는 말로 간략화하였는데 이는 三焦의 氣機불통이 胃氣의 상역과 기침을 유발할 수 있다고 본 王冰의 견해와도 부합된다. 즉 胃正格으로 降氣시키고 三焦勝格으로 三焦熱을 다스리며 氣逆을 막도록 고안된 방법으로 볼 수 있다. 한편 天突은 해수나 哮喘의 특효혈인데 이와 함께 丹田을 취하여 上焦와 下焦를 동시에 다스리는 합리적 배치를 구성하였다. 사암은 이를 哮喘의 치법으로 제시했으며 '咳(大)逆上氣'하는 발작성 기침, 인후불리감, 심한 딸꾹질 등에도 운용할 수 있다.

第十二章

瘧疾門

≪經濟要訣 · 舍巖目錄≫ 原文

內經[1]曰，夏傷於暑，秋爲[2]痎瘧．先熱後寒溫瘧，但熱不寒瘴瘧[3]，先寒後熱寒瘧．

국역 ·····

≪內經≫에서 이르기를, "여름에 暑에 상하면 가을에 痎瘧이 발생하는데, 먼저 發熱하고 뒤에 惡寒하는 것을 溫瘧이라 하고, 다만 發熱만 하고 惡寒이 없는 것을 瘴瘧이라 하며, 먼저 惡寒하고 뒤에 發熱하는 것을 寒瘧이라 한다"고 하였다.

1) 內經(내경) : ≪素問 · 陰陽應象大論, 瘧論≫
2) 爲(위) : ≪內經≫에는 '必'로 되어 있다.
3) 瘴瘧(장학) : ≪內經≫에는 '癉瘧'으로 되어 있다.

원문 ••••••

先寒後熱 寒瘧. 通谷·液門 補, 商陽·至陰 瀉, 氣海 迎

先熱後寒 溫瘧. 三里·太谿 補, 支溝·崑崙 瀉

但熱不寒 癉瘧. 臨泣·陷谷 補, 俠谿·解谿 瀉, 中脘 迎

風生 痎瘧. 商陽·竅陰 補, 委中·陽陵泉 瀉

子午卯酉日 少陰瘧. 腕骨·京骨 補, 鎭靜 瀉, 中脘 迎

寅申巳亥日 厥陰瘧. 陽池·丘墟 補, 合谷·太衝 瀉

辰戌丑未日 太陰瘧. 衝陽·合谷 補, 承山·曲池 瀉

鍼處方 解說 ••••••

1. 寒瘧

通谷·液門 補; 商陽·至陰 瀉; 氣海 迎

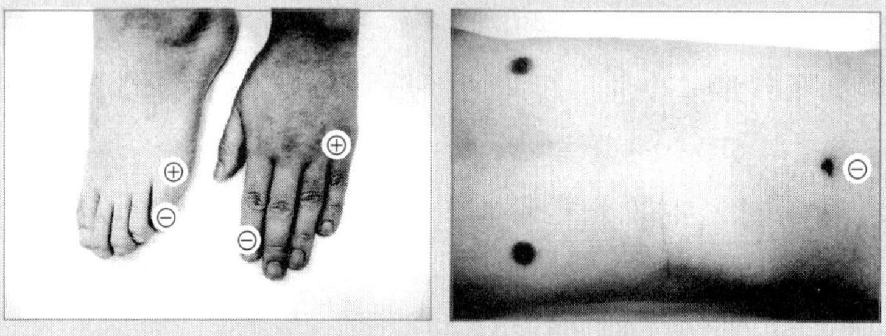

➘ 상기 치법은 三焦勝格에 膀胱勝格을 병용한 것으로서 寒瘧이 아닌 '先熱而後寒'하는 溫瘧의 치법으로 적절하다. '商陽·至陰 瀉'는 正·邪의 충돌로 실해진 太陽을 다스리는 데 적합하고, '通

谷·液門 補'는 氣分의 열을 다스리므로 陽實한 결과 '先熱而渴'하게 된 상황을 다스리는 데 적합하다.

2. 溫瘧

三里·太谿 補; 支溝·崑崙 瀉

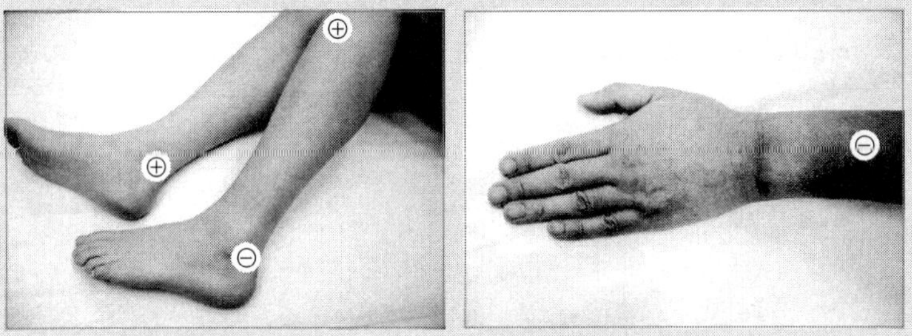

- 《素問·瘧論》에서는 먼저 발열이 있고서 나중에 오한이 나는〔先熱而後寒〕 학질을 溫瘧이라 하고 "先傷於風, 而後傷於寒"한 결과 '先熱而後寒'한다고 하였다. 風은 陽邪이므로 먼저 陽分의 衛를 상하면〔風傷衛〕 衛氣가 鬱滯된 결과 먼저 발열이 나타날 수 있다는 점에서는 타당성이 있다. 陰分에 있던 邪氣가 逆亂하는 것이 극에 달하면 다시 陽分으로 돌출하게 되는데 이때 陽氣인 衛氣와 陰分에서 출현한 邪氣가 인체의 표부에서 부딪히게 되면 陰分은 허해지는 반면 陽分은 正·邪의 충돌로 실해지므로〔陰虛而陽實〕 먼저 열이 나고 갈증이 발생하게 된다.
- 《金匱要略》에서는 溫瘧 시 "其脈如平, 身無汗但熱, 骨節煩疼, 時嘔"하다고 하였다. 열증이 심해진 상황으로 '但熱'한다는 점에서는 癉瘧의 징후와 유사하다. 그러나 癉瘧은 '陰氣先絶, 陽氣獨發'하여 陰津이 휴손된 상황이라는 점에서 溫瘧보다 정도가 심

하다. '骨節疼煩'은 衛氣의 울체에 의한 陽實의 상황이 극심함을 보여주는데 류머티스열의 양상과 유사하다.

➘ 한편 상기 치법은 溫瘧이 아닌 痎瘧이나 久瘧을 다스리기에 적합하다. 즉 三里를 補한 것은 久瘧의 상황에서 脾胃를 調理, 扶益하기 위한 방법이라 할 수 있고, 足少陰經의 原穴인 太谿를 補한 것은 陰分이 손상된 상황에 대처하기 위한 방법이라 할 수 있다. '支溝 · 崑崙 瀉'는 相火方에서 나온 치법으로 陰分에서 기인한 병리적 相火를 다스리기 위한 방법이다. 따라서 이 치방은 久瘧 시 나타나는 발열뿐 아니라 제반 소모성 병변 시 동반되는 발열을 다스리는 데 적합하다.

3. 癉瘧

臨泣 · 陷谷 補; 俠谿 · 解谿 瀉; 中脘 迎

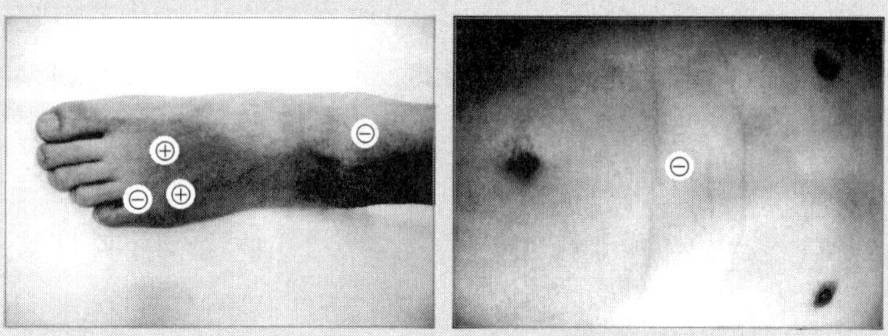

➘ ≪素問 · 瘧論≫에서는 "其但熱而不寒者, 陰氣先絶, 陽氣獨發, 則少氣煩寃, 手足熱而欲嘔"하는 학질을 癉瘧이라 하였다. '癉'이란 달아오른다는 뜻인데 '但熱而不寒'하므로 溫瘧이 심해진 상황으로 보기도 한다. '壯火食氣'하므로 少氣한다. '煩寃, 手足熱而欲嘔'는 裏熱 중에서 煩熱의 징후이다. ≪溫病條辨≫에서

는 瘅瘧의 증상을 "但熱不寒, 或微寒多熱, 舌乾 · 口渴"이라 하였다. 舌乾 · 口渴이 나타난다는 것은 지속적인 고열로 탈수가 진행되었음을 의미한다.

➘ ≪金匱要略≫에서는 瘅瘧 시 '但熱不寒'하면 "邪氣內藏於心, 外舍分肉之間, 令人消爍肌肉"한다고 하였다. 많은 의가들이 肺에 본디 열이 있기 때문〔肺素有熱〕에 이런 상황에 이른다고 보았다.

➘ 상기 치법은 胃勝格의 변용이다. '陰氣先絶, 陽氣獨發'하는 상황에서 煩熱, 口渴, 嘔逆 등의 陽明의 병변이 발생하므로 陽明의 열을 다스리는 胃勝格의 변용을 제시하였다고 할 수 있다. 이와 함께 胃의 募穴인 中脘도 瀉하였다. 한편 清熱瀉火를 유도해야 하는 상황에서 水穴인 俠谿를 瀉한 것은 잘 이해가 되지 않는다. 解谿를 瀉한 측면에서 보면 원칙적으로 陽谷 내지 少陽經의 火穴인 陽輔나 支溝를 瀉하는 것이 적절할 것이며 俠谿를 補하는 것이 더 타당해 보인다.

4. 痎瘧

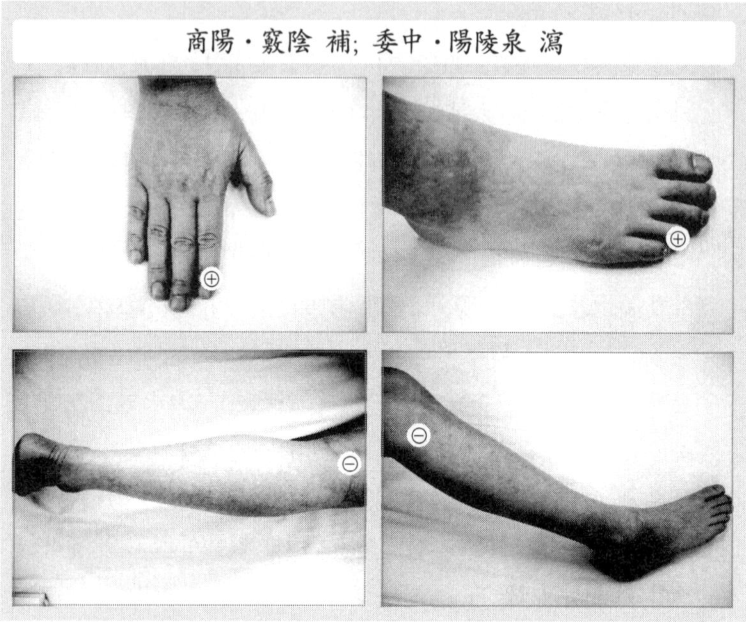

- 痎瘧이란 오래된 학질을 총칭하는 개념이다. 학질이 오래되면 邪氣가 陰分에까지 들어가 잠복하는 것으로 간주되었다. 痎瘧 시 邪氣가 잠복해 들어간 陰分은 臟과 연계된다. 邪氣가 깊이 잠복할수록 寒熱交作의 발작 주기가 길고 예후가 좋지 않은 것으로 본다. 따라서 ≪醫學入門≫에서는 陽瘧은 다스리기 쉽지만 陰瘧은 다스리기 어렵다고 하였다.
- 痎瘧은 보통 2~4일 간격으로 1번씩 발작하면서 오랫동안 낫지 않는다고 하였다. ≪素問 · 瘧論≫에서는 학질에 수반되는 증상들이 주기적으로 발작하는 것은 陰分까지 깊이 침습한 邪氣에 衛氣가 부착하여 상쟁하지만 陰分에 잠복한 邪氣가 衛氣의 순행을 따라 陽分으로 나오기가 어렵기 때문이라고 하였다. 또한 학질의 邪氣는

風邪가 병소에 일정하게 머무는 것과는 달리 경락을 따라 잠복하여 안으로 침습하기 때문에 衛氣가 대응해야 비로소 병증이 발작한다고 하였다. 결국 陽氣인 衛氣의 작용이 충실하지 못한 결과 邪氣가 陰分에까지 잠복해 들어가 痎瘧에 이른 것이다. 따라서 痎瘧이 오래되면 표리가 모두 허해지고 정기도 심하게 소모된다.

➘ '商陽 補; 委中 瀉'의 배합은 膀胱正格의 他經補瀉에 해당한다. 원래 이 치방은 痎瘧의 치법으로 수록되어 있으나 痎瘧이란 학질이 오래 되어 병위가 陰分에 이른 상황이므로 陽分인 表에 작용하는 膀胱正格의 변용방을 치법으로 삼는 것은 적절치 못하다. 또한 ≪素問 · 刺瘧≫에서는 足太陽之瘧에 郄中, 즉 委中을 瀉血하라 하였고, ≪鍼灸甲乙經≫에는 "瘧頭重, 寒背起, 先寒後熱, 渴不止, 汗乃出"한 상황에 委中을 취하라 하였는데 이는 痎瘧이 아니라 寒瘧에 委中이 유효함을 의미한다. 竅陰과 陽陵泉은 足少陽經의 혈이다. 학질의 邪氣가 少陽에 있음을 전제하고서 배치한 것으로 보인다. 따라서 상기 치법은 邪氣가 陰分에까지 침습해 들어간 痎瘧의 치법으로는 적절치 못하다고 본다. 오히려 寒瘧의 상황이나 학질이 아니더라도 외감 시 太陽-少陽合病의 상황을 다스리기에 적합하다.

5. 少陰瘧

腕骨·京骨 補; 中脘 迎; 三里 瀉

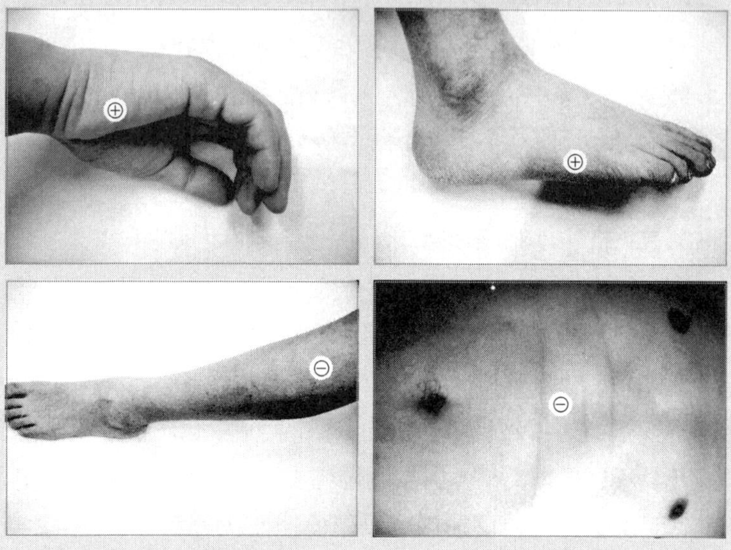

- 《素問·刺瘧》에서는 足少陰之瘧의 병증으로 "嘔吐甚, 多寒熱, 熱多寒少, 欲閉戶牖而處, 其病難已"를 언급하였다. 章虛谷은 胃之關인 腎이 邪氣에 의해 막혀서 胃氣가 하행하지 못하여 구토가 심해진다고 하였다. 그리고 陰虛의 결과 熱多寒少하고 제반 대사기능이 침체되므로 활동하려 하지 않는다. 한편 朱丹溪는 운기상 子午卯酉에 해당하는 날에 발병하는 학질을 少陰虐이라 하였다.
- 少陰瘧은 少陰의 영역에 잠복된 邪氣에 의해 발현되는 것이다. 따라서 少陰의 表인 太陽經의 原穴인 腕骨(手太陽)과 京骨(足太陽)을 補하여 少陰의 邪氣를 다스리고자 한 것이다. 한편 학질이 오래 되면 痎을 형성하게 된다고 하였다. 따라서 三里와 中脘은 痎에 대한 대처 방안으로 보인다.

6. 厥陰瘧

陽池・丘墟 補; 合谷・太衝 瀉

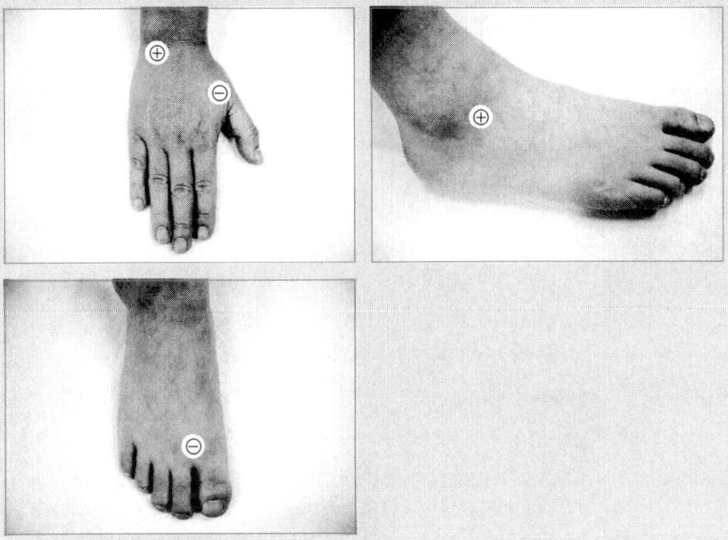

➘ ≪素問・刺瘧≫에서는 足厥陰之瘧의 병증으로 “腰痛, 少腹滿, 小便不利, 如癃狀非癃也, 數便, 意恐懼氣不足, 腹中悒悒”을 언급하였다. 이는 邪氣가 厥陰의 영역에 잠복해 있는 상황으로 足厥陰經의 是動病(腰痛不可以俛仰, 丈夫㿗疝, 婦人少腹腫, 甚則嗌乾, 面塵脫色)과 所生病(胸滿, 嘔逆, 飱泄, 狐疝, 遺溺, 閉癃)의 일부 내용과 유사한데 그 병변이 하복강, 즉 골반강내로 집중되는 경향을 보임을 알 수 있다. 한편 朱丹溪는 운기상 寅申巳亥에 해당하는 날에 발병하는 학질을 厥陰虐이라 하고 그 병증으로 “惡寒發熱, 寒多熱少, 或腹痛引陰, 如淋狀, 善恐”을 언급하였다.

➘ 厥陰瘧은 厥陰의 영역에 잠복된 邪氣에 의해 발현되는 것이다. 따라서 厥陰의 表인 少陽經의 原穴인 陽池(手少陽)와 丘墟(足少陽)

를 補하여 厥陰의 邪氣를 다스리고자 한 것이다. ≪素問・刺瘧≫에서는 足厥陰之瘧에 足厥陰을 취하라 하였는데 이는 太衝을 의미한다. 이에 合谷을 함께 배오하여 四關을 취하게 되면 木實과 急迫의 양상을 다스리는 방법이 되므로 매우 적합한 치법이라 할 수 있다. 이 치법은 厥陰瘧이 아니더라도 요로계의 감염(방광염, 요도염 등), 골반강 내의 염증성 병변 등에도 광범위하게 운용할 수 있다.

7. 太陰瘧

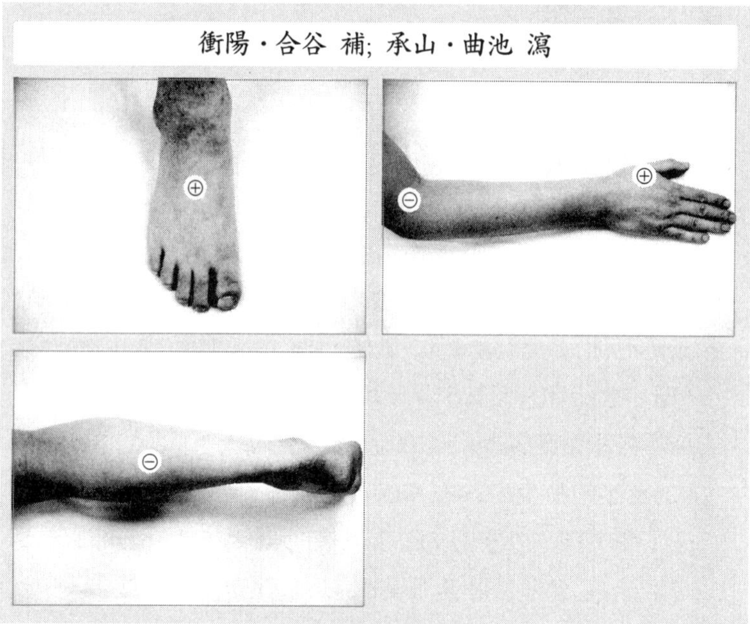

➘ ≪素問・刺瘧≫에서는 足太陰之瘧의 병증으로 "人不樂, 好大息, 不嗜食, 多寒熱汗出, 病至則善嘔, 嘔已乃衰"를 언급하였다. 足太陰經이 心과 상통하기 때문에 '人不樂, 好大息'하며 脾

의 운화력이 저하되므로 식욕이 저하되고 병이 깊어져 邪氣가 胃를 자극하면 구역하게 되는 것이다. 그리고 邪氣가 陰分과 陽分의 영역을 드나듦으로 인해 표리가 相格하므로 寒熱이 발작하고 胃中의 水穀之氣가 외부로 새나가므로 땀이 난다. 한편 朱丹溪는 운기상 辰戌丑未에 해당하는 날에 발병하는 학질을 太陰瘧이라 하고 그 병증으로 "寒熱嘔吐, 不嗜食, 或腹滿自利"를 언급하였다.

➘ 太陰瘧은 太陰의 영역에 잠복된 邪氣에 의해 발현되는 것이다. 따라서 太陰의 表인 陽明經의 原穴인 衝陽(足陽明)과 合谷(手陽明)을 補하여 太陰의 邪氣를 다스리고자 한 것이다. 이는 陽氣인 衛氣가 陰分에 잠복해있는 邪氣에 부착하여 상쟁하고 있기 때문에 陽經을 補하여 陰分의 邪氣에 대항하는 衛氣의 작용을 강하게 하려는 의도에서 구성된 것이라 할 수 있다. 이는 ≪醫學入門≫에서 陰瘧의 치료원칙을 '升散'으로 규정한 것과도 상통한다. 曲池를 瀉한 것은 大腸勝格 변용의 한 형태로 볼 수 있으나 여기서는 그보다 陽經을 다스리고자 할 때 일반적으로 合穴을 취하기 때문에 제시된 것으로 보인다. 承山을 취한 이유는 명확하지 않으나 足太陽經을 취한 것으로 보면 委中으로 대체해도 무방하다고 본다.

第十三章

痢疾門

≪經濟要訣·舍巖目錄≫ 原文

凡痢者, 行血則便膿自愈, 和氣[1)]則後重快[2)]除, 腹痛宜和[3)], 身重除濕, 身冷自汗, 補火而溫陰土[4)], 風邪外束, 治濕而汗, 表病宜發, 裏症和解[5)], 在上者湧湧[6)], 在下者渴渴[7)]. 是故瀉屬脾, 痢屬腎, 激心火以調肺. 先水瀉而後膿血, 脾傳腎賊[8)], 先膿血而後水瀉, 腎傳脾微[9)].

1) 和氣(화기) : ≪劉河間傷寒三六書≫에 '調氣'로 되어 있다. ○調氣는 理氣의 뜻이다.
2) 快(쾌) : ≪劉河間傷寒三六書≫에 '自'로 되어 있다.
3) 和(화) : 和法. 調和, 和解, 緩和 등의 작용을 구비하고 있다.
4) 陰土(음토) : 脾. 陽土는 胃를 말한다.
5) 裏症和解(이증화해) : ≪東醫寶鑑≫에 "在裏者下之"라고 하였다. 和解法은 대개 半表裏證에 사용한다.
6) 在上者湧湧(재상자용용) : ≪東醫寶鑑≫에 "在上者涌之"라고 하였다. 涌은 湧과 通用하며 吐法을 가리킨다.
7) 在下者渴渴(재하가갈갈) : ≪東醫寶鑑≫에 "在下者竭之"라고 하였으니, '渴'은 '竭'의 誤植이다. 竭은 引而竭之, 즉 유인하여 제거하는 방법이니 대개 下法을 말한다.
8) 脾傳腎賊(비전신적) : ≪東醫寶鑑≫에 "脾傳腎, 謂之賊邪"라고 하였다.
9) 腎傳脾微(신전비미) : ≪東醫寶鑑≫에 "腎傳脾, 謂之微邪"라고 하였다.

국역 •••••

무릇 痢疾은 行血시키면 膿血便이 저절로 낫고 和氣시키면 後重症이 시원하게 제거된다.

복통은 마땅히 和法을 써야 하고 身重은 除濕해야 한다.

몸이 차고 自汗이 나면 火를 補하여 陰土를 따뜻하게 하고 風邪가 밖에서 동여매면 濕을 다스리며 發汗시켜야 한다.

表病은 마땅히 發散시키고 裏症은 和解시킨다.

邪氣가 上焦에 있으면 吐法을 쓰고 邪氣가 下焦에 있으면 下法을 쓴다.

그러므로 설사는 脾에 속하고 이질은 腎에 속하니 心火를 격양하여 肺金을 조절해야 한다.

먼저 水瀉를 하다가 나중에 膿血便이 나오면 脾病이 腎으로 전이된 것이니 賊邪라 하고 먼저 膿血便을 보다가 나중에 水瀉로 돌아서면 腎病이 脾로 전이된 것이니 微邪라 한다.

원문 •••••

瀉屬脾實. 陽谷·隱白 補, 神門·太白 瀉, 經渠 斜

痢屬腎虛. 經渠·復溜 補, 太白·太谿 瀉

脾傳腎賊. 少府·經渠 補, 大敦·太白 瀉

腎傳脾微. 少府·大都 補, 大敦·隱白 瀉

鍼處方 解說

1. 瀉

陽谷·隱白 補; 神門·太白 瀉; 經渠 斜

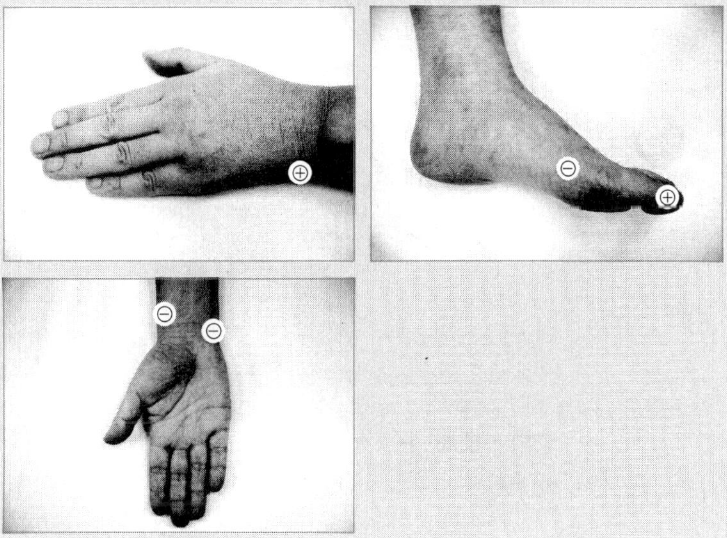

≪仁齋直指方≫에서는 "痢出于積滯"라 하고 "物積欲出, 氣滯而不與之出, 故下墜裏急, 乍起乍出, 日夜凡百餘度, 不論色之赤白, 脈之大小, 皆通利之, 以無積不成痢也"라 하여 積이 氣滯와 결부되어 대변이 깨끗하게 배설되지 못하는 상황을 실증의 痢疾로 설명하였다. 열독이 축적되어 습열이 조장되고 장벽이 손상되면 점액이 섞인 점조한 대변을 배설하며 裏急後重의 양상이 나타난다. 이때 脈은 大하고 洪實하게 된다. 열이 血分에 이르러 動血하면 농혈이 섞인 변이 배출된다. 이러한 경우 일반적으로 赤痢의 양상이 되는데 순홍색의 혈이 나오는 경우 예후가 좋지 않다.

- 積을 蕩滌하고 氣滯를 해소하는 것을 치법의 근간으로 삼아야 한다. 劉河間은 "열증이 극심하면서 자주 심한 통증이 병행되거나 오랜 동안 낫지 않아 제반 치료에 차도가 없는 이질은 하법의 대상이 된다" 하고 하법을 통해 습열, 痞閉, 積滯가 해소되면 氣液이 선통된다고 하였다. ≪明醫雜著≫에서는 "下痢 시 腹堅한 경우, 燥屎로 인해 譫語하는 경우, 삼부의 맥은 모두 정상이나 心下가 堅急한 경우, 腹滿痛하는 경우 등이 하법의 대상이 된다"고 하였다.
- 상기 치법은 胃正格(陽谷 補), 脾勝格(隱白 補; 經渠 斜), 心勝格(太白·神門 瀉)의 병용으로서 熱痰方과 유사하다. 積熱을 蕩滌하고 氣滯를 해소하기에 적절하다.

2. 痢

經渠·復溜 補; 太白·太谿 瀉

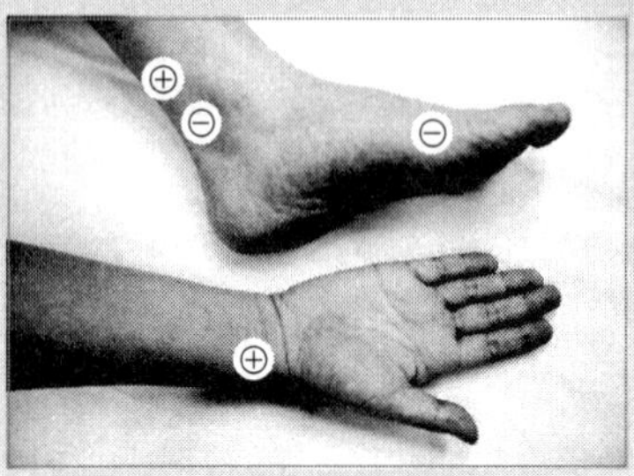

- 이 경우의 痢疾은 만성 설사의 연장선인 腸澼으로 볼 수 있다. 足少陰經의 所生病에도 腸澼이 언급되어 있다. ≪難經≫에서 언급한 五泄 중 大瘕泄 시 裏急後重을 호소한다고 하였는데 趙獻可는 이것이 腎泄에 해당한다고 하였다. ≪醫宗必讀≫에서는 "腎爲胃關, 開竅于二陰, 未有久痢而腎不損者, 故治痢不知補腎,

非其治也"라 하여 오래된 痢證은 腎虛로 이어지게 됨을 언급하였다.

➘ 腎虛를 다스리는 腎正格을 치법으로 제시하였다.

3. 脾傳腎賊

少府・經渠 補; 大敦・太白 瀉

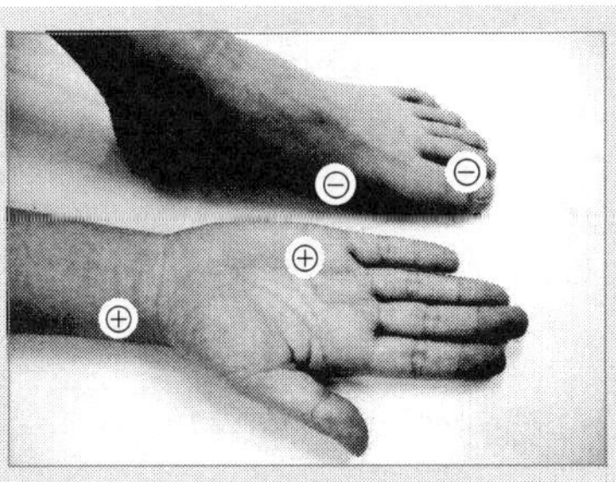

➘ 朱丹溪는 "先水瀉, 後膿血"하는 것은 脾의 병이 腎으로 전해지는 것〔脾傳腎賊〕이라 하였다. 土克水하므로 脾의 병이 腎으로 전해진다는 것으로 ≪難經≫에서 언급한 五邪 중 賊邪에 의한 병증에 해당한다. 설사가 배출된 후 농혈이 나온다는 것은 장벽의 손상 부위가 심부임을 의미한다. 따라서 예후가 좋지 않다. 이러한 상황은 주로 대장의 만성염증성 질환으로서 설사, 복통, 혈변, 대변불상증과 소화, 흡수장애를 동반하는 크론병(Crohn's disease), 대장의 종양, 위장관의 수술 이후 등에서 나타날 수 있다.

➘ 脾泄이 오래되어 병증이 腎으로 전변된 脾腎俱虛의 상황이므로 脾正格과 腎正格을 병용하고서 他經의 補瀉만을 취한 것이다.

4. 腎傳脾微

少府·大都 補, 大敦·隱白 瀉

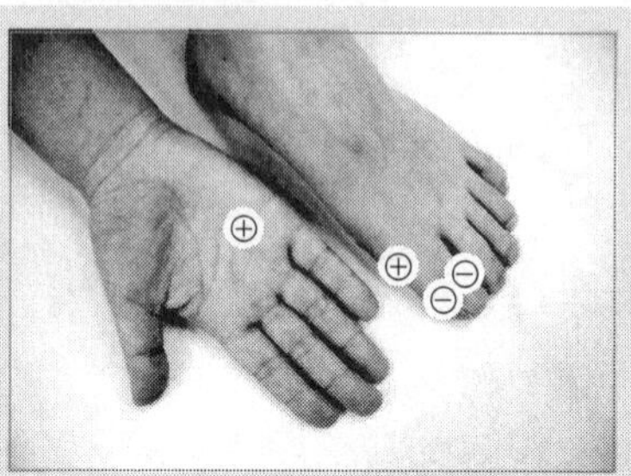

- 朱丹溪는 "先膿血, 後水瀉"하는 것은 腎의 병이 脾로 전해지는 것[腎傳脾微]라 하였다. 脾虛하여 水侮土하는 상황으로서 ≪難經≫에서 언급한 微邪에 의한 병증에 해당한다. 설사보다 농혈이 먼저 배출된다는 것은 장벽의 손상 부위가 심부가 아닌 항문 근위부임을 의미한다. 따라서 賊邪에 의한 경우에 비해 상대적으로 예후가 양호한 상황으로 간주되었다.
- 脾虛를 다스리는 脾正格을 치법으로 제시하였다.

第十四章

噎膈門

≪經濟要訣・舍巖目錄≫ 原文

經[1]曰, 三陽[2]結而噎膈, 三陽建[3]而平膈, 大腸金濁, 補胃土而生金, 小腸火燥, 養膽木而洗心.

국역

≪內經≫에서 이르기를, "三陽에 熱이 울결하면 噎膈이 된다"고 하였으니 三陽이 건실하면 噎膈이 평정된다.

大腸의 金氣가 혼탁하면 胃土를 補하여 金을 생하고, 小腸의 火氣가 燥해지면 膽木을 자양하여 心을 씻어내야 한다.

---

1) 經(경) : ≪素問・陰陽別論≫에 "三陽結, 謂之膈"이라 하였다.
2) 三陽(삼양) : 太陽・陽明・少陽
3) 建(건) : 健의 誤植이 아닌가 한다.

원문

噎膈不下. 丹田 迎, 中脘 正, 三里・陽陵泉 瀉

大腸噎 肺濁. 三里・曲池 補, 通谷・解谿 瀉

小腸噎 心燥. 臨泣・後谿 補, 通谷・前谷 瀉

三陽噎 虛冷. 商陽・至陰 補, 三里・委中 瀉

鍼處方 解說

1. 噎膈不下

丹田 迎, 中脘 正, 三里・陽陵泉 瀉

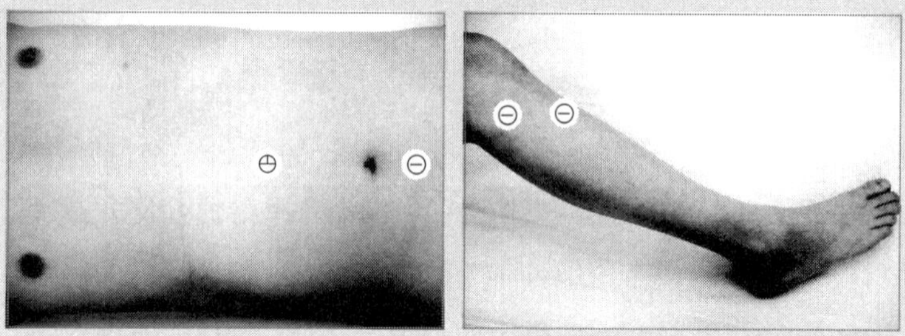

➘ 胃氣의 상역에 동반된 膽氣의 충역을 다스리기 위해 足陽明經과 足少陽經의 合穴만을 사법으로 배합하였다.

2. 大腸噎

三里・曲池 補; 通谷・解谿 瀉

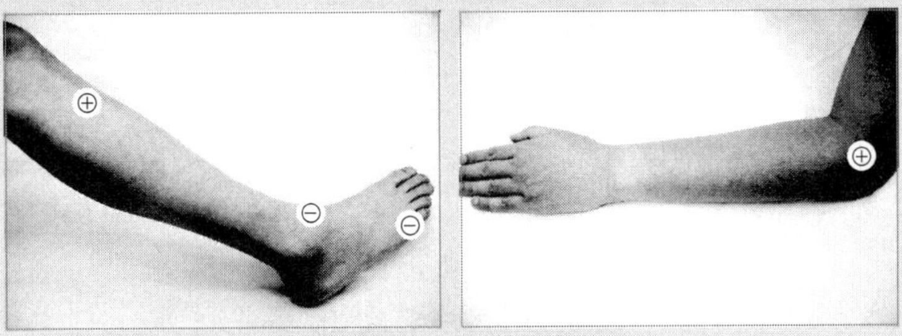

- 張從正은 "大腸에 熱結하면 대변이 잘 통하지 않는다"고 하였고, 李中梓는 "反胃와 噎膈은 모두 血液衰耗, 胃脘乾槁"에 의한 것이라 하였다. 이와 같이 噎膈, 反胃 시 腸에서 수분의 부족으로 대변의 경결이나 불통이 발생하게 되는데 噎膈 중에서 대변이 잘 통하지 않는 경우를 일반적으로 大腸噎로 표현한다. 대변이 양똥처럼 굳거나 통하지 않는 경우는 예후가 좋지 않다.
- 黃元御는 ≪四聖心源≫에서 "上燥則化火而爲熱, 下燥則化水而爲寒. 反胃噎膈之家, 便若羊矢, 其胃則濕而腸則燥"라 하였다. 이는 胃와 腸의 燥濕을 구분하여 대변이 통하지 않는 원인이 胃濕・腸燥한 것이라 하고 噎膈시 上燥와 下燥의 병기가 다름을 지적한 것이다. 즉 胃濕의 상황에 의해 胃氣가 상역하고 肺氣가 숙강하지 못하게 되면 肺와 표리관계를 이루는 大腸이 진액의 자양을 받지 못하고 燥澁해지므로 대변이 통하지 못한다는 것이다. 이러한 상황이 大腸에 熱結한 것으로 묘사되었다고 할 수 있다.
- 상기 치법은 大腸正格의 변용으로서 胃濕을 다스리고 大腸으로 진액의 유통을 유도하여 胃濕・腸燥을 다스릴 수 있다. 足三里는 胃氣를 정상화시키고 氣의 上逆을 다스리며 曲池는 肺의 津이

痰으로 화하여 大腸을 윤택하게 해주지 못하는 상태에서 발생한 대변불통을 개선시켜준다. 通谷을 취한 것은 명확하지 않으나 結聚를 파하여 대변불통을 개선시키기 위한 방편으로 보인다.

3. 小腸噎

臨泣·後谿 補; 通谷·前谷 瀉

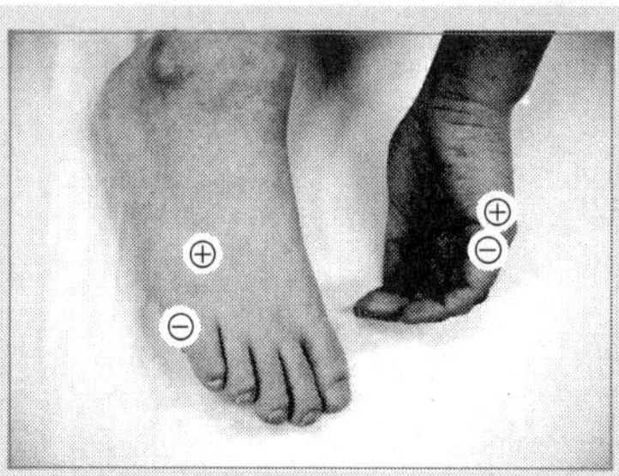

- 張從正은 "小腸에 熱結하면 血脈이 燥해진다"고 하였고, 朱丹溪는 이에 입각하여 "噎膈이 血과 진액의 손상을 동반하므로 腸胃의 진액이 傳化되는 것을 알맞게 하면 噎膈이 생기지 않는다"고 하였다. ≪醫學入門≫에서는 "血虛로 滋潤하지 못하고 火가 생긴 경우 맥상이 반드시 '數而無力'하다"고 하였다. 이는 三陽의 熱結시 '洪數有力'하는 것이나 氣虛로 運化하지 못하는 경우 '緩而無力'하는 것과 대비된다.
- 한편 지산의 의안에 "부인들에게 血虛로 인한 腸痛과 心下痞硬의 경우가 많았는데 小腸噎로 보고 치료하여 효험을 본 것이 헤아릴 수 없이 많았다"는 내용이 나온다. 小腸噎에 대한 임상례가 구체적으로 언급되지 않지만 噎膈에 동반되어 腸痛과 心下痞硬이 나타날 수 있음을 유추할 수 있다. 한편 心下痞硬은 일반적으로 脾陽

不進이나 食鬱에서 기인하나 血虛, 血燥에 의해 유발될 수도 있음을 보여준다.

➘ 상기 치법은 小腸正格이다.

4. 三陽噎

商陽・至陰 補; 三里・委中 瀉

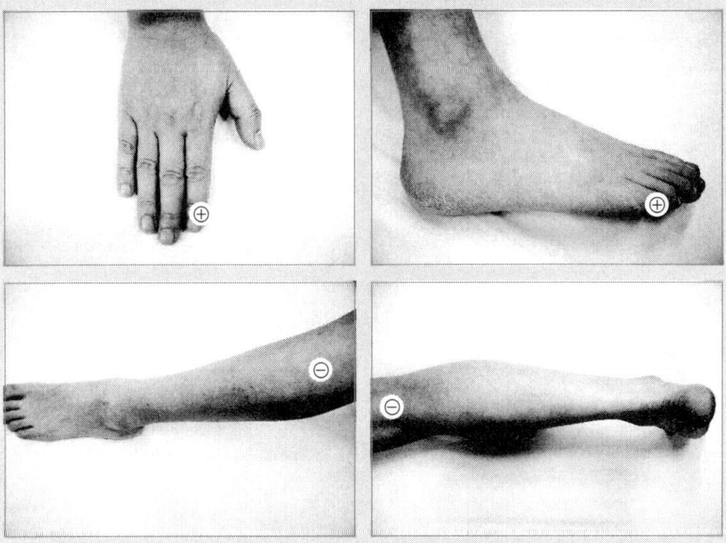

➘ ≪素問・陰陽別論≫에서는 "三陽結, 謂之隔"이라 하였다. 여기서 三陽은 太陽을 의미하므로 '三陽結'이란 太陽의 영역에서 邪氣가 結하여 氣血이나 진액의 정상적인 宣通이 이루어지지 않고 있음을 말한다. 그리고 '三陽結'이라는 말은 病位를 지칭하는 것일 뿐 熱氣가 結했다거나 병증이 熱證임을 의미하는 것이 아니다. 즉 噎膈은 일차적으로 氣가 結하여 행하지 못하기 때문에 隔塞不通

하는 것이고 병증의 한열허실은 병태적 양상에 따라 다르게 표출되는 것이다. 이런 측면에서 張景岳은 이전의 의가들이 三陽을 少陽·陽明·太陽을 총칭하는 개념으로 인식하여 噎膈을 일방적으로 熱結에 의한 熱證으로 규정하고 寒凉한 약제들을 사용한 점을 비판하였다. 그리고 結로 인한 병증은 한 가지 측면만 있는 것이 아니고 氣血, 陰陽이 모두 結할 수 있으므로 자신은 結에 의한 병증이 모두 한증이며 열증이 없다는 식으로 규정하지 않는다고 하였다. 또한 氣血, 陰陽이 모두 結할 수 있으므로 변증에 있어 편파적인 규정을 하지 않는다고 하였다.

- 三陽噎은 太陽의 영역에서 氣結하여 그 불통의 압박이 내부로 미치는 상황이다. 따라서 膀胱正格을 운용하여 太陽의 영역에서 혈기의 소통이 이루어지게 함으로써 胸膈의 내부에서 隔塞된 혈기가 출로를 찾아 해소될 수 있도록 유도한 것이라 볼 수 있다.

第十五章

飽逆門

≪經濟要訣 · 舍巖目錄≫ 原文

內經[1])曰, 諸逆衝上皆屬火. 丹溪曰, 飽[2])病氣逆, 以其氣自臍下直衝上, 出於口之名也. 此病有五, 飽氣逆, 金濁弱也.

국역 ·····

≪內經≫에서 이르기를, "거슬러서 치밀어 오르는 것은 모두 다 火에 속한다"고 하였다.

丹溪는 말하기를, "飽逆은 氣가 上逆하는 것이니, 그 氣가 배꼽 밑으로부터 곧장 치밀어 올라와서 입으로 나오는 것을 명명한 것이다"라고 하였다.

이 病은 다섯 가지가 있으며, 飽은 氣가 上逆하는 것으로 肺金이 탁하고 약하기 때문이다.

---

1) 內經(내경) : ≪素問 · 至眞要大論≫
2) 飽(액) : 굶을 액. ㅇ딸꾹질은 飽逆, 呃逆, 咳逆, 吃逆, 噦 등으로 부른다.

원문

肺䭾逆 金濁. 三里·曲池 補, 陽谿·解谿 瀉

心䭾逆 火燥. 大敦·少衝 補, 陰谷·少海 瀉

冷䭾逆 水蕩. 經渠·復溜 補, 太白·太谿 瀉

濕䭾逆 土敗. 少府·大都 補, 大敦·隱白 瀉

風䭾逆 木傷. 陰谷·曲泉 補, 經渠·中封 瀉

鍼處方 解說

1. 肺䭾逆

三里·曲池 補; 陽谿·解谿 瀉

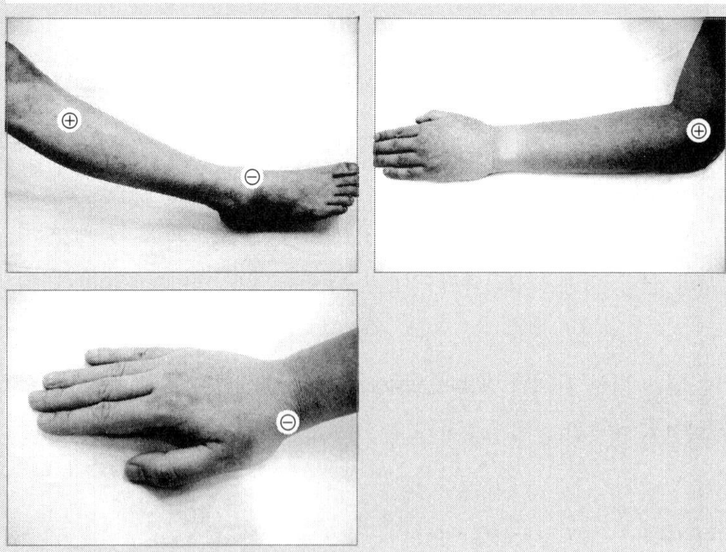

- ≪靈樞・口問≫에서는 "穀入于胃, 胃氣上注于肺. 今有故寒氣與新穀氣, 俱還入于胃, 新故相亂, 眞邪相攻, 氣幷相逆, 復出于胃"하여 딸꾹질(噦)이 발한다 하였다. 음식물이 胃에 들어가면 '脾氣散精, 上歸于肺'하는 작용에 의해 수곡의 청정한 기운이 肺로 상승해야 하는데 이 기전이 寒氣(濁氣)에 의해 저애 받게 되면 肺氣가 肅降하지 못하고 逆하여 딸꾹질이 유발된다는 것이다. 따라서 肺餩逆은 濁氣가 胃府에 저류하여 胃氣가 상역하는 것이 본태적 원인이라 할 수 있다.
- 상기 치법은 大腸正格에서 陽谷 대신 解谿를 瀉하여 陽明經의 혈들만으로 배치를 이루었다. 사암은 肺吃逆이 金濁에 의한 것이라 하였는데 肺正格이 아닌 大腸正格을 치법으로 삼았다. 이는 胃氣 상역의 결과 肺氣가 숙강하지 못하는 것이므로 胃氣를 안정시키기 위해 手足陽明經의 合穴이 배치된 大腸正格을 운용한 것이라 할 수 있다.
- 足三里은 足陽明胃經으로 五行上 '土'이며 그 經에서도 合穴로 '土中之土'가 되므로 足三里를 사용하면 土生金 작용이 倍가 되어 健脾益肺하게 된다.

2. 心餲逆

大敦・少衝 補; 陰谷・少海 瀉

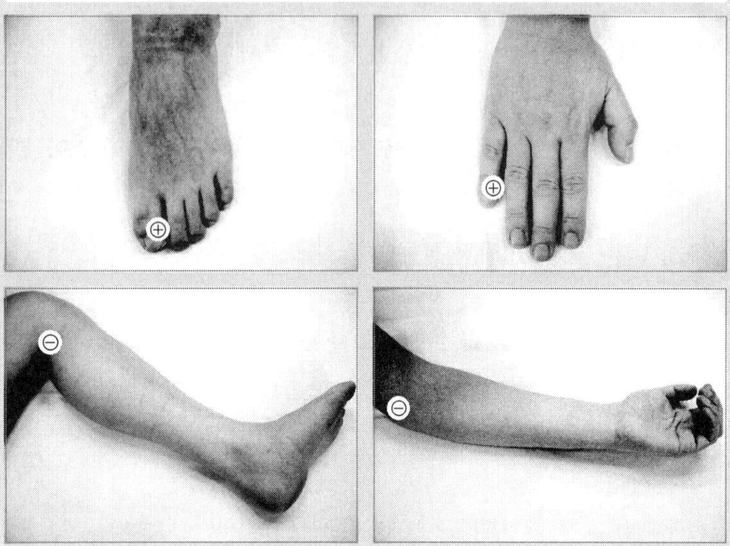

➘ 朱丹溪는 《素問・至眞要大論》, 病機十九條의 "諸逆衝上, 皆屬于火"라는 명제에 입각하여 딸꾹질이 火에 의한 氣逆의 소치로 보고 "呃病呃逆也, 氣自臍下直衝, 上出于口而作聲也"라 하였다. 즉 火는 炎上하는 속성을 지니고 있으므로 "諸逆衝上, 皆屬于火"라 하였는데, 朱丹溪는 딸꾹질의 병기도 이 범주에서 해석한 것이다. 그런데 張景岳이 지적하였듯이 모든 臟이나 經에서 逆氣할 수 있는데 그 병기의 음양허실이 동일하지 않으며, 이 火가 陽盛한 實火만을 의미하는 것이 아니라 陽衰한 虛火도 포괄된다는 것이다. 따라서 氣의 충역을 초래하는 火의 병변을 實火와 虛火로 구분하여야 한다.

➘ 心餲逆은 心氣不暢으로 氣가 상충하여 유발된 것이다. 따라서 心

正格을 제시한 것인데 신물 분비가 동반될 수도 있다. 呃逆 시 '氣自臍下直衝'한다는 朱丹溪의 언급으로 보아 이 경우는 배꼽 위아래에서 衝에 의한 悸가 나타날 것으로 보인다.

3. 冷餲逆

經渠·復溜 補; 太白·太谿 瀉

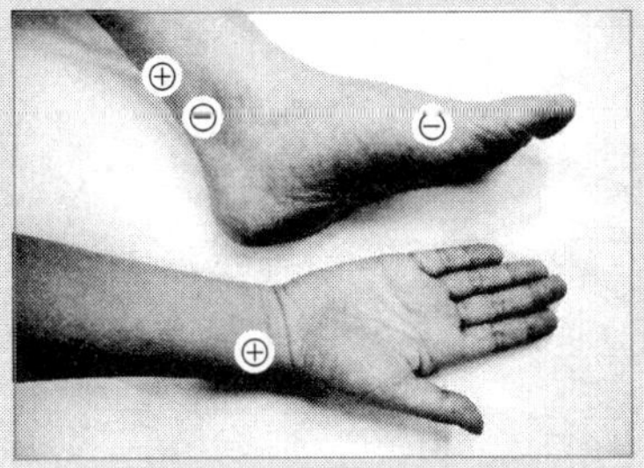

- 사암은 水蕩에 의한 딸꾹질을 冷吃逆이라 하였다. 水蕩은 腎氣가 불안정해진 것을 의미하는 것으로 보인다. 따라서 치법으로 腎正格을 제시하였다.
- 腎의 納氣를 주관하는데 腎氣가 허탈하여 納氣 기능이 부전하면 딸꾹질이 유발될 수 있다. 특히 근 병을 앓고 난 이후나 쇠약한 환자들에게 나타나면 예후가 좋지 않다. 이에 대해 ≪景岳全書≫에서는 "下焦虛寒者, 其肝腎生氣之原不能暢達, 故凡虛弱之人多見呃逆, 正以元陽無力, 易爲抑遏而然, 此呃逆之本, 多在腎中"이라 하였다.

4. 濕飥逆

少府·大都 補; 大敦·隱白 瀉

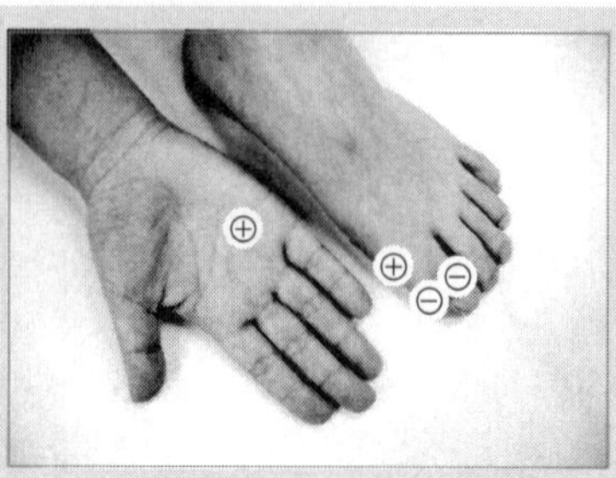

- 濕吃逆이 土敗에 의한다 하여 그 치법으로 脾正格이 제시되었다. 脾虛나 양기의 下陷으로 유발되는 경우에 운용한다.
- 大敦은 足厥陰肝經의 井穴로서 五行上 '木'에 배속되며, 肝에 응하고 疏肝解鬱하며 氣機를 調理하는 효능이 있다.
- 隱白은 足太陰經穴로 五輸穴中의 井穴로 五行上 '木'에 배속이 되며 建脾和胃, 疏肝理氣하는 작용이 있다. 腹脹, 暴泄, 善嘔 등의 脾虛, 또는 肝木乘犯胃로 인한 것에 隱白을 취하여 치료한다.

5. 風飽逆

陰谷·曲泉 補; 經渠·中封 瀉

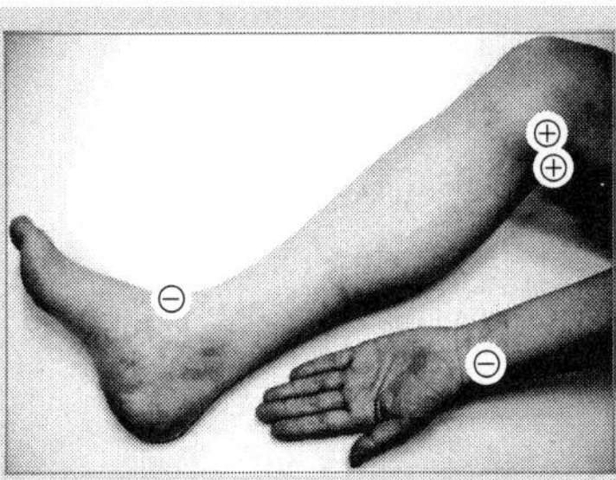

- 사암은 木傷에 의한 딸꾹질을 風吃逆이라 하였다. 木傷은 肝傷을 의미하는데 이를 틈타 風邪가 침습해 딸꾹질을 유발한다는 것이다. 이는 胸膈之間에 水飮이 정류한 支飮證의 범주로도 볼 수 있다.
- 足厥陰經은 '貫膈'한다. 횡격막은 전체가 단일근이므로 肝正格은 근의 경련을 완화시켜주는 효과를 기대할 수 있다. 또한 肝正格은 支飮證의 치법이다.
- 음주로 인한 딸꾹질에 사용하는 처방이다.

第十六章

嘔吐門

≪經濟要訣·舍巖目錄≫ 原文

經[1])曰, 嘔[2])者屬於膈火, 吐[3])者出於傷脾, 噦[4])屬胃口[5]), 物腐[6])摠司[7])之鄕, 濕[8])在脾膈, 滯積都蟄[9])之地. 是以激坎令[10])離, 補土生金, 通三焦以順下, 啓[11])五行以調中[12]), 迎丹田者未信, 送碧海[13])之歸裝[14]).

---

1) 經(경) : ≪素問·至眞要大論≫에 "諸嘔吐酸, 皆屬於熱"이라 하였고, 河間은 "胃膈熱甚則爲嘔"라고 하였다.
2) 嘔(구) : 有聲有物
3) 吐(토) : 有物無聲
4) 噦(얼) : 有聲無物, 딸꾹질할 얼
5) 胃口(위구) : 噴門部位
6) 腐(부) : 腐熟. 소화작용
7) 摠司(총사) : 총괄하여 주관함
8) 濕(습) : 嘔吐의 有物을 뜻하므로 嘔와 吐를 가리키는 것으로 본다.
9) 都蟄(도칩) : 모임. ○都는 모일 도. 蟄은 모일 칩
10) 令(령) : 使役, 부릴 역. 여기서는 통제의 뜻이다.
11) 啓(계) : 通也, 통할 계. 開也, 열릴 계
12) 調中(조중) : 中은 脾胃를 가리키니 脾胃의 기능을 조절 조리한다는 뜻이다.
13) 碧海(벽해) : 蒼海. 푸른 바다. 여기서는 腎을 비유한 것 같다.
14) 歸裝(귀장) : 裝은 葬의 誤植 같다. ○歸葬은 타향에서 죽은 사람을 고향으로 運柩하여 장례를 지내는 것을 말한다.

국역

經에서 이르기를 嘔는 가슴의 火에 속하고 吐는 脾의 손상으로 나온다.

噦은 胃口에 속하니 음식물의 腐熟을 총괄하여 주관하는 곳이고 濕은 脾와 膈에 있으니 食滯와 食積이 모이는 곳이다.

그러므로 坎水를 격양시켜 離火를 통제하고 脾土를 補하여 肺金을 生하게 한다.

三焦를 소통시켜 잘 내려가게 하고 五行을 개통하여 脾胃를 조리한다.

丹田에 迎法을 써도 믿지 못하거든 碧海로 歸裝을 보내야 한다.

원문

嘔屬火實也. 陰谷·少海 補, 大敦·少衝 瀉

吐者脾弱也. 少府·大都 補, 大敦·隱白 瀉

噦者胃虛也. 陽谷·解谿 補, 臨泣·陷谷 瀉

鍼處方 解說

1. 嘔

陰谷 · 少海 補; 大敦 · 少衝 瀉

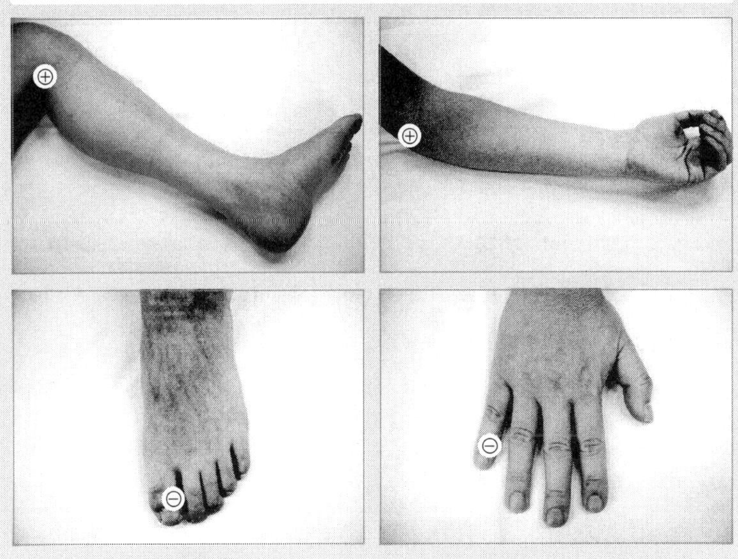

- 心正格의 補瀉를 뒤집어 놓은 心勝格의 변형으로서 火門에서 君火의 치법으로 제시되었다. ≪素問 · 至眞要大論≫의 病機十九條에서 "諸逆衝上, 皆屬于火", "諸嘔吐酸, 皆屬于熱"이라 하였듯이 이 경우의 구토는 '有聲有物'한 분출성 양상을 보인다. 사암도 이를 火實이라 하였다.

2. 吐

少府・大都 補; 大敦・隱白 瀉

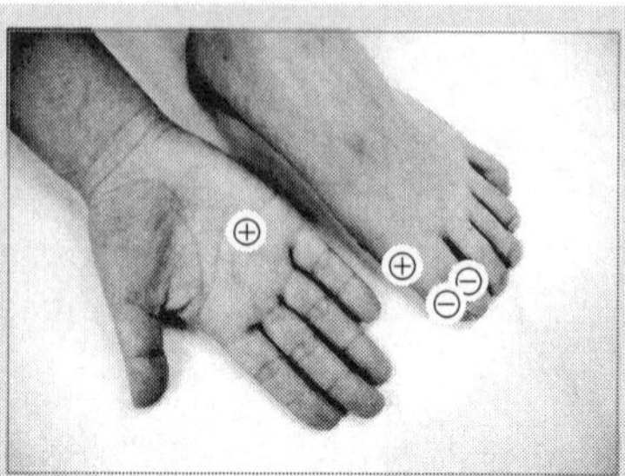

➘ 脾傷으로 인한 경우는 소리 없이 울컥 내용물을 토하는 '無聲有物'의 경향이 있다. 허약자나 어린아이에게서 나타나기 쉽다. 마땅히 脾正格을 운용한다.

3. 噦

陽谷・解谿 補; 臨泣・陷谷 瀉

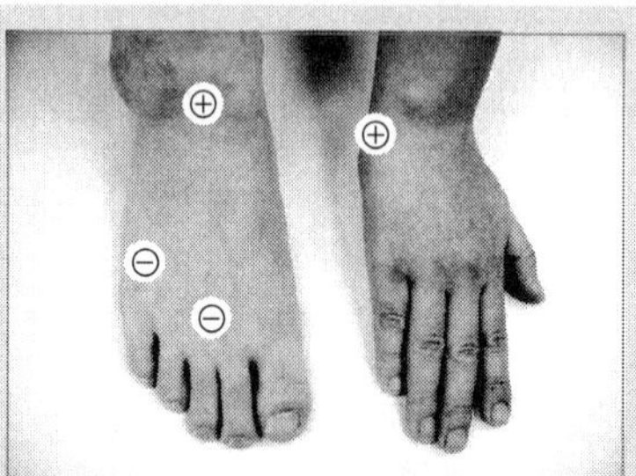

➘ '웩웩' 소리를 내면서도 아무것도 토하는 것이 없는 증상을 말하는데 보통 胃虛에 의한 것이다. 따라서 胃正格이 제시되었다.

第 十 七 章

呑酸門

≪經濟要訣 · 舍巖目錄≫ 原文

內經[1)]曰, 諸吐呑酸, 皆是寒熱交[2)]作, 不能順下故也. 又[3)]曰, 酸者肝木之味, 故由火盛制金, 不能平木, 則肝自甚, 故呑酸也, 如飮食熱, 則易於酸, 是以肝熱則口酸也.

국역 •••••

≪內經≫에서 이르기를, "모든 구토와 呑酸은 다 寒熱이 뒤섞여 작용하여 순조롭게 하강하지 못하기 때문이다"라고 하였다.

또 河間이 말하기를, "신맛은 肝木의 맛이다. 그러므로 火가 왕성하여 金을 억제함으로 말미암아 木을 평정할 수 없으면 肝木이 저절로 심해지므로 呑酸이 생긴다. 예를 들면 음식이 뜨거우면 쉽게 쉬는 것과 같다. 그러므로 肝에 熱이 있으면 입맛이 시어진다"고 하였다.

---

1) 內經(내경) : ≪素問 · 至眞要大論≫에 "諸嘔吐酸, 皆屬於熱"이라고 하였다.
2) 交(교) : 錯也, 섞일 교
3) 又(우) : ≪素問玄機原病式≫

원문

食熱酸. 中脘 正, 丹田 迎, 氣海 瀉

心熱酸. 大敦·少衝 補, 曲泉·少海 瀉

肝熱酸. 陰谷·曲泉 補, 靈道·中封 瀉

鍼處方 解說

1. 食熱酸

中脘 正; 丹田 迎; 氣海 瀉

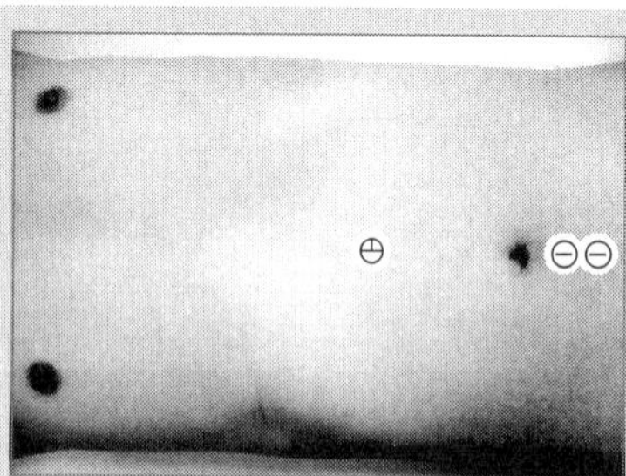

- 中脘, 丹田, 氣海는 모두 任脈에 있는 혈로서 呑酸은 모두 기가 순조롭게 하강하지 못하기 때문에 발생하므로 下氣시킬 목적으로 취혈하였다. 中脘은 食積을 없애기 위해서 사용하였고 氣海와 丹田은 瀉火시키고 下氣시킬 목적으로 사용된 경험혈이다.
- 위산과다증이나 위장출혈 등에 사용할 수 있는 명처방이다.

2. 心熱酸

大敦·少衝 補; 曲泉·少海 瀉

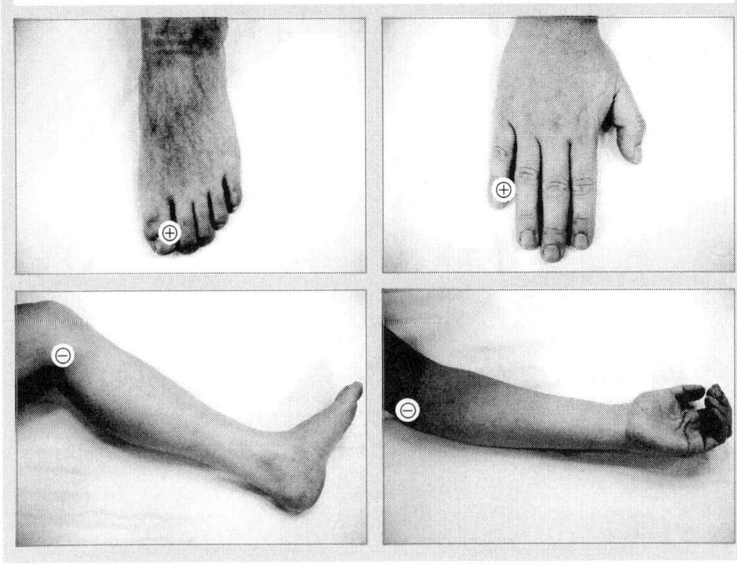

- 張景岳은 병위가 상완의 높은 곳에 있어 때도 없이 신물이 넘어와 嘈雜하며 감당할 수 없는 것을 呑酸이라 하고, 병위가 중초의 위완에 있어 때때로 구토를 하면서 신물을 토하는 것을 吐酸이라 하여 呑酸과 吐酸을 병태뿐만이 아니라 병위상으로 구분하였다.
- 心傷에 의해 呑酸이 유발되는 것이므로 기본적으로 心正格이 제시되었다. 그리고 酸味는 肝과 관련되므로 신물이 넘어오는 것을 다스리기 위해 陰谷 대신 肝經의 曲泉을 취한 것이다.
- 지산은 呑酸, 嘔噦, 嘈雜이 겸하여 나타나면 痰飮證이지만 유독 呑酸만 나타나면 呑酸의 치방으로 치료하라 하였다. 이에 근거하면 心正格은 소화성 궤양보다는 위-식도 역류 시 나타나는 呑酸에 적합하다고 할 수 있다. 신트림과 이로 인한 가슴 안쪽 깊숙한 곳의

작열감이 주증이다. 심한 경우 인후부까지 파급되는데 흔히 '생목 오른다'고도 한다.

3. 肝熱酸

陰谷·曲泉 補; 靈道·中封 瀉

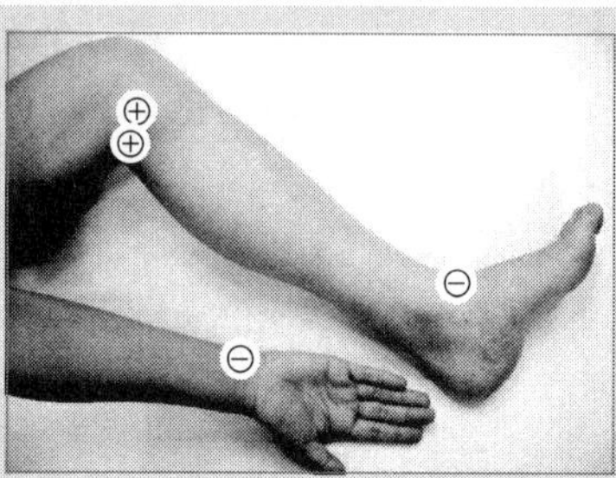

- 신맛은 肝이 주관하는 바이므로 劉河間은 신물이 넘어오는 것은 肝氣의 불안정에서 기인한다고 하였다. 그리고 ≪素問·六元正紀大論≫에서 木鬱의 병증으로 "胃脘當心而痛, 上支兩脇, 鬲咽不通, 食飮不下"라 하였듯이 肝氣가 橫逆하면 소화기계의 역류 증세가 발생한다.
- 상기 치법은 肝正格의 변용이다. 呑酸이 少陰의 병위에서 발현되므로 經渠 대신 手少陰經의 靈道를 취하였다.

第十八章

嘈雜噯氣門

≪經濟要訣 · 舍巖目錄≫ 原文

凡胃, 水穀之海, 無物不受. 若夫濕麵[1)]魚腥[2)], 水果[3)]生冷, 以及烹飪[4)]和[5)]調[6)], 粘滑[7)]難化物, 恣食無節.

국역 •••••

무릇 胃는 水穀의 海로 받아들이지 않는 음식물이 없다. 만약 국수나 물고기, 과일, 날 것, 차가운 것과 삶아서 감미로운 것, 끈적끈적하거나 매끈매끈하여 소화되기 잘 안되는 음식물을 마음대로 먹어서 절제하지 못하면 嘈雜이나 噯氣가 생긴다.

---

1) 濕麵(습면) : 국수
2) 魚腥(어성) : 물고기 등의 비린내 나는 것
3) 水果(수과) : 과일, 과실
4) 烹飪(팽임) : 삶은 음식. 음식을 삶음
5) 和(화) : 섞을 화
6) 調(조) : 調味. 즉 음식의 맛을 맞추기 위해 넣는 조미료
7) 粘滑(점활) : 끈적끈적하거나 미끌미끌한 것

원문

嘈雜 傷脾 痞滿. 少府·大都 補, 大敦·隱白 瀉
噯氣 反胃 膈噎. 中脘·陽谷 補, 臨泣·陷谷 瀉

鍼處方 解說

1. 嘈雜

少府·大都 補; 大敦·隱白 瀉

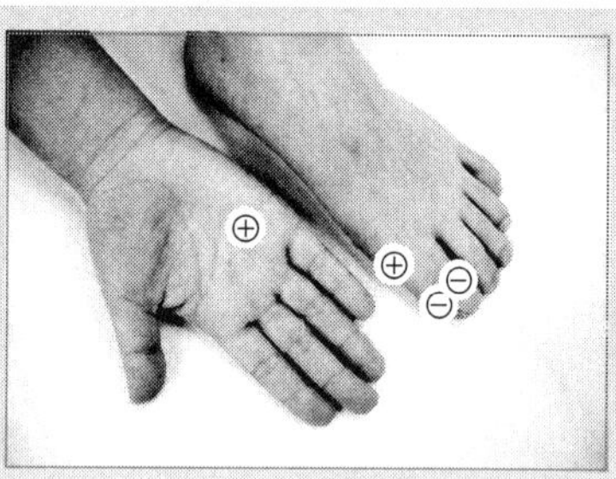

- 脾는 수곡을 소화시키고 기화의 중추 역할을 하므로 脾氣가 운행하지 못하면 기가 상승하지도 하강하지도 못한다. 따라서 食鬱 시 막힌 것은 음식물〔陰氣〕이지만 막혀서 통하지 못하는 것은 陽氣이다. 이로 인해 소화기의 기능성, 기질적 장애가 유발되어 급·만성의 소화불량증이 나타나는데 이를 총체적으로 嘈雜이라 한다. 嘈雜 시 '배가 고픈 듯하면서도 고프지 않고 음식을 먹고는 싶지만 먹을 수 없으며 식후에 속이 타는 듯한' 불편함을 호소한다고 묘사되었다.
- 脾正格은 脾虛에서 유발된 嘈雜에 대처하는 기본 치방이다. 脾傷 시 심하에서 痞滿이 나타난다.

2. 噯氣

中脘·陽谷 補; 臨泣·陷谷 瀉

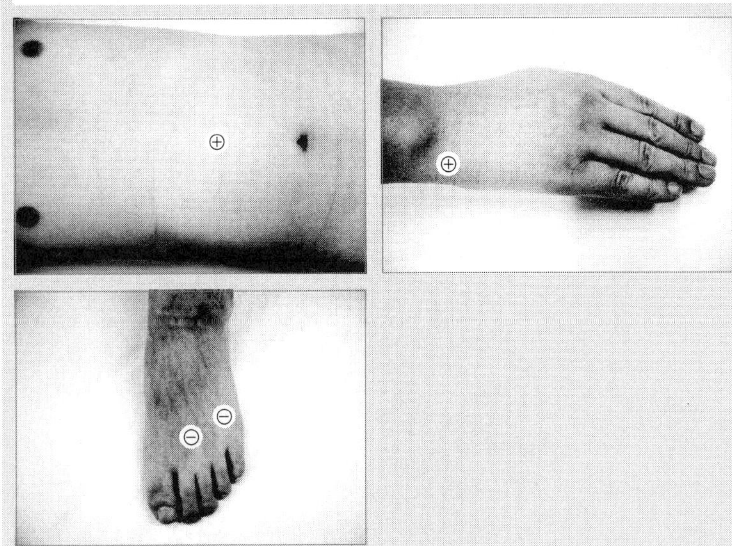

- 胃는 음식물의 受納과 腐熟을 주관하므로 胃의 병증은 일차적으로 受納, 腐熟 기능 이상으로 발현된다. 수곡을 받아들이는 倉廩之官으로서 胃의 기능은 하행을 전제로 하므로 胃氣의 불화는 기의 상역으로 이어진다. 그 결과 噯氣가 발생하는 것이다.
- 胃氣를 補하고 안정화시키기 위해 胃正格을 운용한다.

第 十 九 章

腫脹門

≪經濟要訣 · 舍巖目錄≫ 原文

內經[1])曰, 濕腫滿於脾胃, 熱冷脹於心肝. 脾虛不能制水, 水終[2]) 漬[3])於妄行, 通身[4])易浮, 名曰水腫. 心實自恣濁金, 金始濁於失走, 四肢漸弸[5]), 號爲熱脹. 在胸腹冷氣 上衝於面目, 引天運於升降, 量地氣於補瀉. 醫能虛實, 病何到骨!

국역 •••••

≪內經≫에서 이르기를, 濕으로 인한 부종과 창만은 脾胃에 가득하고 熱과 冷으로 인한 창만은 心과 肝에 부어오른다.

脾가 虛하여 水氣를 통제할 수 없으면 水氣가 마침내 妄行하여 함

1) 內經(내경) : ≪素問 · 至眞要大論≫에 "諸濕腫滿, 皆屬於脾"라고 하였다.
2) 終(종) : 畢竟, 마침내 종
3) 漬(지) : 잠길 지. 물들일 지
4) 通身(통신) : 全身. 온몸
5) 弸(붕) : 充滿, 찰 붕, 채울 붕. 즉 浮腫이나 脹滿을 뜻한다.

부로 스며드니 온몸이 쉽게 붓는 것을 이름 지어 水腫이라 말한다.

心이 實하여 스스로 방자하면 金을 탁하게 하고 金이 비로소 혼탁하여 갈 곳을 잃을 것이니 팔다리가 점차 부어오르는 것을 이름 하여 熱脹이라 부른다.

가슴과 배에 있던 냉기는 얼굴과 눈으로 치밀어 오르니 天運을 인용하여 氣를 오르내리게 하고 地氣를 헤아려서 補하고 瀉해야 한다.

醫師가 虛實에 능하다면 病이 어찌 골수에 이르랴!

원문 ·····

濕滿 胃敗. 氣海 迎, 陽谷 補, 臨泣・陷谷 瀉
熱脹 心實. 丹田 奪, 陰谷・曲泉 補, 太白・神門 瀉
氣脹 肺實. 膏肓 補, 少府・勞宮 補, 湧泉・然谷 瀉
水脹 腎溢. 水分 斜(瀉), 太白・太谿 補, 經渠・復溜 瀉
穀脹 肺濁. 中脘 正, 神門・太淵 補, 魚際・大都 瀉

譯著者 註 ·····

원문에서 丹田 奪은 丹田의 氣를 빼앗는다는 말로 迎과 같은 수기 방법으로 보아야하며 瀉法을 사용한다. 迎隨補瀉는 "瀉者迎之, 補者隨之 知迎知隨 氣可令和"라는 ≪黃帝內經≫의 내용에 따라서 침의 자입 방향을 서로 다르게 하는 것인데 瀉法은 鍼을 經의 순행방향에 역행하여 자입하는 것으로서, 예를 들면 丹田에 瀉法을 행하기 위하여 임맥이 아래에서 머리를 向하여 주행하므로 이 經의 氣流에 역행하여 上으로부터 下方向으로 鍼尖을 斜向刺入하는 방법이고, 補法은 이와 반대로 下로부터 上을 향하여 刺入하는데, 이것을 '隨而救之 迎而奪之'라 한다.

鍼處方 解說 ·····

1. 濕滿

氣海 迎; 陽谷 補; 臨泣·陷谷 瀉

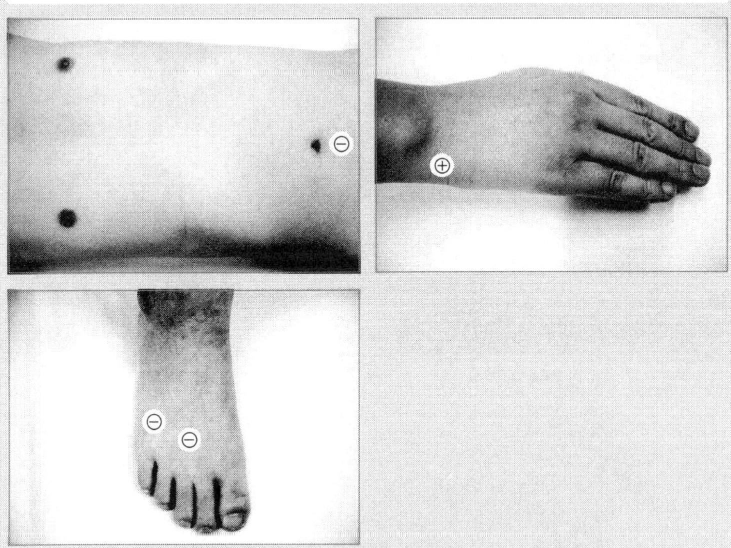

➘ 사암이 언급한 濕滿은 ≪靈樞·脹論≫에서 언급한 胃脹에 해당하는데, "배가 그득하고 위완부가 아프며 코에서는 탄내가 나서 음식을 먹지 못하고 대변이 굳는다"고 하였다. 이는 ≪靈樞·邪氣藏府病形≫에서 胃病이 있으면 "腹䐜脹, 胃脘當心而痛"한다고 한 내용과 상통한다. 한편 ≪素問·至眞要大論≫에서는 "厥陰司天, 風淫所勝"하면 '胃脘當心而痛, 上支兩脇, 鬲咽不通, 飮食不

下, 腹脹'이 발생한다고 하였으며, ≪素問·風論≫에서는 胃風의 징후로 "頸多汗, 惡風, 飮食不下, 鬲塞不通, 腹善滿, 失衣則䐜脹, 食寒則泄, 診形瘦而腹大"를 언급하였다.

➘ 胃脹이므로 胃正格을 취하였다. 陽谷만을 취한 것은 腑氣의 宣通을 강화하기 위한 방법이라 할 수 있다.

2. 熱脹

丹田 奪; 陰谷·曲泉 補; 太白·神門 瀉

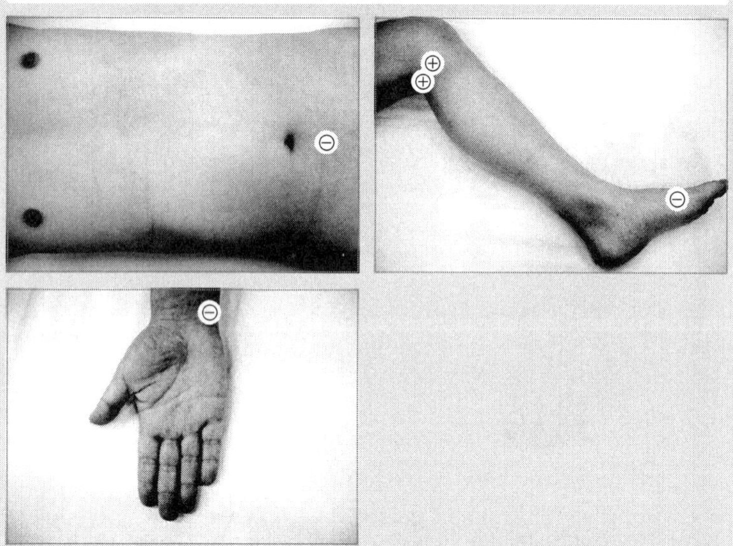

➘ ≪醫宗必讀≫에서는 실(열)증의 종창에 대해서 "先脹于內而後腫于外者爲實", "小便黃赤·大便秘結爲實", "滑數有力爲實", "色紅氣粗爲實"이라 하였다.

➘ ≪世醫得效方≫에서는 "陽이 陰과 어울려 陽은 실하고 陰은 허

하게 될 경우, 陽이 성하면 外熱하게 되고 陰이 허하면 內熱하게 된다"고 하며 "이때 음허하여 잘 펴지지 못하면〔不能宣導〕 음식은 전과 같이 먹더라도 복부가 창만"하게 되는데 이것이 熱脹이라 하였다. 즉 陽實陰虛의 기전으로 熱脹이 발생한다고 보았다. 여기서 陽은 陽分을, 陰은 陰分을 의미하며, 陽分을 心肺의 영역인 상초, 陰分을 肝腎의 영역인 하초로 볼 수도 있다. 맥상은 陰分의 虛로 인해 맥이 浮하고 陽分의 實로 數하게 되므로 浮數하다 하였다. 양허에 의한 虛脹이 아니므로 식욕은 정상이다.

➘ 사암은 熱脹은 心實에 의한 것이라 하였다. 상기 치법은 心勝格에서 少海 대신 肝經의 曲泉을 취한 心勝格의 변용이다. 熱脹이므로 心勝格을 기본으로 삼았는데 이는 '淸心火, 降肺金'을 위한 조치이기도 하다.

3. 氣脹

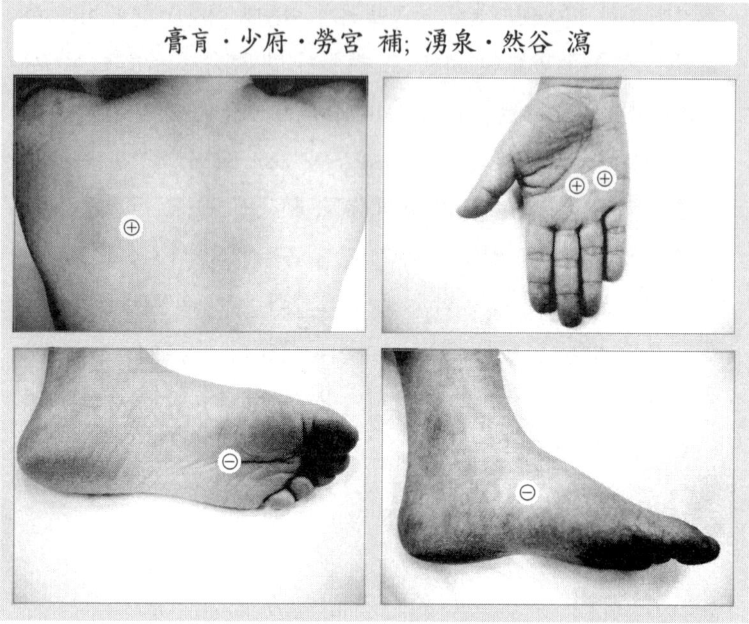

➘ ≪仁齋直指方≫에서는 氣脹에 대해 "七情의 울결로 기의 운행이 막혀 상초의 기가 내려가지 못하고 하초의 기도 오르지 못한〔上不得降, 下不得升〕 결과 온몸은 크게 붓고 사지는 여윈다"고 하였다. 모든 脹·滿이 처음에는 기의 운행불리에서 비롯되고 오래되면 水病에 이른다. 따라서 氣脹(滿)이라고 규정한 것은 병위가 氣分에 머물러 있되 水分의 병증에까지 이르지는 않은 상황이다. 체간이 붓고 사지는 여윈다고 하였는데 일반적인 七情傷에서 초래된 종창이 이런 상황에 이를 수 있는지는 의문이다. 일단 이 내용은 체간이 붓는 것에 비해 사지의 부종은 가볍거나 크게 부각되지 않는다는 의미로 이해하는 것이 타당하리라 본다. 그러나 "上不得降, 下不得升"의 결과 肺氣의 숙강이 정상적으로 이루어지지 않으면 사지가

가늘어질 수도 있다.

- ≪醫學入門≫에서는 氣腫에 대해 "七情이 停涎하고 울체되어 습열이 되고 脾·肺가 함께 병들면 사지가 말라가고 胸脇은 膨脹하게 되는데 水氣에 의한 병증과 유사하다"고 하였다. 이는 ≪仁齋直指方≫에서 언급한 氣脹과 유사하나 氣腫은 濕鬱이 부각된다. 한편 氣腫은 水에 의한 병증과 유사하지만 기본적으로 濕鬱의 병증으로서 水의 정류가 심한 상황에까지 이르지는 않다는 점에서 水腫과도 구분된다. 李梴은 부은 부위를 손으로 누른 부위가 함몰되고 곧장 융기하지 않는 경우는 습에 의한 것이라 하였는데 이는 기허에 濕鬱을 겸했기 때문인 것으로 볼 수 있다. 氣鬱에 동반하여 특히 肺氣의 선발 기능에 이상이 있으므로 胸脇이 膨脹하다. 또한 脾·肺가 함께 병들면 脾가 사지를 자양하지 못하므로 사지가 가늘어질 수 있다.
- 상기 치법은 이해하기가 쉽지 않다. 일단 心經과 心包經을 동일 기능계로 보면 이 치법은 心經과 腎經의 혈들을 취하여 '上不得降, 下不得升'에 의한 心腎不交를 다스리기 위한 방법으로 해석할 수 있다. 少府·勞宮을 취한 것은 心氣를 북돋우고 淸陽을 상승시키기 위해서이고 이에 腎經의 湧泉·然谷을 취한 것은 心經과 腎經 간에 교통을 시키고자 한 것이라 할 수 있다. 한편 錢乙이 "腎熱傳於膀胱, 熱盛逆於脾胃, 脾虛而不能制腎水, 脾主四肢, 故流走而身面皆腫也"라 하였듯이 腎熱이 과잉되면 中氣가 脾의 운화불리를 조장하여 종창을 초래할 수 있다. 따라서 湧泉·然谷을 瀉한 것으로 해석할 수 있다.

4. 水脹

太白·太谿 補; 水分·經渠·復溜 瀉

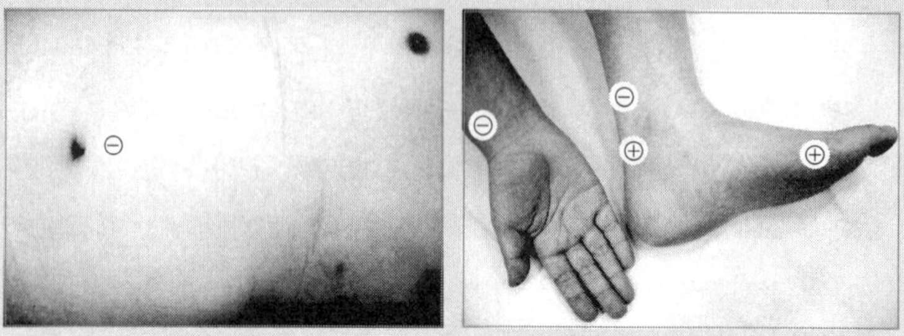

- 《仁齋直指方》에서는 水脹에 대해 "脾土가 濕을 받아 腸胃에 水가 들어차고 피부에 넘치며 뱃속에서 꾸르륵거리는 소리가 나며 가슴이 두근거리고 숨이 차오른다"고 하였다. 脾土가 약하여 水를 제어하지 못하고 水飮이 腸胃에 정류되므로 '漉漉有聲'이 발생한다. 水飮이 상부로 범람하여 凌心하는 상황까지 이르렀다. 따라서 怔忡과 喘息을 유발하는 것이다.
- 사암은 水脹의 병기를 '腎溢'이라 하였는데 이는 腎主水 기능의 부전으로 水가 하초에서 상부로 범람하는 것을 의미한다. 이는 특히 심부전이나 심장성 천식의 상황에서 잘 나타난다. 《素問·藏氣法時論》에서 腎病의 징후로 "腹大, 脛腫, 喘欬, 身重, 寢汗出, 憎風"을 언급한 것이 이에 해당한다. 한편 '腎溢'의 병기에 의한 수종이 喘을 동반할 경우 예후가 좋지 않다. 그리고 《千金方》에서는 부종으로 발바닥이 평평해질 정도〔足下平滿〕가 되면 傷腎한 것으로 회복하기 힘들다고 하였다.
- 사암은 '腎溢'에 의한 水의 범람을 腎實의 상황으로 보았다. 따라서 腎主水의 기능 부전으로 정체된 水飮이 과부하 하는 상황을 다스리고자 腎正格의 보사를 뒤집어 腎勝格의 변형을 운용했다.

5. 穀脹

中脘 迎; 神門・太淵 補; 魚際・大都 瀉

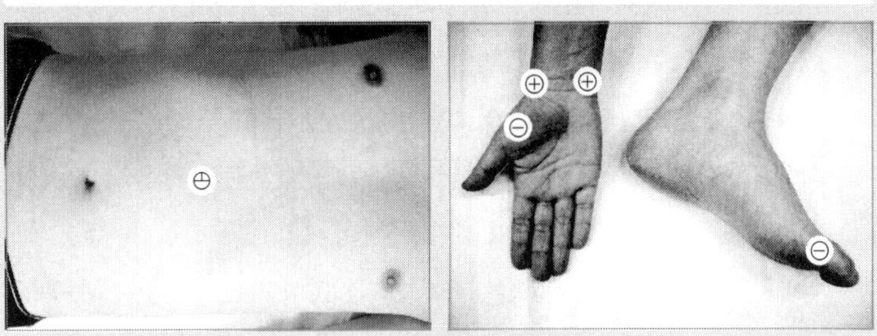

- ≪仁齋直指方≫에서 지나치게 배고픈 상태에서 음식을 과식한 것이 원인이 되어 발생하는 것을 脹滿증으로 언급하였다. "痞悶하고 신물이 오르며, 음기가 약해지고 양기가 성해지는 아침에는 음식이 잘 소화되므로 식사를 할 수 있지만, 음기가 성해지고 양기가 약해지는 저녁에는 음식이 잘 소화되지 않으므로 식사를 하지 못한다"고 하였다. 음식상에 의한 결과로서 食鼓라 하기도 한다. ≪素問・腹中論≫에서 "心腹滿, 旦食則不能暮食"하는 것을 鼓脹이라 칭한 것에 부합하는 내용으로서 호전되더라도 음식을 절제하지 않으면 재발한다고 하였다.
- 사암은 穀脹의 병기를 '肺濁'이라 간략히 표현하였다. 이에 의하면 부적절한 섭식이나 中氣 운행의 이상으로 "脾氣散精, 上歸于肺, 通調水道, 下輸膀胱"의 기전에 장애가 발생한 상황이라 할 수 있다. ≪世醫得效方≫에서는 음식을 지나치게 먹으면 肺를 상한다고 하였고, ≪景岳全書≫에서는 "但治節有不行者, 悉有氣分, 皆能作脹"이라 하였다. 따라서 穀脹은 水之上源인 肺의 通調水道 기능 이상으로 인해 下焦로 수액의 宣通이 폐색되어 창만이 발생한 상황이다.

- 상기 치법은 肺正格의 변용으로서 太白 대신 神門을, 少府 대신 大都를 취하였다. ≪素問・調經論≫에서는 "有所勞倦, 形氣衰少, 穀氣不勝, 上焦不行, 下脘不通, 胃氣熱, 熱氣熏胸中, 故內熱"이라 하였다. 따라서 魚際와 大都를 瀉한 것은 식울이나 脾氣의 불통으로 유발된 鬱熱이 肺氣의 숙강과 通調水道 기능에 이상을 유발한 상황을 다스리고자 한 방법이라 할 수 있다.
- 神門을 사용한 의미는 명확하지 않다. 다만 上焦之氣를 선통시키기 위해 肺經의 原穴인 太淵과 함께 心經의 原穴인 神門을 배합한 것으로 보인다. 神門은 心經의 原穴이고 또한 五輸穴 중의 '水'穴이고 五行上 土에 속하는데, ≪靈樞·九鍼十二原≫에서는 "五臟有疾, 當取之十二原"이라 하고, 心主血脈하므로, 氣血의 痺阻로 일어나는 증상에 神門을 취한다.

第二十章

積聚門

≪經濟要訣·舍巖目錄≫ 原文

夫積者五臟之陰, 聚者六腑之陽, 陰沈而伏, 陽浮而動. 是故積者其始發有滯1)處, 其痛不離其部, 聚者始終無根本, 而發動無定位. 以此無定者乘2)六, 有滯者始五.

국역 •••••

대저 積은 五臟의 陰氣이고 聚는 六腑의 陽氣이니 陰氣는 가라앉아 잠복하고 陽氣는 떠올라서 움직인다.

그러므로 積은 그것이 처음 발생하면 머무는 곳이 있으며 통증도 그 부위를 벗어나지 않고, 聚는 시종 뿌리가 없으며 움직일 때도 일정한 위치가 없다.

이런 까닭에 定位가 없는 것은 六腑에서 기인하고 滯處가 있는 것

---

1) 滯(체) : ≪難經·五十五難≫에는 '常'으로 되어 있다. ○滯는 滯在 머무를 체
2) 乘(승) : 因也, 인할 승. 登也, 오를 승

은 五臟에서 시작한다.

원문

肝積 肥氣 在左脇. 陰谷·曲泉 補, 經渠·中封 瀉
心積 伏梁 在臍上. 大敦·少衝 補, 陰谷·少海 瀉
脾積 痞氣 在胃中. 少府·大都 補, 大敦·隱白 瀉
肺積 息賁 在右脇. 太白·太淵 補, 勞宮·魚際 瀉
腎積 奔豚 在臍下. 經渠·復溜 補, 太白·太谿 瀉
天膺穴·中脘 正, 丹田 迎, 氣海·天樞·鎮靜·三陰交 正或 斜

鍼處方 解說

1. 肥氣

陰谷·曲泉 補; 經渠·中封 瀉

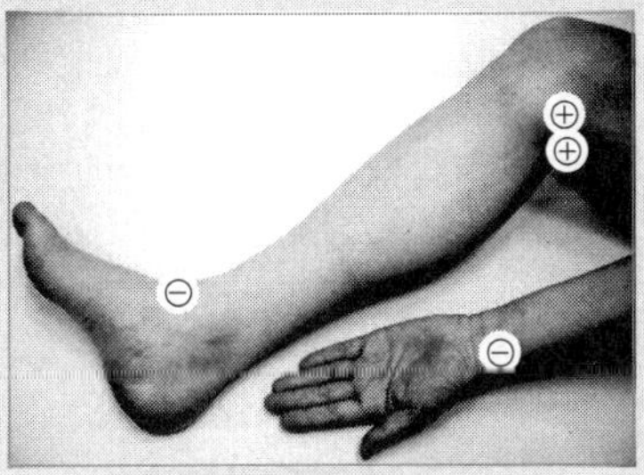

- 《難經》에서는 肝積에 대해 肥氣라 하여 "왼쪽 협하부에 술잔을 엎어놓은 모양의 硬結物이 생겨서 머리와 다리가 있고 오랫동안 낫지 않으면 기침이 나고 痎瘧하며 해가 지나도 낫지 않는다"고 하였다. 왼쪽 협하부의 경결물은 비장종대의 양상이라 할 수 있다.
- 《濟生方》에서는 肝積이 있으면 맥이 '弦而細'하다고 하며, 증상으로 "兩脇下痛, 牽引小腹, 足寒轉筋"하며, 남자는 積疝이, 여자는 瘕聚가 생긴다고 하였다.
- 肝積이므로 기본적으로 肝正格을 운용한다. 한편 사암은 痰이 鬱結하면 癖을 형성한다고 하고 이에 肝正格을 운용하라 하였다.

2. 伏梁

大敦・少衝 補; 陰谷・少海 瀉

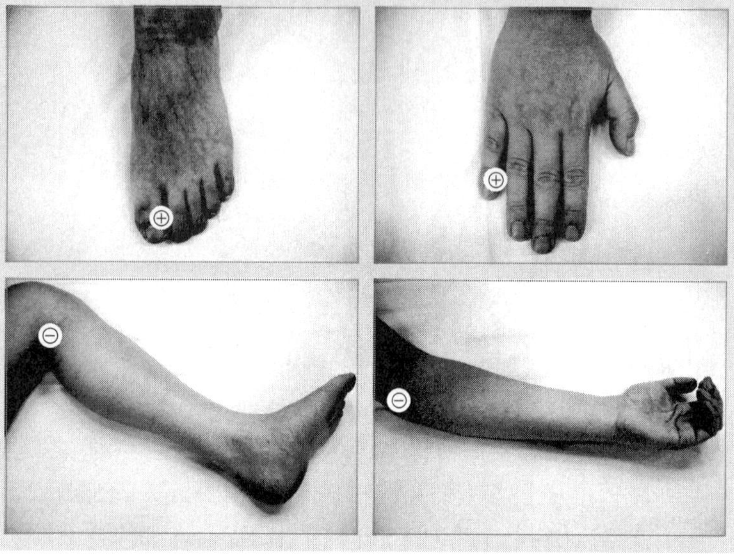

- 《難經》에서는 心積에 대해 伏梁이라 하여 "배꼽의 위쪽에 크기가 팔뚝만한 것이 걸쳐있어서 위로는 명치에까지 이르는데 오랫동안 낫지 않으면 煩心하게 한다"고 하였다. 팔뚝 모양의 硬物이 걸쳐서 움직이지 않는 것이 건물의 들보와 비슷하다 하여 伏梁이라 하였다.
- 手少陰經筋은 "結於胸中, 循賁, 下繫於臍"하는데 伏梁이 복부에서의 手少陰經筋의 배치를 따라 나타난다는 점이나 手少陰經筋의 병증으로 '內急, 心承伏梁'이 언급되어 있다는 점으로 보아 伏梁이 手少陰經筋과 관련이 있음을 알 수 있다. 배꼽 주위의 경결은 주로 배꼽 위의 水分穴 주위에서 부각된다. 劉河間은 이를 "居臍上逆, 臍下順, 不可移動"이라 하여 그 형태가 배꼽 위에서 더 부각되는 것으로 묘사하였다. 그러나 경결이 커지면 배꼽 주변이

나 하단에서 촉지되기도 한다. 따라서 張景岳은 伏梁이 心積만을 단독으로 지칭하는 것이 아니라 복부 안쪽에 경결상의 積이 있는 것을 총칭하는 개념이라 하였다.

- 心積이므로 心正格을 운용한다.

3. 痞氣

少府・大都 補; 大敦・隱白 瀉

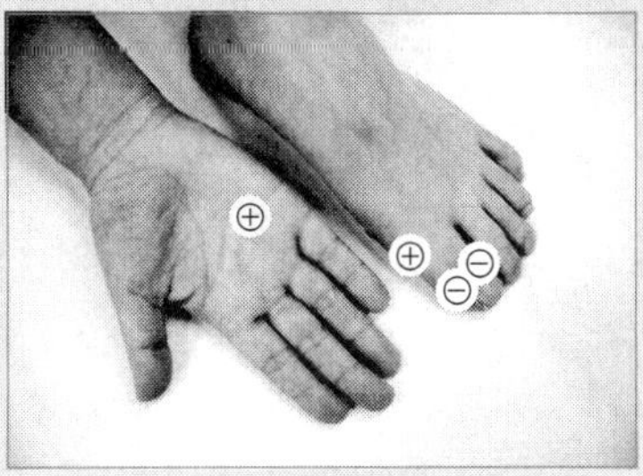

- ≪難經≫에서는 脾積에 대해 痞氣라 하여 "胃脘부에 위치하고 크기가 쟁반을 뒤집어 놓은 것 같다 하고 오랫동안 낫지 않으면 사지를 제대로 가누지 못하고 황달이 나타나며 음식을 먹어도 살로 가지 않는다"고 하였다. 위장의 신질적인 병변에 이한 주위 조지의 경결이나 종양으로 보인다. ≪醫學正傳≫에는 脾積의 위치가 胃脘의 우측에 있다고 하였다.
- ≪濟生方≫에서는 脾積이 있으면 맥이 '浮大而長'하고 공복 시에는 증세가 감소하지만 식후에 증세가 발현되며 腹滿, 구토와 설사가 나타나고 발이 붓고 체중이 빠진다고 하였다. 흡수장애 증상을 언급한 것이다.
- ≪儒門事親≫에서는 脾積과 관련하여 발생하는 황달을 속칭 食勞

黃이라 한다고 하였다. 급만성 간염이나 간경화와 관련지어 이해할 수 있다.

- 脾積이므로 脾正格이 제시되었다.

4. 息賁

太白・太淵 補; 勞宮・魚際 瀉

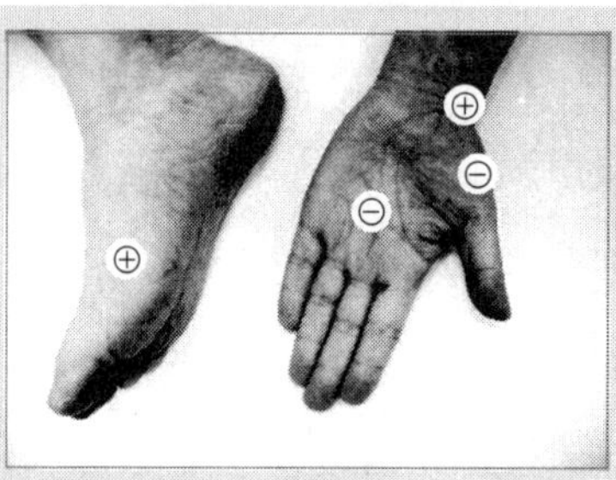

- ≪難經≫에서는 肺積에 대해 息賁이라 하여 "오른쪽 脇下에 술잔 크기의 硬物이 생겨서 오랫동안 낫지 않으면 떨리고 한열의 증상이 있고 喘欬와 肺癰을 발한다"고 하였고, ≪素問・奇病論≫에서는 "脇下滿, 氣逆이 2~3년간 낫지 않으면 息積이 된다"고 하였다. 한편 手太陰之筋의 병증으로 '甚成息賁, 脅急吐血'이, 手心主之筋(手厥陰之筋)의 병증으로 '胸痛, 息賁'을 언급하였다.
- ≪濟生方≫에서는 "肺積이 있으면 맥이 '浮而毛'하며 증상으로 '氣逆, 背痛少氣, 喜忘目瞑, 膚寒, 皮中時痛, 或如虱緣, 或如鍼刺'가 나타난다"고 하였다.
- 해부학적으로 우측 협하의 종괴는 간의 이상에 해당하지만 한의학에서는 좌간우폐론상 肺積이라 표현한다. 이는 간실질의 병변이 肺積으로 반영되기도 한다는 것이다. 우측 협하에서 硬物이 촉지될 정도

면 간의 울혈 상태가 심하거나 간경변에 가깝다.

- 肺正格을 운용하는 것이 원칙인데 사암은 少府를 勞宮으로 대신하였다. 이는 手心主之筋(手厥陰之筋)의 병증으로 '胸痛, 息賁'이 언급되었기 때문인 듯하다.

5. 奔豚

經渠・復溜 補; 太白・太谿 瀉

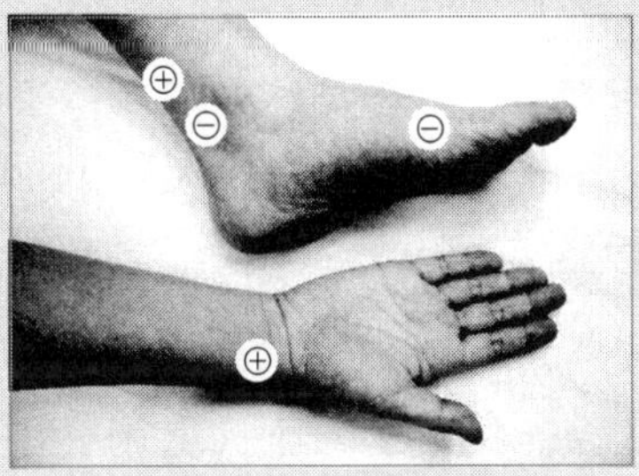

- ≪難經≫에서는 腎積에 대해 奔豚이라 하여 "아랫배에서 발하며 위로 심하에 이르기까지 돼지가 뛰어다니는 듯한 기운이 위나 아래로 이르고 발작에 일정함이 없다. 오랫동안 낫지 않으면 喘逆, 骨痿, 少氣에 이르게 된다"고 하였다.
- ≪金匱要略≫에서 '奔豚氣'의 증상으로 "從小腹起, 上衝咽喉, 發作欲死, 復還止, 皆從驚恐得之"로 묘사된 것으로 보아 腎積과 '奔豚氣'는 상호 유사하나 腎積으로서의 奔豚은 분명한 하복부의 경결이나 종괴를 동반하고 있다는 점에서 근본적인 차이가 있다. 이런 점으로 보아 기의 상충에 의한 병변으로서 奔豚氣가 장기화되거나 병위가 깊어져 腎積까지 초래하게 되는 것이 아닌가 추정한다.
- 腎積이므로 腎正格이 제시되었다.

6. 通治方

天應穴・中脘 正; 丹田 迎; 氣海・天樞・足三里・三陰交 正 或 斜

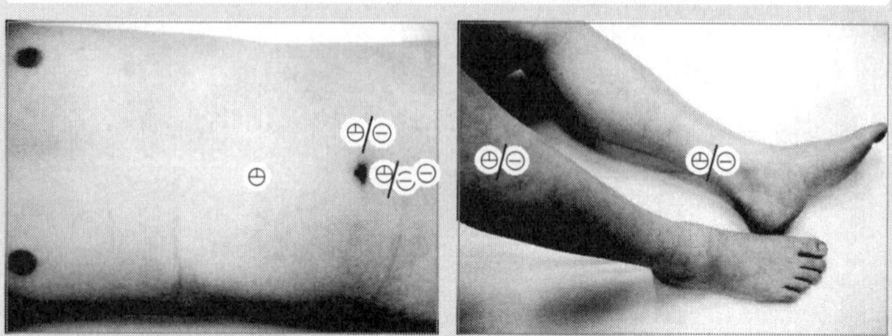

- 상복부에서 腑會穴인 中脘을 취하였고 하복부에서는 丹田과 氣海를 취하였으며 그 중간 부위에서는 大腸의 腹募穴인 天樞를 취하였다. 그리고 陽經을 총괄할 수 있는 足三里와 陰經을 아우르는 三陰交를 취하여 表裏 배치를 이루도록 구성하였다.
- 氣海는 生氣之海로서 《醫經理解》에서 이르기를 "氣海一名下肓 在臍下一寸半宛宛中, 肓之原, 生氣之海"라 하여 氣海가 元氣를 益하는 작용이 있음을 설명하였다.

第二十一章

虛損門

≪經濟要訣・舍巖目錄≫ 原文

經[1]曰, 虛損[2], 飮食飽[3]甚, 汗出於胃, 驚而奪[4]精, 汗出[5]於心, 持[6]重遠行, 汗出於腎, 疾走恐懼[7], 汗出於肝, 搖[8]體勞苦, 汗出於脾, 元氣殘弱, 肺汗[9]是也.

국역 ●●●●●

≪內經≫에서 이르기를, 虛損은 음식을 너무 많이 먹으면 胃를 상하

1) 經(경) : ≪素問・經脈別論≫
2) 虛損(허손) : ≪內經≫에는 없다.
3) 飽(포) : 饒也, 배부를 포
4) 奪(탈) : 失也, 빼앗길 탈
5) 汗出(한출) : ≪難經≫ 虞注에 '必傷'으로 되어 있으니, 上下의 汗出을 모두 이에 의거하여 고치면 뜻이 더욱 명확해진다.
6) 持(지) : 把持, 잡을 지
7) 懼(구) : 恐也, 두려울 구
8) 搖(요) : 動也, 흔들 요
9) 肺汗(폐한) : "元氣殘弱, 肺汗"은 ≪內經≫에 없다.

여 땀이 나고, 놀라서 精을 빼앗기면 心을 상하여 땀이 나며, 무거운 것을 지고 먼 길을 가면 腎을 상하여 땀이 나고, 빨리 달리거나 두려워하면 肝을 상하여 땀이 나며, 몸을 움직여 힘들게 일하면 脾를 상하여 땀이 나고, 元氣가 쇠잔하고 허약하면 肺를 상하여 땀이 난다고 한 것이 이것이다.

원문 •••••

飽甚 胃汗. 陽谷 解谿 補, 臨泣 陷谷 瀉
奪精 心汗. 大敦·少衝 補, 陰谷·少海 瀉
持重 腎汗. 經渠·復溜 補, 太白·太谿 瀉
恐懼 肝汗. 陰谷·曲泉 補, 經渠·中封 瀉
氣弱 肺汗. 太白·太淵 補, 少府·魚際 瀉
勞苦 脾汗. 少府·大都 補, 大敦·隱白 瀉
膏肓腧·肺腧·四花穴·中脘·丹田 迎

譯著者 註 •••••

四花穴은 대한침구학회 교재편찬위원회에서 발간한 ≪鍼灸學·上≫의 經外氣穴편에서 脾腧·膽腧 좌우 사혈을 지칭하였으며, 이들 四花穴은 張介賓氏 患門四花穴, 崔氏四花穴이라고 하므로 四花穴은 脾腧·膽腧의 좌우 4개 혈을 말한다.

鍼處方 解說

1. 飽甚

陽谷·解谿 補; 臨泣·陷谷 瀉

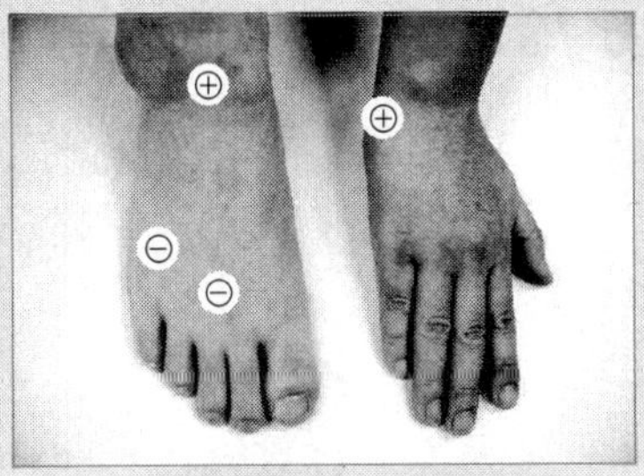

《素問·經脈別論》에서 "飮食飽甚, 汗出於胃"라 한 내용에 입각하여 음식을 포식한 후〔飽甚〕에 땀이 나는 것은 胃汗이라 하여 胃正格이 제시되었다. 식사를 하는 도중이나 식후에 비정상적으로 땀이 나는 상황으로 胃가 허하여 水穀之精을 잘 운화하지 못한 결과이다.

2. 奪精

大敦・少衝 補; 陰谷・少海 瀉

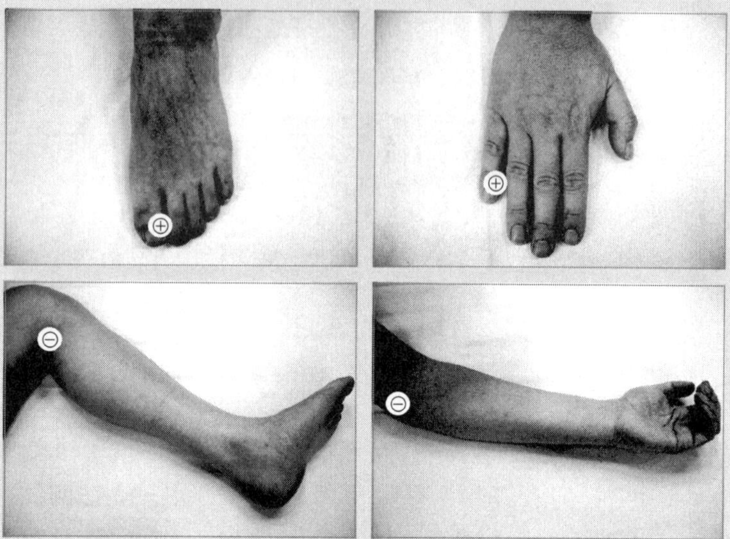

➘ ≪素問・經脈別論≫에서 "驚而奪精, 汗出於心"이라 한 내용에 입각하여 奪精 시의 발한을 心汗이라 하고 心正格이 제시되었다. 心正格은 心虛에서 기인하는 心氣의 불안정이나 상충을 다스린다. 心氣의 약화에 의한 것이므로 잘 놀라고 가슴이 두근거리며 쉽게 긴장한다. 상충의 결과 머리에서 식은땀이 흐르는 경우가 많다.

3. 持重

經渠・復溜 補; 太白・太谿 瀉

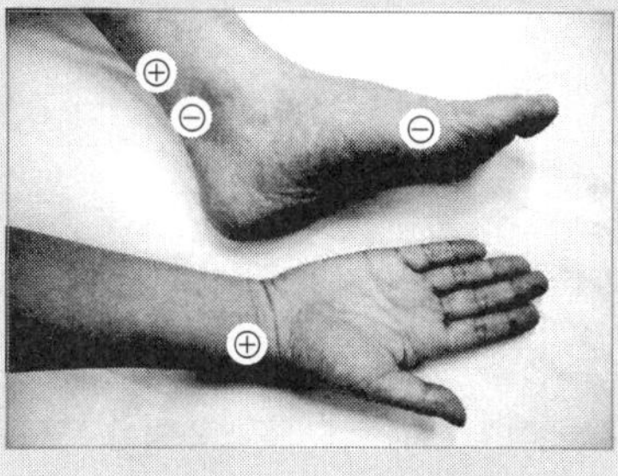

➘ ≪素問・經脈別論≫에서 "持重遠行, 汗出於腎"이라 한 내용에 입각하여 持重시의 발한을 腎汗이라 하고 腎正格이 제시된 것이다. 腎虛의 상황에서 발현된 自汗은 脫精의 소견을 동반하며 하체에서 땀이 나는 경우가 많다.

4. 恐懼

陰谷・曲泉 補; 經渠・中封 瀉

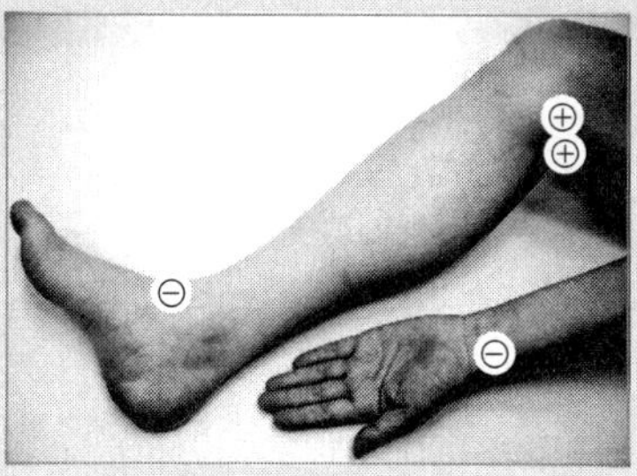

- ≪素問・經脈別論≫에서 "疾走恐懼, 汗出於肝"이라 한 내용에 입각하여 두려움이 심할 때 나는 땀을 肝汗이라 하고 肝正格이 제시된 것이다.

5. 氣弱

太白・太淵 補; 少府・魚際 瀉

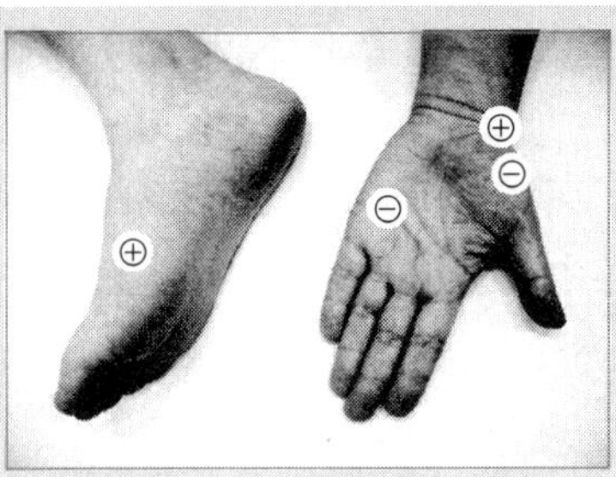

- 사암은 元氣殘弱하여 나는 땀은 肺汗이라 하여 肺正格을 제시하였다. 이 경우 自汗은 表氣不固에서 기인한다. 따라서 조금만 움직여도 쉽게 땀을 흘리는데 그 양이 많고 땀이 식으면 畏寒을 느낀다. 전반적으로 체력이 약해진 상황에서 발생하는데 肺主氣하므로 肺正格이 제시된 것이다.

6. 勞苦

少府·大都 補, 大敦·隱白 瀉

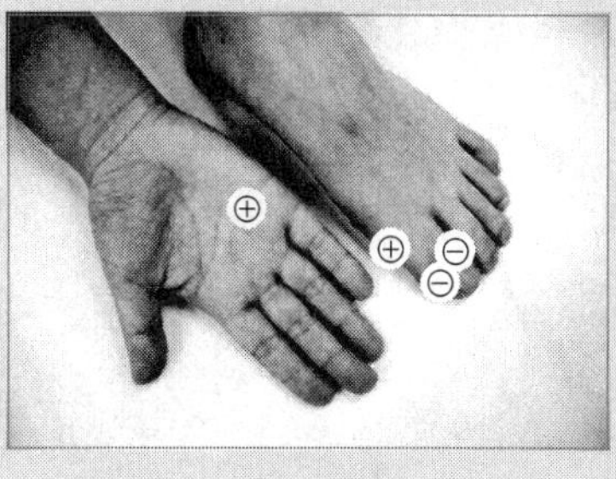

➘ 脾正格으로서 이 경우 노역의 결과 氣가 하함된 상황을 다스리기 위해 제시된 것으로 보인다.

7. 通治方

膏肓腧・肺腧・四花穴・中脘・丹田 迎

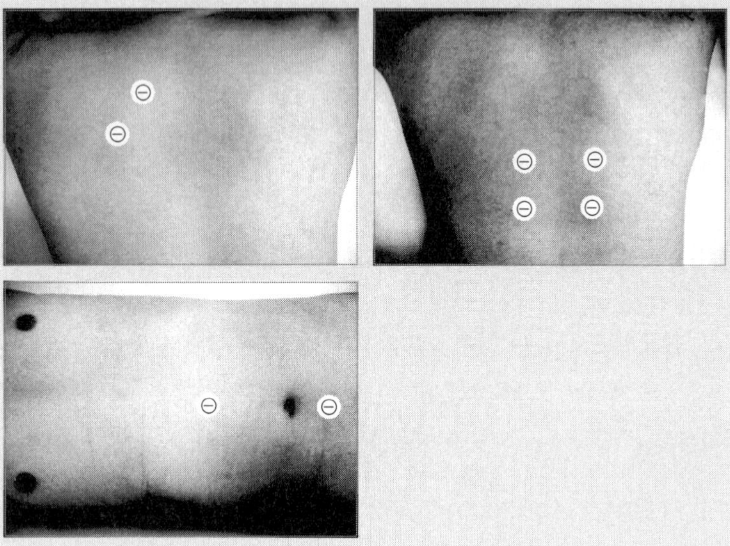

- 膏肓腧는 膏肓을 의미한다.
- 膏肓과 肺腧로 上焦를, 脾腧・膽腧에 해당하는 四花穴로 中焦를, 中脘과 丹田으로 중초와 하초를 다스릴 수 있도록 배치된 구성이다.

第二十二章

勞極門

≪經濟要訣·舍巖目錄≫ 原文

經[1])曰, 陰自虛者爲勞, 陽盡[2])動者爲極, 靜則精藏. 動則消亡, 飮食自倍[3]), 腸胃之乃憊[4]), 勞役太甚, 形氣[5])之衰敗[6]). 此則嗜欲[7])無節, 起居不時, 傷七情而罔[8])極, 勞[9])六慾[10])而何知? 眞元枯渴, 元氣衰弱, 云其火動, 咳嗽遺精, 是鬼交之外賊, 蒸熱[11])怳惚[12]), 玆[13])神魘[14])之內傷.

1) 經(경) : ≪素問·痺論≫에 "精則神藏, 躁則消亡, 飮食自倍, 腸胃乃傷"이라고 하였고, ≪素問·調經論≫에 "有所勞倦, 形氣衰少"라고 하였다.
2) 盡(진) : 모두 진. 다 진
3) 自倍(자배) : 음식량을 스스로 곱으로 늘린다는 뜻이니, 暴飮暴食을 말한다.
4) 憊(비) : 고날플 비. 피로할 비
5) 形氣(형기) : 몸의 기운
6) 衰敗(쇠패) : 老衰하여 기력이 약해짐
7) 嗜欲(기욕) : 嗜好하고자 하는 욕심
8) 罔(망) : 無也, 없을 망
9) 勞(노) : 病也, 앓을 로
10) 六慾(육욕) : 六欲. 六根의 欲情. 곧 色欲, 形貌欲, 威儀姿態欲, 言語音聲欲, 細滑欲, 人相欲
11) 蒸熱(증열) : 骨蒸熱. 뼛속에서부터 후끈후끈 달아오르는 열
12) 怳惚(황홀) : 정신이 불안정하고 혼란하여 주관이 없는 것
13) 玆(자) : 是也, 이 자
14) 神魘(신엽) : 귀신에 가위눌림

국역 ·····

經에서 이르기를, 陰이 저절로 허약해진 것을 勞라 하고 陽이 모두 요동치는 것을 極이라 한다.

안정하면 精이 저장되고 躁動하면 사라져 없어진다.

음식을 폭음폭식하면 腸胃가 이에 고달파지고 노역이 매우 심하면 形氣가 쇠약해진다.

이것은 기욕을 절제함이 없고 기거도 때에 맞지 않기 때문이니 七情에 상하는 것도 끝이 없거늘 六慾에 병드는 것을 어떻게 알겠는가?

眞元이 고갈되고 원기가 쇠약한 것을 그 火가 動하였다고 한다.

咳嗽와 遺精은 귀신과 교접한 외적이오, 蒸熱과 恍惚은 귀신에 가위눌린 내상이다.

원문 ·····

傷七情. 大敦・陰谷・經渠・太白・少府 補, 三里・陽池 瀉

勞六慾. 經渠・太白・少府 補. 氣海・心兪 瀉

元氣衰弱. 太白・太淵 補, 支溝・然谷 瀉

鬼交. 期門・日月・膻中 補, 太白・太谿 瀉

神魘. 臨泣・後谿 補, 通谷・前谷 瀉

恍惚. 丹田 迎, 氣海 斜, 陽谿 補, 太白 瀉

勞瘵. 腰眼・四髎 補, 膏兪(膏肓) 斜, 瘴蠱 奪

眞元枯渴. 經渠・通谷 補, 中脘 正, 陽谷・陽池 瀉

遺精. 經渠・復溜補, 太白・太谿 瀉

譯著者 註 ●●●●●

원문에서 四髎는 上髎·次髎·中髎·下髎의 4개 혈을 말하고 瘴蠱는 勞瘵를 치료하는 혈로 이 경외기혈은 문헌상에 존재하지 않으나 勞瘵는 현대 병명으로 폐결핵에 해당하는 병으로 勞瘵를 치료하는 경외기혈로는 灸癆·柱側·久癆가 있다. 灸癆는 제3흉추극돌기의 고점에, 柱側은 제3흉추돌기 0.5寸 양방에, 久癆는 제3흉추극돌기 양측 1寸에 존재하는 혈로 瘴蠱혈도 제3흉추극돌기로부터 1寸까지 부위에서 勞瘵인 폐결핵을 치료하는 혈이 있을 것으로 생각된다. 膏兪에 대해서 김달호는 ≪圖解校勘 舍巖道人鍼法≫에서 膏肓과 肺腧로 보았으나, ≪備急千金要方≫·≪太平聖惠方≫·≪鍼灸資生經≫ 등에는 膏肓의 異名이 膏肓兪라고 언급되어 있을 뿐만 아니라 21장의 虛損門에서도 통치방에 膏肓兪가 언급되어 있으므로 膏兪는 膏肓兪(膏肓)로 보는 것이 옳다.

1. 傷七精

大敦·陰谷·經渠·太白·少府 補; 三里·陽池 瀉

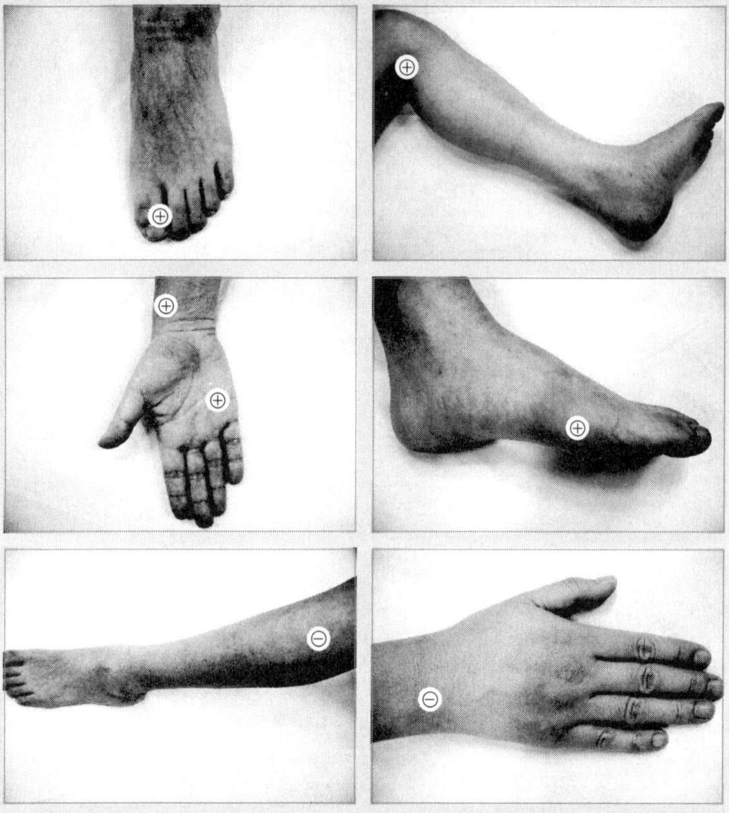

➘ 사암은 "陰自虛者爲勞, 陽盡動者爲極"이라 하여 勞와 極을 정의하였다. 여기서 '陰'은 각 臟이 저장하는 精을 의미한다. 따라서 勞證은 五臟이 저장하는 精의 허손과 그에 기반하는 神의 불안정

에 관련된 증상들이 발현된 것으로, 心勞・肝勞・脾勞・肺勞・腎勞의 五勞證으로 구분한다. 한편 極證은 원래 筋極・骨極・血極・肉極・精極・氣極의 六極으로 구분되는데 사암은 이를 陽이 비정상적으로 동하여 藏精하지 못하고 精이 손실된 것으로 보았다.

- ≪素問・痺論≫에서는 "陰氣者, 靜則神藏, 躁則消亡, 飮食自倍, 腸胃乃傷"이라 하였다. 여기서 陰氣는 陰分이며 五臟之氣를 말한다. 陰分의 五臟之氣가 안정적이면 神과 精이 잘 거두어지지만 불안정해지면 손실된다는 것이다. 사암은 이 조문의 일부를 인용하여 "飮食自倍, 腸胃乃憊"라 한 것이다.
- 상기 치법은 五臟에 연계되는 陰經을 補하여 '陰自虛'에 대처하고, 陽經을 瀉하여 '陽盡動'을 다스리는 절묘한 배치를 이루었다. 大敦・少府・太白・經渠・陰谷은 연계되는 五臟과 오행적 속성이 일치하는 주혈들로서 勞에 대처한 것이다. 胃의 合穴인 三里를 瀉하여 '腸胃乃憊'를 다스리고 陽分의 동요를 제어하여 陰分의 손실을 막고자 한 것이다. 陽池는 ≪備急千金要方≫에서 "主熱病汗不出"이라 하였는데 열병 후 땀을 많이 흘려서 진액이 부족하고 허탈한 상태를 다스릴 수 있다. 한편 陽池 대신 曲池를 취하기도 한다.
- 본 처방은 五臟의 送穴인 天府穴을 모두 사용한 처방이다.

2. 勞六慾

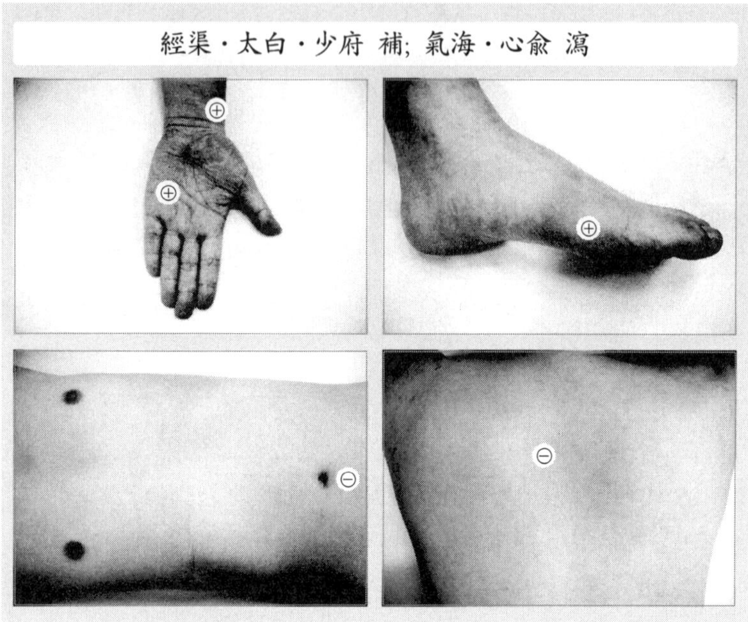

➘ 傷七情의 치방처럼 '陰自虛者爲勞, 陽盡動者爲極'이라는 측면에 입각하여 구성되었다. 陰經 중에서 心經・脾經・肺經의 주동혈만을 취하였다. 氣海와 心兪는 水升火降을 유도하기 위해 취한 것으로 보인다.

3. 元氣衰弱

太白·太淵 補; 支溝·然谷 瀉

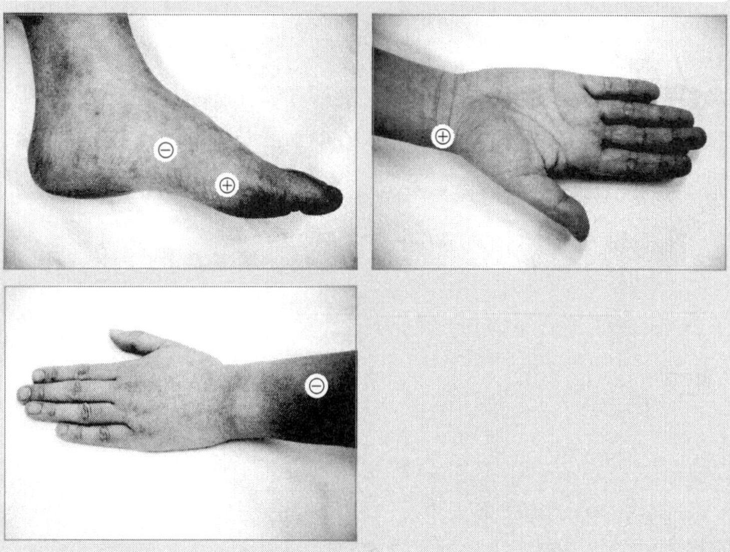

- ≪素問·調經論≫에서는 陰虛하여 내열이 생기는 기전에 대해 “有所勞倦, 形氣衰少, 穀氣不勝, 上焦不行, 下脘不通, 胃氣熱, 熱氣熏胸中, 故內熱”이라 하였다. 여기서 陰虛는 勞倦으로 인체의 內位인 陰分이 허해진 것을 의미한다. 陰分이 허함으로 인해 발생한 내열은 中氣의 운행불리에서 기인하는 鬱熱로서 ‘陰虛生內熱’은 후대에 주창된 陰虛火動론과는 전혀 다른 병기임을 알 수 있다.
- 李東垣은 비위의 기가 쇠하고 元氣가 부족하면 元氣의 적인 相火(陰火)가 이를 틈타 올라온다고 보았다. 李東垣은 음식상과 노권상이 ‘脾胃虛衰, 元氣不足’을 초래하는 내상의 주요 요인이라고 보았다. 그리고 이러한 상황에서 유발된 陰火를 병리적 상화로 보고서

元氣의 적으로 규정했는데 이는 ≪素問·調經論≫에서 언급한 '陰虛生內熱'의 병기와 상통한다.

- 상기 치법은 肺正格의 변형으로서 원래 虛勞, 勞倦의 상태에서 유발되는 '陰虛生內熱'의 상황을 다스리기에 적합하다. '太白·太淵 補'는 脾氣의 상승을 유도하여 '穀氣不勝, 上焦不行, 下脘不通, 胃氣熱'하는 상황을 다스린다. '支溝·然谷 瀉'는 陰分의 虧損에서 유발된 병리적 상화를 다스리기 위한 것이다. 보통 虛浮大한 맥상이 나타나는 경우로서 補中益氣湯 계열의 처방을 투여해야 할 때 운용하기 적절한 치법이라 본다.

4. 鬼交

期門·日月·膻中 補, 太白·太谿 瀉

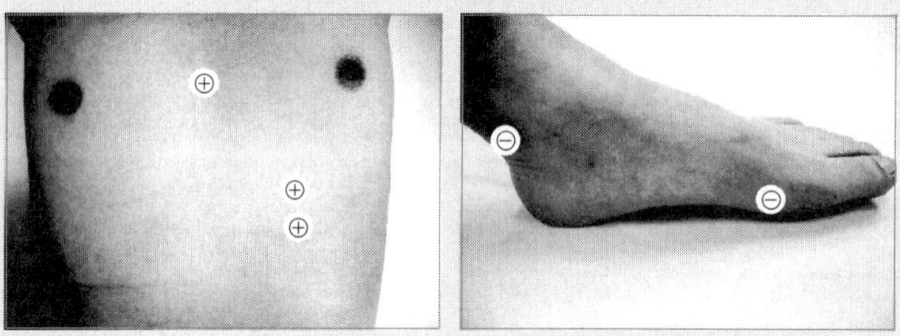

- 다른 사람과 성교하는 꿈을 자주 꾸는 것을 말하는 것으로 독신자, 과부에게서 주로 나타난다.
- 상기 치법에서 '太白·太谿 瀉'는 腎正格의 일부를 취한 것이다. 肝經의 期門은 胸中煩熱, 譫妄 등을 다스릴 수 있고, 膽經의 日月은 ≪太平聖惠方≫에서 "善悲不樂, 欲走, 多唾, 言語不正, 四肢不收" 등을 다스린다 하였고, 心包經의 膻中은 ≪醫學

入門≫에서 '卒痛煩心, 心中懊憹, 數欠頻伸, 心下悸而悲恐' 등을 다스린다 하였다. 肝經·膽經·心包經의 募穴을 취한 것으로 보아 鬼交의 병기가 腎虛와 더불어 肝鬱과 관련이 있어 이에 대한 대처를 한 것으로 해석된다.

5. 神魘

臨泣·後谿 補; 通谷·前谷 瀉

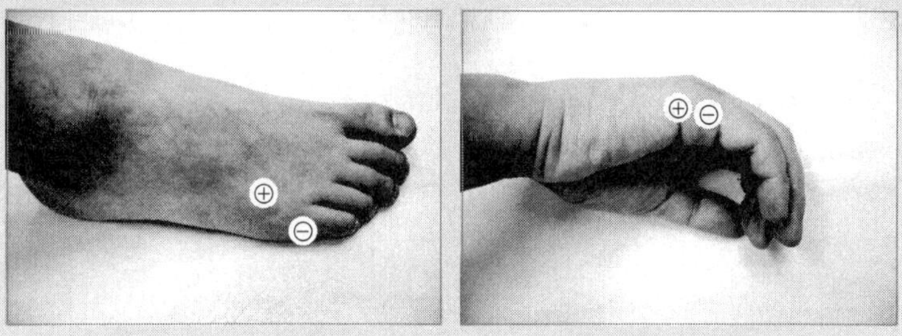

➘ 가위눌림이나 악몽으로 수면이 불안하고 자다가 놀라며 갑자기 깨어나는 경우를 말한다. 대개 心虛로 발하는 血不足의 결과이다. 따라서 心과 표리를 이루는 小腸正格을 치법으로 제시하였다.

6. 恍惚

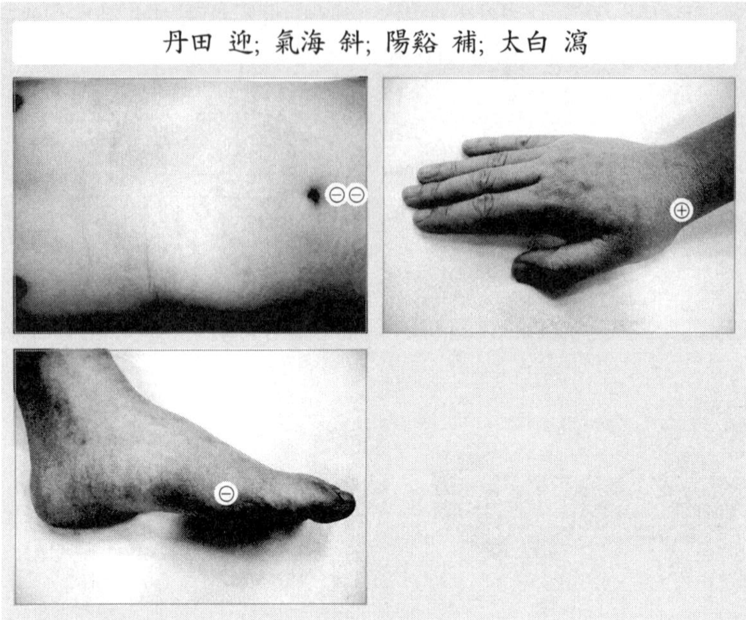

- 恍惚이란 정신이 몽롱하며 안절부절못하여 불안정한 상태이다. '陰自虛者爲勞, 陽盡動者爲極'이라는 측면에서 보면 陽盡이 恍惚을 유발할 수 있어 '陽谿 補; 太白 瀉'를 취한 것으로 본다.
- 氣海는 ≪外臺秘要≫에 '臥善驚'을 다스린다 하였고, 陽谿는 ≪千金翼方≫에서 '驚瘈'를 다스린다 하였다.

7. 勞瘵

腰眼·四髎 補; 膏肓 斜, 瘴蠱 奪

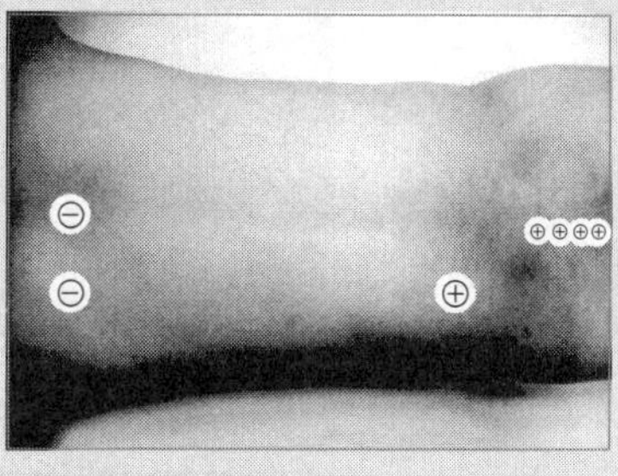

➘ 폐결핵과 같은 만성소모성 질환의 치법이다. 한편 腰眼·四髎는 하초에 위치하고, 膏肓·瘴蠱는 상초에 위치하므로 水升火降을 유도할 수 있도록 구성하였음을 알 수 있다.

8. 眞元枯渴

經渠·通谷 補; 中脘 正; 陽谷·陽池 瀉

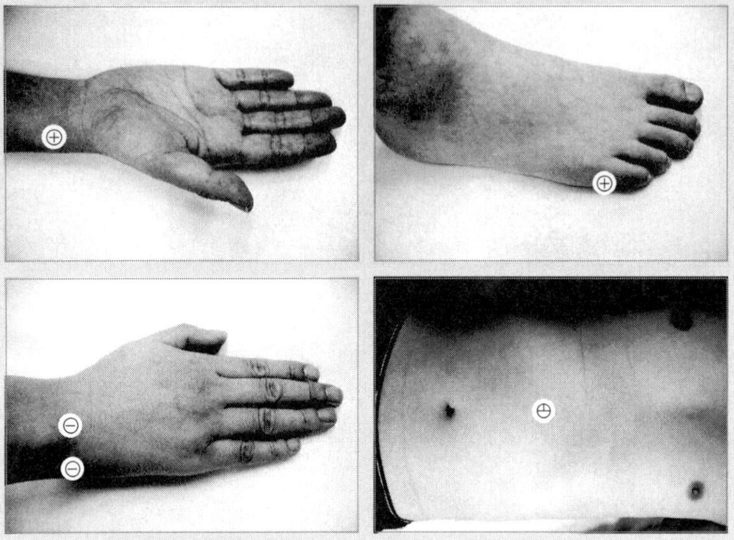

- 經渠는 肺金을, 通谷은 膀胱水를 대표하는 혈이므로 이들을 補한 것은 腎水의 산생을 돕기 위한 방법이다. 經渠는 ≪瓊要神書≫에서 '五心煩熱, 諸虛不足, 脘疼' 등을 다스린다 하였고, 通谷은 ≪鍼方六集≫에서 '五臟氣亂於頭'한 것을 다스린다 하였다. 陽谷과 陽池는 陽經에서 火의 주동경인 小腸經과 三焦經의 火穴과 原穴이다. 이들을 瀉한 것은 병리적 상화를 다스려 陰精의 고갈을 막기 위한 것이다.
- 총괄적으로 '陰自虛者爲勞, 陽盡動者爲極'의 원칙에 입각하여 勞極을 다스리는 측면에서 陰虛火動에 대처하기에 적합한 치법이다.
- 中脘을 취한 것은 脾胃를 조리하여 水升火降을 유도하기 위한 배치로 보인다.

9. 遺精

經渠・復溜 補; 太白・太谿 瀉

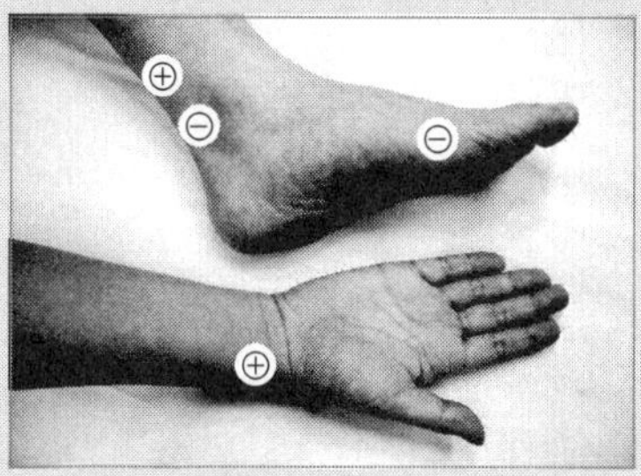

- 腎은 精을 저장한다. 따라서 腎이 허해지면 藏精하는 기능이 약화되어 遺精이 발생할 수 있다. 腎正格을 운용하는 것이 마땅하다.
- 太谿는 足少陰經의 原穴이고, 腎의 原氣가 輸注하는 곳이어서 益陰淸熱할 수 있다.

第二十三章

霍亂門

≪經濟要訣·舍巖目錄≫ 原文

凡霍亂者, 歲運[1]之不調, 人身之失攝[2], 輕則腹痛, 冷氣觸於脾土, 重則轉筋[3], 熱蒸積於心火, 憎寒[4]壯熱, 頭痛眩暈, 乾嘔暴泄, 四肢麻痺, 引清風[5]而上升, 使濁氣而下降, 霍亂八路[6], 補瀉五行.

국역 •••••

무릇 霍亂은 歲運이 조화하지 못하고 사람이 섭생을 잘못한 까닭이다.

---

1) 歲運(세운) : 그 해의 五運六氣를 말한다.
2) 攝(섭) : 調攝. 攝生
3) 轉筋(전근) : 肢體의 筋脈이 땅기면서 경련이 일어나며 마치 비트는 것처럼 아픈 것
4) 憎寒(증한) : 惡寒. 寒氣
5) 淸風(청풍) : 여기서는 淸氣를 가리킨다.
6) 霍亂八路(곽란팔로) : 이것은 아래 문장의 8가지 병증을 가리키는 것 같다. 즉 悶亂, 轉筋, 心胸滿 및 吐血, 腸鳴, 暴泄, 頭痛, 呼吸喘急, 霍亂已死而有暖氣者를 일컬음이다.

가벼우면 복통이 생기니 冷氣가 脾土에 감촉한 것이오, 위중하면 轉筋이 생기니 蒸熱이 心火에 쌓인 것이다.

오한하며 고열이 나고 두통과 현운이 있으며 건구역과 심한 설사를 하고 팔다리에 마비가 생긴다.

淸風을 끌어올려 상승시키고 濁氣로 하여금 하강케 할 것이니 霍亂의 八路는 五行으로 補瀉해야 한다.

원문

霍亂 悶亂 心熱. 陰谷·少海 補, 中脘 正, 陽谷·少府 瀉

轉筋 心熱. 丹田 正, 四關 迎, 十宣 瀉

心胸滿 吐血 腸鳴. 中脘 正, 三里 補, 氣海 瀉

暴泄. 三里·少府 補, 大敦·隱白 瀉

頭痛 呼吸喘鳴. 天突·丹田 迎, 鎭靜 瀉

癨亂已死 而有暖氣者. 通四關 三里

譯著者 註

원문의 通四關에서 四關은 合谷과 太衝으로 좌우 4개 혈을 通한다고 하는 것은 瀉血이나 瀉法을 사용한다고 해석한다.

鍼處方 解說

1. 霍亂

陰谷 · 少海 補; 中脘 正; 陽谷 · 少府 瀉

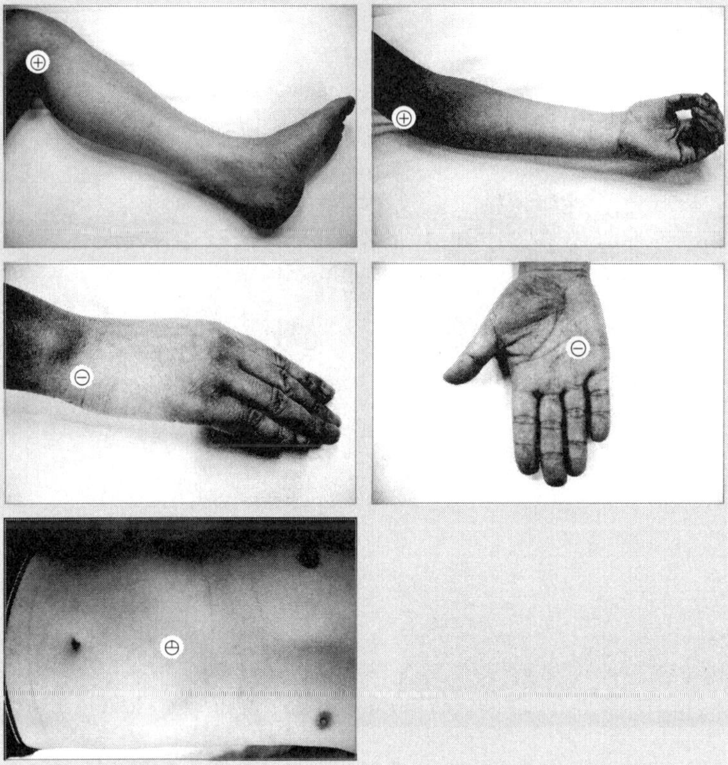

霍亂, 悶亂이 心熱에 의한 것이라 하여 제시된 心寒補의 변용이다. 水穴을 補하여 陰液의 亡失을 막고, 火穴을 瀉하여 泄熱을 도모하여 '熱蒸積於心火'한 열증을 다스리고자 하였음을 알 수 있다. 陰經과 陽經의 火 주혈인 少府와 陽谷을 모두 瀉하였는데 특히 陽谷을 瀉한 것은 腸胃 간에 정체된 穢濁之氣를 구축하기 위한 방법이라 할 수 있다. 霍亂의 어느 기간이든 熱邪가 잔존하고 陰液의 손실이 계속 진행될 때 운용할 수 있는 치법이다.

- 《鍼灸甲乙經》에 中脘의 주치중 霍亂이 언급되어 있다.

2. 轉筋

四關 迎, 十宣 瀉, 丹田 正

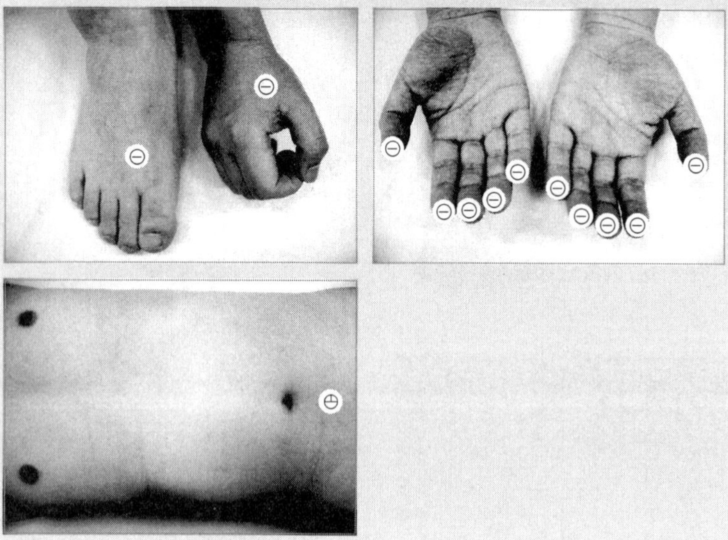

- 《儒門事親》에서 "肝主筋, 風急甚故轉筋也"라 하였듯이 轉筋은 筋을 주관하는 肝氣가 동요한 결과이다. 따라서 肝中의 치법인 四關을 운용한다.
- 十宣은 《備急千金要方》에서 '手足掣瘲'을 다스린다 하였다.

3. 心胸滿, 吐血, 腸鳴

中脘 正; 三里 補; 氣海 瀉

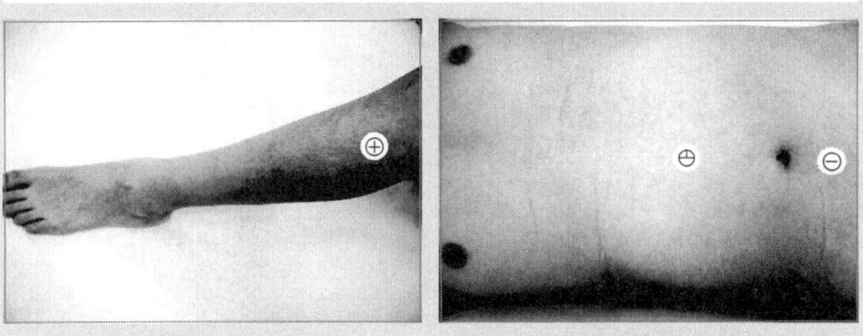

- 胃의 腹募穴인 中脘과 合穴인 三里를 취하여 胃氣를 안정시키고자 하였다. 이를 통해 기의 역상을 완화시켜 心胸滿, 吐血하는 것을 다스릴 수 있고 腸胃에 정류된 穢濁之氣의 배출을 유도하여 腸鳴을 다스릴 수 있다.
- 中脘은 ≪千金翼方≫에서 心腹諸病, 堅滿煩通, 心統, 吐下, 腸鳴, 泄痢 등을 주치한다고 하였다.
- 氣海는 ≪靈樞·四時氣≫에서 腸鳴을 주치한다고 하였다.
- 三里는 ≪備急千金要方≫에서 腸鳴을 주치한다고 하였다.

4. 暴泄

三里·少府 補; 大敦·隱白 瀉

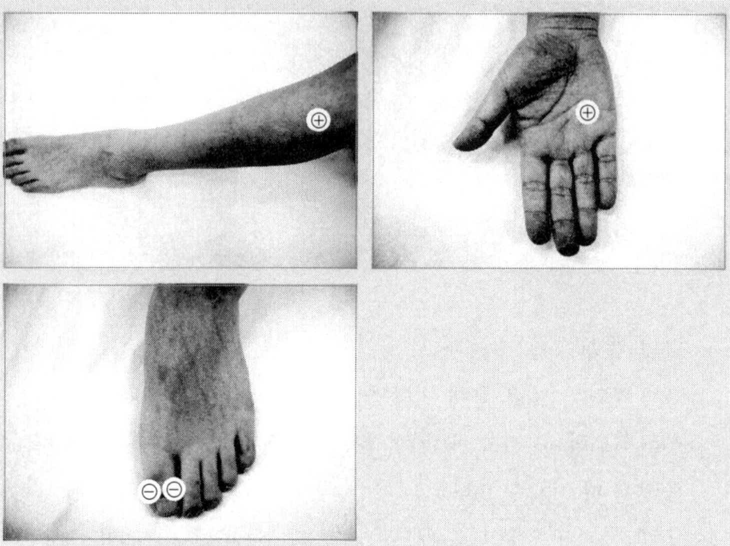

- 脾正格의 변용으로서 扶陽과 升淸을 위해 脾正格의 少府를 취하고 足三里를 병용하여 升淸降濁을 도모하였다. 中氣의 升降기능을 정상화시키고 肝脾不和의 상태를 개선시키기 위해 고안된 치법이다. 따라서 설사만이 아니라 구토에도 운용할 수 있다. 公孫을 병용하는 것이 좋다.
- 脾正格은 霍亂의 초기나 진행기에는 水濕을 분리시키고 中氣를 정상화시키기 위하여 운용되는데 吐利가 인체의 자구 기전을 넘어서 체액의 심한 손실에 의한 탈진과 전해질 불균형의 상태로 접어드는 상황을 다스리기에 적합하다. 회복기에는 脾氣를 회복시켜 淸陽을 상승시키기 위한 방법으로서 운용될 수 있다.
- 泄瀉門의 暴泄보다 더 급박한 실증 상태를 말한다.

5. 頭痛, 呼吸喘鳴

天突・丹田 迎; 三里 瀉

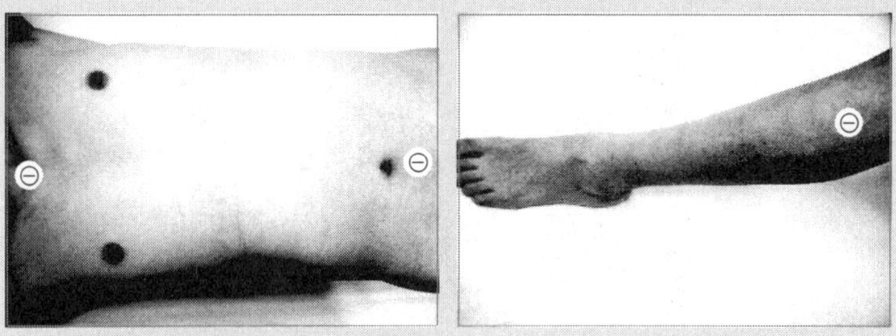

- 天突・丹田을 상하에 함께 배치하였다. 天突은 ≪外臺秘要≫에서 頭痛과 喉中鳴을 주치한다고 하였다. 丹田은 咳逆上氣를 다스린다.
- 三里를 瀉한 것은 氣의 逆上을 다스리기 위한 것이다.

6. 霍亂已死而回有暖氣

通 四關, 三里

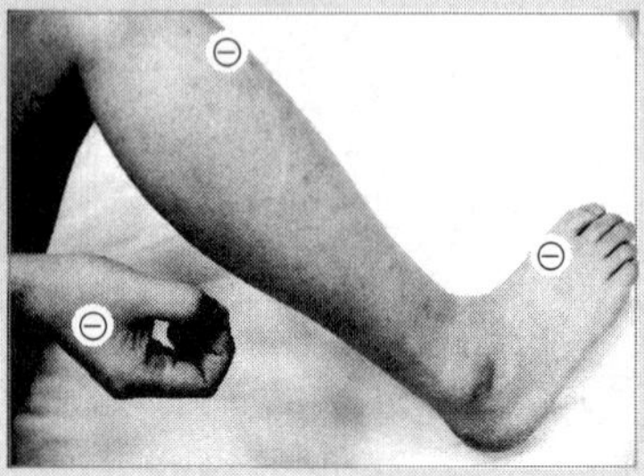

- 霍亂으로 精氣가 심하게 손상되었더라도 아직 온기가 남아있다면 회복의 가능성이 있는 것으로 보고 四關과 三里를 취하여 혈기의 소통을 유도하라 한 것이다.
- 合谷은 大腸腑證에 사용되는데 手陽明經은 大腸에 속하고, 合谷은 그 原穴로서 ≪靈樞·九鍼十二原≫에서 "凡此十二原者主治五臟六府之有疾者也"라고 하여 霍亂에 사용하였다.
- 太衝은 足厥陰肝經의 原穴이다. 原穴은 臟腑元氣가 經過, 留止하는 부위로 經穴 中의 중요 혈위이다. 치료방면에 있어 ≪靈樞·九鍼十二原≫에서는 "五臟有疾也 當取之十二原"이라 하여 原穴을 자침하는 것은 元氣를 通達하게 함으로써 正氣를 維護하게하고, 病邪를 抗御하는 작용을 하며, 原穴에는 腸腑經絡虛實을 조절하는 효능이 있다고 하였다. 太衝의 주요효능은 肝臟과 肝經의 虛實을 조절하는 효능이 있고, 임상상 대개 肝實證에 사용되며, 肝虛의 치료에도 사용된다.

第二十四章

泄瀉門

≪經濟要訣·舍巖目錄≫ 原文

經[1]曰, 濕勝則濡泄[2], 春傷夏痛[3], 暴注[4]下迫[5], 乃屬於脾熱, 水液[6]澄澈, 皆出於寒. 是故濕本多成五泄[7], 從經脈於補瀉, 冷好[8]生痢, 熱蒸積[9]於升降, 赤澁[10]爲熱, 白濁[11]是寒.

1) 經(경) : ≪素問·陰陽應象大論≫에 "濕勝則濡瀉", "春傷於風, 夏生飧泄"이라 하였고, ≪素問·至眞要大論≫에 "暴注下迫, 皆屬於熱", "諸病水液, 澄澈淸冷, 皆屬於寒"이라 하였다.
2) 濡泄(유설) : 水穀이 소화되지 않아서 淸濁이 나누어지지 않은 상태로 설사하는 것.
3) 痛(통) : 病也, 병 통
4) 暴注(폭주) : 注泄. 심한 설사
5) 下迫(하박) : 裏急後重, 窘迫急痛也
6) 水液(수액) : 上下所出水液也
7) 五泄(오설) : 胃泄·脾泄·大腸泄·小腸泄·大瘕泄(≪難經≫). 溏泄·鶩泄·飧泄·濡泄·滑泄(≪黃帝素問宣明論方≫)
8) 好(호) : 곧잘. 자주. 늘
9) 積(적) : 停滯, 막힐 적. 정체할 적
10) 赤澁(적삽) : 소변이 붉으면서 잘 나오지 않는 것
11) 濁(탁) : 마땅히 '淸'으로 고쳐야 한다. 上文에 "水液澄澈, 皆出於寒"이라 하였고, ≪素問玄機原病式≫에 "凡泄瀉, 小便淸白不澁爲寒, 赤澁爲熱"이라 하였다.

국역

≪內經≫에서 이르기를, "濕이 偏勝하면 濡泄이 발생하고, 봄에 風에 상하면 여름에 飱泄의 병이 생기며, 급박하게 뱃속이 켕기며 설사하는 것은 곧 脾熱에 속하고, 水液이 맑고 차가운 것은 모두 寒에 나온다"고 하였다.

이러므로 濕은 본래 흔히 五泄을 형성하니 經脈을 따라서 補瀉를 해야 한다.

한랭은 걸핏하면 이질을 발생하고, 중열은 升降을 막히게 한다.

소변이 赤澁한 것은 熱證이고, 소변이 白濁한 것은 寒證이다.

원문

濡泄 腎傷. 經渠・陰谷 補, 太白・太淵 瀉

暴泄 脾傷. 少府・大都 補, 大敦・隱白 瀉

濕泄 胃傷. 陽谷・解谿 補. 臨泣・陷谷 瀉

熱泄 心燥. 少府・行間 補, 大敦・少衝 瀉

氣泄 肺傷. 太白・太淵 補, 少府・魚際 瀉

冷泄 肝傷. 陰谷・曲泉 補, 經渠・中封 瀉

鍼處方 解說 •••••

1. 濡泄

經渠·陰谷 補; 太白·太淵 瀉

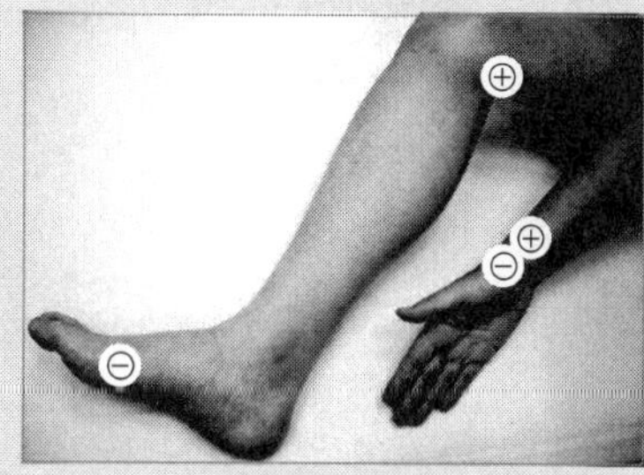

- 《景岳全書》에서 "盖腎爲胃關, 開竅于二陰, 所以二便之開闔皆腎臟之所主"라 하였듯이 腎은 胃之關이며 封藏之官이므로 腎氣가 허쇠해지면 中焦에 溫煦 작용을 발휘하지 못하고 水濕이 범람하게 되어 대변이 묽어질 수 있다. 이런 상황은 만성적이며 선천적인 허약자나 노인들에게 주로 발생한다. 이 경우 形寒肢冷, 腰膝酸軟이 동반되기도 한다. 또한 식사한 지 얼마 되지 않아 배꼽 아래가 살살 아프고 변의를 느끼는 경우가 많다. 심한 경우 새벽녘 특정 시간이 되면 설사하는 五更泄이 발생하기도 한다.
- 상기 치법은 腎正格의 변용으로서 腎正格에서 復溜 대신 腎水의 주동혈인 陰谷을 취하고, 太谿 대신 太淵을 취한 것이다. 이 경우의 濡泄은 脾胃傷에 의한 것이 아니라 腎主水 기능의 실조로 유발된 상황이다. 따라서 腎正格을 기본 치법으로 삼고 濕土의 主動經인 太陰經의 土穴을 瀉하여 '濕勝濡泄'을 다스리고자 한 것으로 보인다. 비위의 조절에도 반응하지 않고 지사제에 잘 반응하지 않는 만성설사에 운용할 수 있다.

2. 暴泄

少府・大都 補; 大敦・隱白 瀉

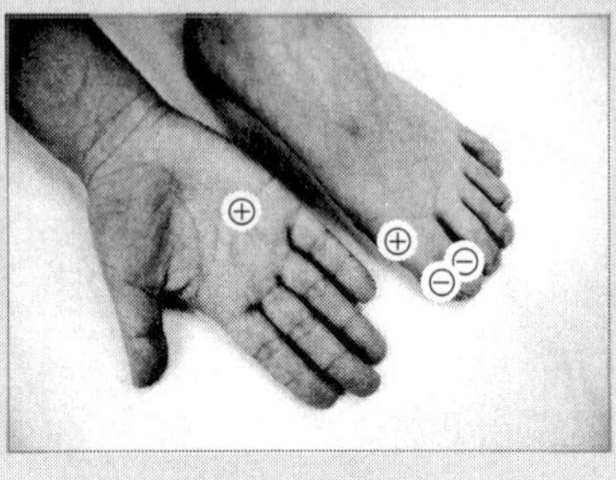

- 脾氣下陷으로 급격한 暴泄의 양상이 나타날 수 있다. 劉河間은 太陰脾經이 濕을 받으면 "水泄注下, 體微重微滿, 困弱無力, 不欲飮食, 暴泄無數, 水穀不化"한다고 하였는데 특히 병증이 太陽에서 太陰으로 급격히 전변되는 경우 이런 상황이 초래된다고 보았다. 그리고 이 경우 갑자기 물 같은 설사를 하다가 단단한 작은 대변덩어리〔小結糞硬物〕가 섞여 나오는 鴨溏의 양상을 보인다고 했다. 이 경우의 暴泄은 火泄 시의 급격한 양상과는 구분해야 한다.
- 脾正格은 일반적인 脾虛나 脾氣下陷에 의한 설사에 운용되는 한편 肝脾不和로 유발된 설사도 다스린다. 한편 ≪東醫寶鑑≫에서는 寒邪나 濕邪가 성하여 발생한 설사에 升陽을 치법의 원칙으로 삼아야 한다고 하였는데 脾正格이 升陽의 기제로 작용한다고 볼 수 있다.

3. 濕泄

陽谷·解谿 補; 臨泣·陷谷 瀉

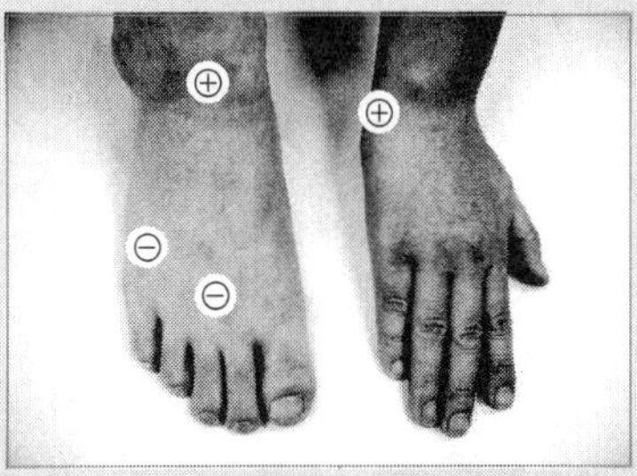

- 《素問·陰陽應象大論》에서 "濕勝則濡瀉"라 하였듯이 腸胃之間에 濕이 정류하면 대변이 묽어지는데, 이는 특히 泌別淸濁 기능이 실조되어 발생한다. 즉 濕泄은 소변을 통해 빠져나가야할 수분이 장내에 정류한 결과 대변이 묽게 된 것이다.
- 《醫學入門》에서는 濕瀉의 증상으로 물을 쏟듯이 설사하며〔如水傾下〕 장명음이 동반되고 몸이 무거우나 복통은 없다고 하였다. '如水傾下'는 보통 濕泄의 급성기에 나타나는 현상으로 항문에서 물총을 쏘듯이 설사가 나오는 것을 말한다. 그러나 만성적일 경우 《證治要訣》에서 언급하였듯이 본래 설사가 심하지는 않으며 매일 두세 번씩 묽은 변을 배설하는 것이 일반적이다. 腸鳴音은 腸胃之間에 水濕이 정류해 있음을 확증시켜주는 것으로 환자의 자각적 소견이나 복진을 통해 확인하는 것이 좋다. 한편 복통은 邪氣의 정류나 肝鬱의 결과 나타나는 현상이므로 濕이 이를 초래하면 복통이 나타날 수 있다. 따라서 濕泄 시 복통이 없다는 것은 복통이 상대적으로 약한 편이라는 의미로 이해하는 것이 타당하다.
- 복통과 함께 小便不利, 大便溏泄이 동반되는 濕腹痛과 복통이 없는 濕泄에 모두 胃正格이 제시되었는데 복통의 유무에 상관없이

濕鬱의 상황이 주가 되면 胃正格을 운용할 수 있다. 濕泄에 대한 胃正格의 작용은 平胃散과 五苓散의 합방인 胃苓湯을 운용하여 중초를 다스리며 水濕이 대변과 소변으로 분리되도록 하는 것과 의미가 유사하다.

4. 熱泄

少府·行間 補, 大敦·少衝 瀉

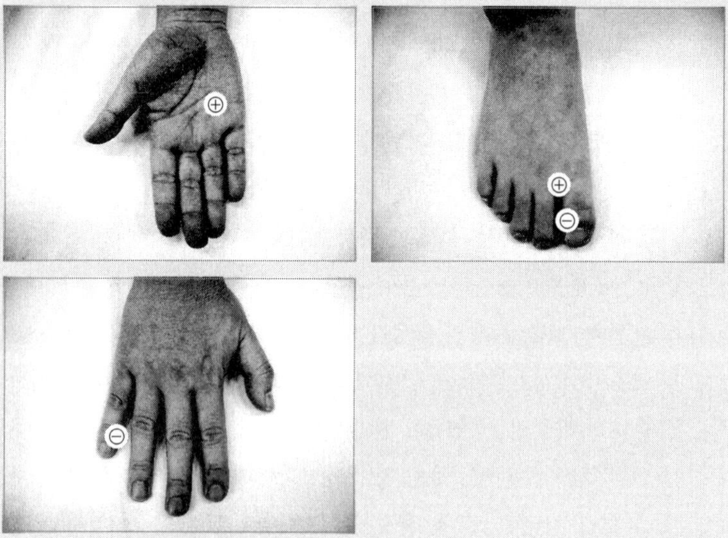

↘ ≪醫學入門≫에서는 火瀉를 實火에 의한 병증으로 규정하고 병증의 양상이 "口渴喜冷, 痛一陳·瀉一陳, 肛門焦痛, 其來暴速, 稠粘"하다고 하였다. ≪素問·至眞要大論≫의 病機十九條에서 "暴注下迫, 皆屬於火"라 한 것이 이에 해당하는데, 식중독 및 소화기계의 감염에 의한 세균성 설사, 이질 등에서 나타난다. 따라서 熱泄

은 挾熱下痢의 범주에 해당한다. 熱毒이 축적되면 裏急後重의 양상이 심해지며 脈이 大하고 洪實하게 된다. 熱毒으로 습열이 조장되고 장벽이 손상되면 점액이 섞인 변을 배설하므로 점조한 양상을 띠게 된다. 열이 血分에까지 이르러 動血하면 농혈이 섞인 변이 배출된다.

- 상기 치법에서 '少府 補; 大敦 瀉'의 배오는 脾正格의 他經補瀉에 해당한다. 따라서 이 치법은 기본적으로 淸陽이 하함하고 木鬱이 초래된 병증을 다스리도록 고려된 방법이라고 볼 수 있다. '少府・行間 補'는 升擧陽氣를 위한 방법으로서 淸陽의 하함에 동반된 肝鬱을 다스리기 위한 것으로 해석된다. 熱泄임에도 火穴을 補한 것은 泄痢로 인해 淸陽의 하함과 손상이 있었음을 의미한다. 복통, 이질 양상의 대변, 항문의 작열감 등은 모두 木鬱化火에 의한 양상이다. 따라서 君火方의 일부인 '大敦・少衝 瀉'는 木鬱化火하는 기전을 차단시키는 방법으로 해석할 수 있다.
- 行間은 ≪鍼灸聚英≫, ≪古今醫統大全≫에서 '洞瀉'를 주치한다고 하였다.

5. 氣泄

太白・太淵 補; 少府・魚際 瀉

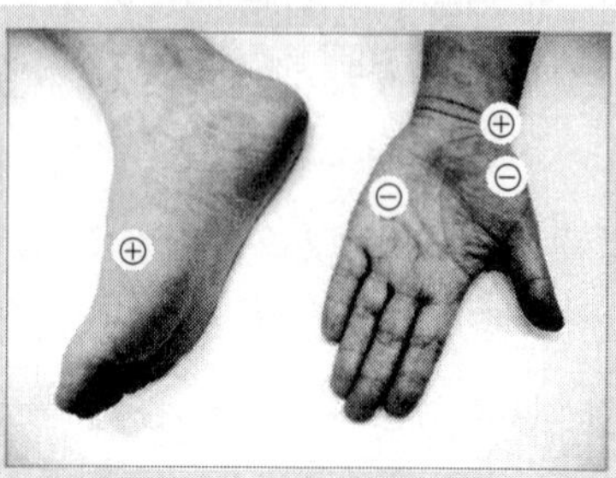

- 氣泄은 주로 감정의 동요에 의해 유발되는 설사를 말하는 것으로 기의 憤鬱과 관련이 있다. ≪證治要訣≫에서는 그 증상에 대해 腸鳴하고 기가 흉격으로 몰려 痞悶하며 배가 갑작스럽게 아픈데 배변 후에는 통증이 줄어들었다가 다시 급하게 아파온다고 하였다. 이는 氣鬱에 의한 것으로 배변 후에는 일시적으로 기의 울결이 해소되었다가 시간이 경과하면 다시 울결이 유발되는 현상으로 볼 수 있다. 주로 과민성 대장증후군에서 볼 수 있다.
- 肺正格은 氣의 憤鬱을 다스리며 '肺移熱于大腸'하는 것을 차단하여 대변의 이상을 다스린다.

6. 冷泄

陰谷·曲泉 補; 經渠·中封 瀉

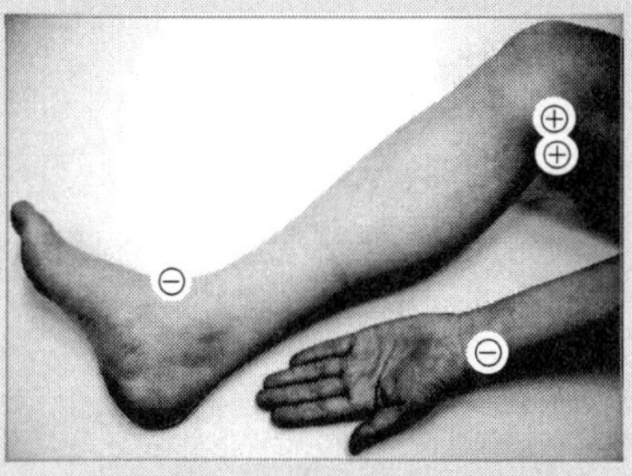

- ≪醫學入門≫에서 "肝與大腸相通, 肝病宜疏通大腸, 大腸病宜平肝經爲主"라 하여 肝과 大腸이 기능적으로 상통함을 밝혔듯이 肝의 疏泄 기능은 大腸이 宣通하는 필수 조건이다. 따라서 肝氣가 舒暢되지 못하여 肝鬱에 이르게 되면 肝脾不和를 초래하여 泄痢가 나타나기도 하고 肝陰의 손상을 초래하여 대변의 배출이 어려워지기도 한다. 泄痢나 大便難은 증상은 서로 반대지만 肝鬱이라는 공통적 병기에 의해 유발될 수 있는데 이 경우 변의를 느낄 때 통증의 정도가 증가하고 배변 후에도 뒤가 개운하지 않은 大便不爽의 경향을 보인다. 어린이의 경우 복통을 자주 호소하고 푸르스름한 변을 보기도 한다.
- 肝正格은 肝鬱에서 유발된 大便不爽, 泄痢, 大便難을 다스릴 수 있다. 肝正格을 冷泄의 치법으로만 고정 지을 수는 없다.

第二十五章

眩暈門

≪經濟要訣·舍巖目錄≫ 原文

內經[1])曰, 風掉[2])眩[3])而屬肝, 濕腫滿而寄[4])脾, 風氣流行, 必入於脾土, 濕冷欲去, 可到於腎水. 此則木賊[5])破土, 是飧泄精弱, 土官[6])殺水, 茲而善[7])恐, 眩暈冒昧[8])殆同, 痓塞[9])定知痿黃[10]). 雖爲氣化之所使, 終作病深之起端[11]), 是以虛則難免晦朔之患[12]), 實則必然弦望之痛[13]), 陰火居下而衝上, 益治老人, 濕痰據[14])上

1) 內經(내경) : ≪素問·至眞要大論≫에 "諸風掉眩, 皆屬於肝" "諸濕腫滿, 皆屬於脾"라고 하였고, ≪素問·氣交變大論≫에 "歲木太過, 風氣流行, 脾土受邪" "歲土太過, 雨濕流行, 腎水受邪"라고 하였다.
2) 掉(도) : 搖也, 흔들릴 도
3) 眩(현) : 昏亂旋運. 어지러워 빙빙 돌 현
4) 寄(기) : 依託, 의뢰할 기. 委任, 맡길 기
5) 木賊(목적) : 木克土하므로 木은 土의 賊이 된다.
6) 土官(토관) : 土克水하므로 土는 水의 官이 된다.
7) 善(선) : 喜也, 잘할 선
8) 冒昧(모매) : 뒤집어씌운 것처럼 앞이 캄캄함
9) 痓塞(치색) : 痓는 본래 惡候之病을 가리킨다. 塞은 晦塞이다. 그러므로 痓塞은 꽉 막힌 것처럼 눈앞이 캄캄하며 어지러운 병증, 즉 심한 어지럼증을 말한다.
10) 痿黃(위황) : 萎黃. 몸이 누런색을 띠면서 윤택하지 않고 눈에는 發黃이 없는 것
11) 起端(기단) : 발단. 시작
12) 晦朔之患(회삭지환) : 晦朔은 그믐과 초하루를 뜻하니, 눈앞이 어두컴컴하며 어지러운 병증, 즉 眩暈의 虛證을 가리킨다.

而流下, 加給[15]少年. 此症若坐舟車, 如坐雲霧, 先預歸於順其氣, 以絶風痰, 後當治以降其火, 快痊眩暈.

국역

≪內經≫에서 이르기를, "風病으로 흔들리고 어지러운 것은 肝에 속하고, 濕病으로 부종·창만한 것은 脾에 의탁하며, 風氣가 유행하면 반드시 脾土로 침입하고, 濕冷이 가고자 하면 腎水까지 도달할 수 있다"고 하였다.

그런즉 木賊이 土를 파괴하면 이에 飧泄과 精弱이 생기고 土官이 水를 죽이면 이에 잘 두려워한다.

眩暈과 冒昧는 같은 것이고 痓塞은 반드시 痿黃임을 알아야 한다.

비록 氣化의 작용으로 그렇게 된 것이나 결국 병이 깊어지는 발단이다.

그러므로 허하면 晦朔의 우환을 면하기 어렵고, 실하면 반드시 弦望의 고통이 생긴다.

陰火가 하초에 머물러 있다가 상충하여 어지러우면 노인을 더욱 치료해야 하고, 濕痰이 상초에 웅거해 있다가 下流하여 어지러우면 소년을 더욱 치료해야 한다.

이 병증은 마치 배나 수레에 타고 있는 것 같고 구름과 안개 속에 앉아 있는 것 같으니 먼저 그 氣를 귀순시켜 風痰을 끊어내고 뒤에 그 火를 하강시켜 치료하면 眩暈은 거뜬하게 낫는다.

---

13) 弦望之痛(현망지통) : 弦望은 반달과 보름달을 뜻하니 눈앞에 불꽃이 번쩍이며 어지러운 병증, 곧 眩暈의 實證을 가리킨다.

14) 據(거) : 雄據. 웅거할 거. 땅을 차지하고 막아 지킴

15) 給(급) : 여기서는 '치료를 공급한다.'는 뜻이다.

원문

風眩 肝實. 經渠・中封 補, 少府・行間 瀉

濕眩 脾實. 中脘 正, 大敦 補, 少府 瀉

痰眩 肺實. 少府・魚際 補, 太白・太淵 瀉

眩暈. 鎭靜(足三里) 迎, 旣濟(氣海) 瀉, 血會(膈兪) 補, 風池 瀉

譯著者 註

원문에서 鎭靜은 足三里, 旣濟는 氣海, 血會는 膈兪의 異名이다.

鍼處方 解說

1. 風眩

經渠・中封 補; 少府・行間 瀉

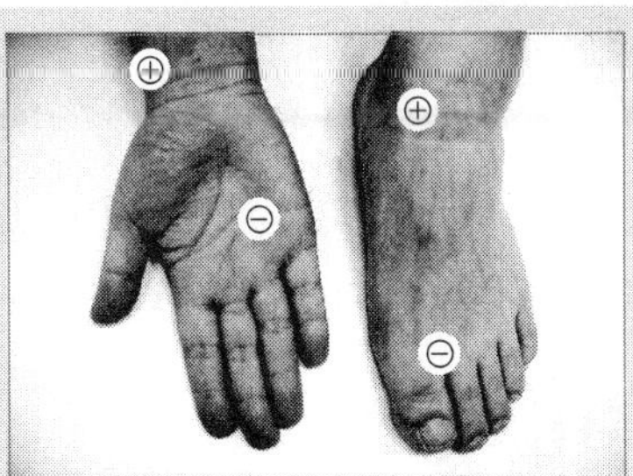

《素問・至眞要大論》의 病機十九條에서는 "諸風掉眩, 皆屬

于肝"이라 하여 지체가 動搖不定하거나 頭暈·目眩하는 증상은 대개 肝의 병증에 속한다고 보았다. 상기 치법은 肝勝格으로서 肝實의 상황에서 유래한 어지럼을 다스린다.

2. 濕眩

大敦 補; 少府 瀉; 中脘 正

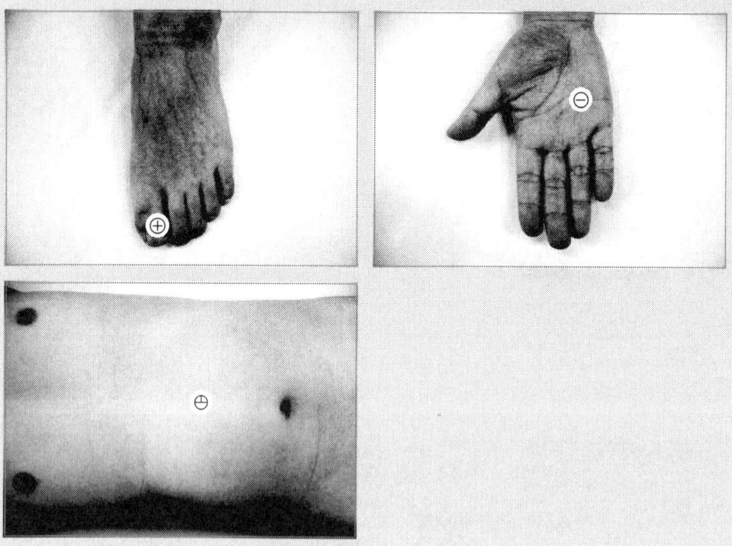

- 脾勝格의 변형에서 他經補瀉만을 취하였다. 濕勝의 상황에 鬱熱이 상부에 壅滯한 것을 다스리기 위한 치법으로 보인다.
- ≪醫宗金鑑≫에서 中脘이 痰暈을 주치한다고 하였다.

3. 痰眩

少府・魚際 補; 太白・太淵 瀉

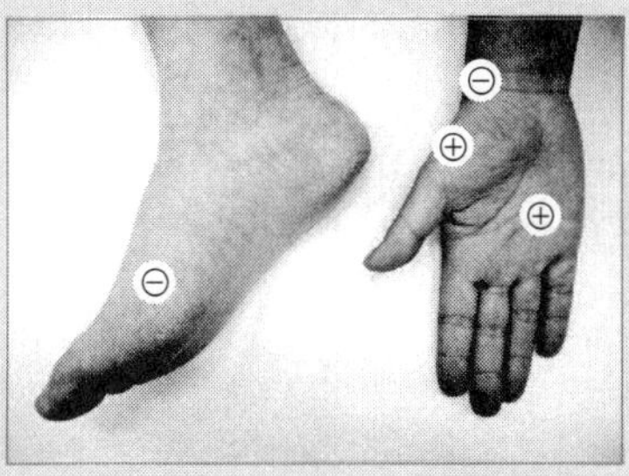

- 肺正格의 補瀉를 뒤집은 肺勝格의 변형으로서 痰飮에 의해 야기된 어지럼과 그 동반 증상들에 광범위하게 운용된다. 특히 '太白・太淵 瀉'는 '生痰之源'인 脾와 '貯痰之器'인 肺 간의 연계 고리를 약화시킴으로써 痰飮이 형성되는 기전을 차단시키는 역할을 한다.
- 편두통이나 그 전조증〔痰盛嘔吐, 頭重不擧〕, 약물 복용 이후 발생한 어지럼, 전정신경염, 양성돌발성 체위성 어지럼, 메니에르병, 소뇌의 이상에 의한 균형감각 장애, 사고나 타박 시 뇌의 손상(뇌진탕)으로 인한 후유증, 간질〔癲癎〕 등에 다양하게 운용된다. 지산은 특히 癲癎을 다스리기 위해 운용하였다.

4. 眩暈

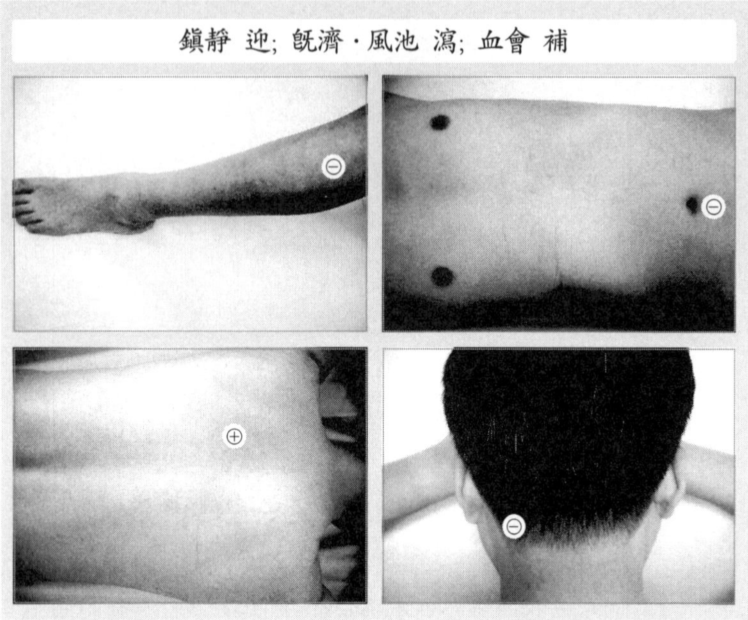

➘ 眩暈의 통치방으로 上下前後에 위치하는 경험방이다. 足三里는 眩暈의 病因인 濕腫을 없애기 위해 취혈했고, 氣海는 下氣시킬 목적으로, 風池는 眩暈을 발생시키는 風邪를 제거시키기 위해서, 膈兪는 血會로서 調血의 목적으로 선혈되었다.

第二十六章

頭痛門

≪經濟要訣・舍巖目錄≫ 原文

經[1]曰, 沐中風而爲頭面多汗, 春逆病而作頸項甚痛, 夏熱耳鳴, 病在心而痰厥[2], 秋寒骨痛, 冷居肺而肝傷, 氣痛如癲, 心疼似狂, 入腎寒濕, 定痛半面, 在痰風熱, 眞患偏頭, 眞頭痛而腦盡[3]手足寒者, 易死, 厥逆疼而所犯[4]骨肉冷者, 難治. 是故陰病補陽, 陽病補陰.

국역 •••••

≪內經≫에서 이르기를, 목욕하다가 風에 맞으면 머리와 얼굴에 땀이 많고 봄에 病을 맞이하면 목덜미가 심하게 아프다.

1) 經(경) : ≪素問・風論≫에 "新沐中風, 則爲首風"이라 하였다.
2) 厥(궐) : 逆也, 거꾸로 거슬러 오를 궐
3) 腦盡(뇌진) : ≪靈樞・厥病≫에 "眞頭痛者, 頭痛甚, 腦盡痛, 手足寒至節, 死不治"라고 하였다.
4) 所犯(소범) : ≪東醫寶鑑≫에 "當有所犯大寒, 內至骨髓, 骨者, 以腦爲主, 腦逆, 故令頭痛, 齒亦痛, 乃厥逆頭痛也"라고 하였다.

여름철 더위로 생긴 耳鳴은 병이 心에 있어서 痰이 上逆한 것이오, 가을철 추위로 생긴 骨痛은 冷이 肺에 머물러서 肝이 상한 것이다.

氣痛은 마치 癲證과 같고 心疼은 狂證과 비슷하다.

腎에 寒濕이 침입하면 통증이 얼굴 반쪽에 고정되고 痰과 風熱이 있으면 정말로 편두통을 앓는다.

眞頭痛은 머릿골이 다 아프고 손발이 한랭한 것이니 죽기 쉽고, 厥逆痛은 大寒이 침범하여 뼈와 살이 한랭한 것이니 치료가 어렵다.

그러므로 陰病은 補陽해야 하고, 陽病은 補陰해야 한다.

원문 ……

沐後頭痛 肺冷. 太白・太淵 補, 少府・魚際 瀉

頭項痛 肝弱. 陰谷・曲泉 補, 經渠・中封 瀉

骨痛 腎傷. 經渠・復溜 補, 太白・太谿 瀉

痰厥耳鳴. 風池・懸鐘 補, 風府・瘂門 瀉

偏頭痛. 風池・懸鍾 瀉 左治右, 右治左

眞頭痛. 中脘 補, 氣海 瀉, 連下八邪・勞宮

譯著者 註 ……

원문에서 左治右, 右治左는 巨刺法으로 좌측부위의 편두통에는 우측부위의 경혈에, 우측부위의 편두통에는 좌측부위의 경혈에 자침한다.

鍼處方 解說 ●●●●●

1. 沐後頭痛

太白・太淵 補; 少府・魚際 瀉

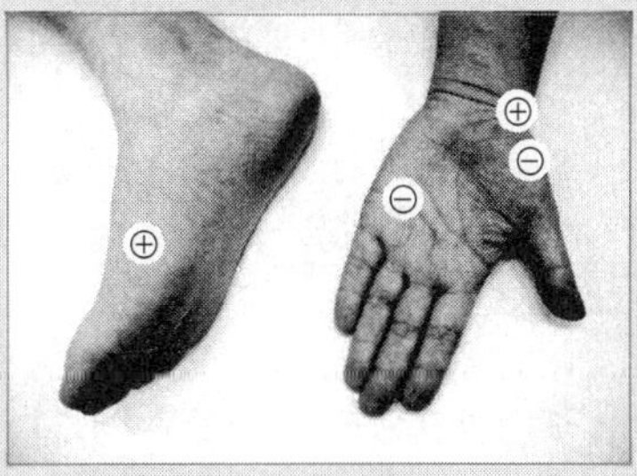

- ≪素問・風論≫에서 "新沐中風則首風. 首風之狀, 頭面多汗, 惡風, 當先風一日則病甚, 頭痛不可以出內"라 한 '首風之狀'의 沐後頭痛에 해당한다. 이는 사암이 〈中風門〉에서 '多汗, 惡風, 色白'한 것을 肺中의 '氣中'이라 한 내용과도 상통한다. 환자들은 평상시에 선풍기나 에어컨 바람을 싫어하고 코막힘이나 콧물분비가 동반되기도 한다.
- 肺主氣하고 太陰은 開에 해당하므로 肺虛하면 외기에 쉽게 감한다. 따라서 肺正格을 운용한다.

2. 頭項痛

陰谷·曲泉 補; 經渠·中封 瀉

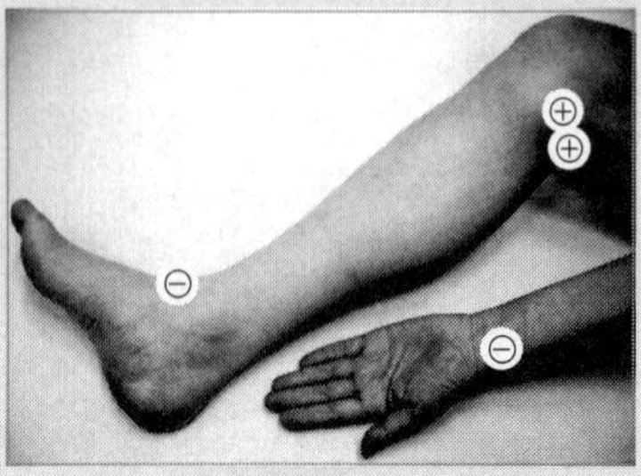

- 肝傷으로 근맥이 자양받지 못하면 경항부 경근이 拘攣되어 경항통이 나타날 수 있다. 이는 肝勞의 결과 나타나는 筋攣의 한 형태이다. 정신적 스트레스, 육체적 노동에 의한 과로가 주된 원인이다. 肝勞로 인한 경항통은 肩井 부위를 중심으로 광범위한 어깨결림이 나타나는 경우가 많은데 이는 厥陰의 영역에서 유발된 이상이 少陽經을 통해 반영되는 것이라 할 수 있다. 또한 肝勞에 의한 경항통은 만성적이고 재발하는 경향이 강하다.
- 肝勞에서 기인하는 경항부의 결림과 통증에 肝正格을 운용하는 것이 적절하다.

3. 骨痛

經渠·復溜 補; 太白·太谿 瀉

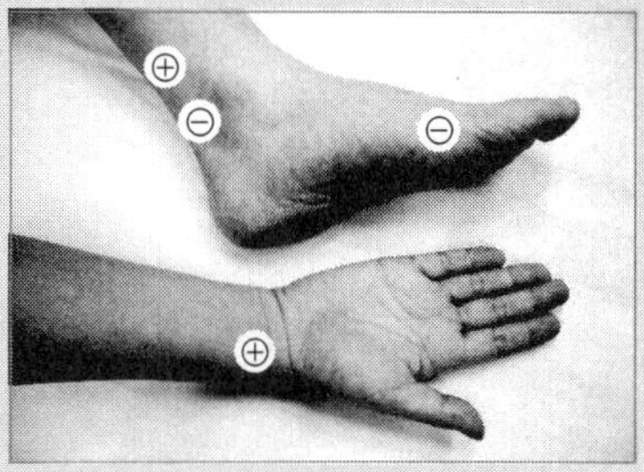

➘ 骨痛이란 두개골 깊숙한 곳에서 통증이 느껴지는 것을 말하는 것 같다. 腎主骨하므로 腎正格을 제시한 것이다. 精이 휴손된 노인들이 아침 기상 시 머리가 맑지 못하고 두통을 호소하는 경우가 보통 이에 해당한다.

4. 痰厥耳鳴

風池·懸鍾 補; 風府·瘂門 瀉

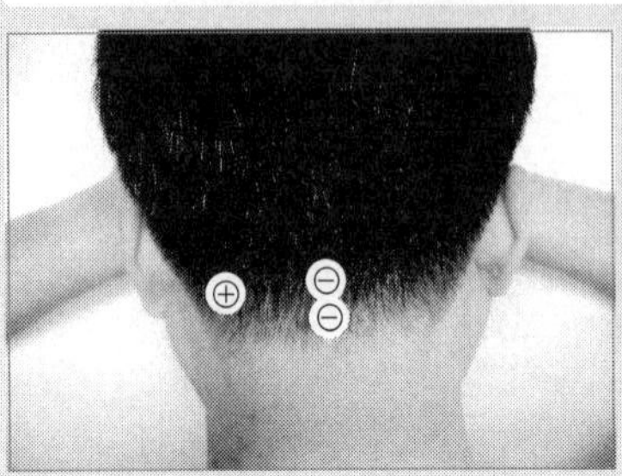

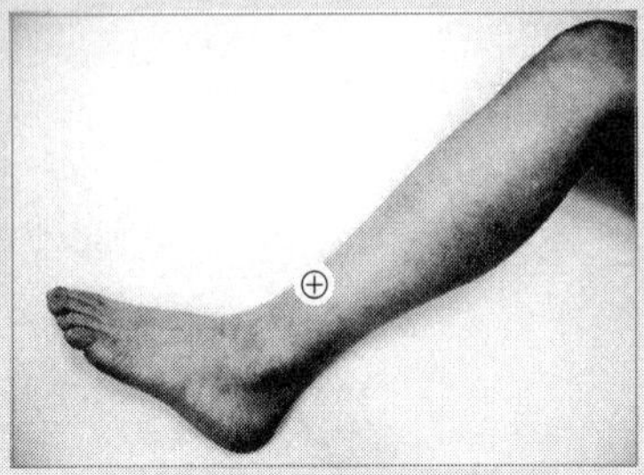

➘ 風池·風府·瘂門은 후두부에 배치된 혈로서 보사 자체는 큰 의미가 없다고 본다. 이 치법은 경추 주위 경근의 拘攣을 해결함으로써 上竅에 淸陽이 통할 수 있도록 유도하는 방법이라 할 수 있다. 懸鍾은 足少陽經의 혈로서 이 경우는 귀의 병증에 대한 특이성보다는 少陽經의 경기를 조절하기 위해 운용된 것으로 보인다.

5. 偏頭痛

風池·懸鍾 瀉

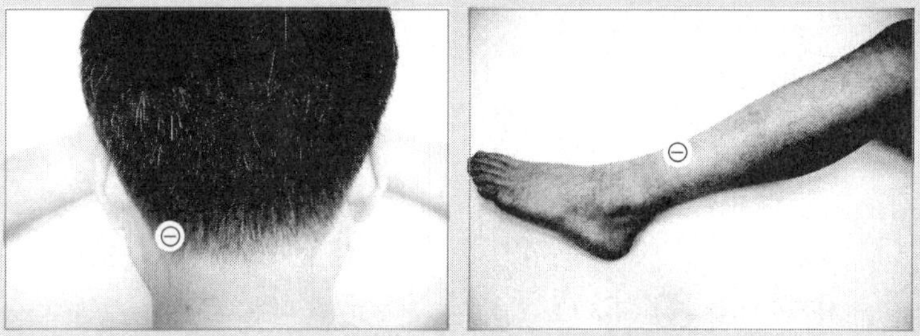

- 痰厥耳鳴의 치법과 유사하다. 지산은 특히 편두통에 대한 懸鐘의 효능을 매우 높이 평가하였다. ≪類經圖翼≫에서는 懸鍾이 頸項痛을 주치한다고 하였다.
- 懸鐘은 足少陽膽經의 經穴이고, 肝과 膽은 서로 表裏이며, 肝은 疏泄을 主하고 條達을 좋아하며 抑鬱을 싫어한다. 만약에 肝氣鬱結, 肝膽이 疏泄은 失調하면 편두통이 나타날 수 있다.
- 風池에서 볼 수 있는 주요작용은 祛風이다. 本穴은 足少陽과 陽維脈의 交會穴이고 足少陽經·足厥陰經과 서로 表裏이고 肝膽은 안으로 相火에 의지하여 '風木의 臟'이 되고 極易化火動風하는 바 '內風'이 된다. 陽維脈은 '維絡諸陽'이고, 表를 主하여 대부분 外風과 유관하다. 따라서 風池穴의 특징은 치료에서 外風과 內風으로 일어나는 병증에 모두 사용할 수 있다.

6. 眞頭痛

中脘 補; 氣海 瀉; 連下八邪·勞宮

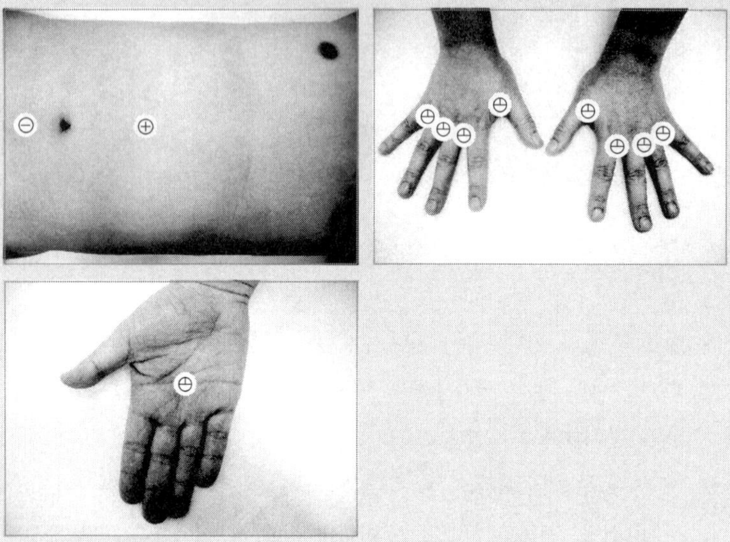

- ≪難經≫에서 "入連在腦者, 則名眞頭痛"이라 하였듯이 厥頭痛의 양상이 매우 극심한 경우를 眞頭痛이라고도 하는데 대부분 난치로 간주하였다. 지주막하출혈이나 뇌종양과 같은 뇌혈관계 질환이나 뇌압의 상승으로 유발되는 격렬한 두통을 의미하는 것으로 보인다. ≪素問·調經論≫에서 "絡之與孫脈俱輸於經, 血與氣幷, 則爲實焉. 血之與氣幷走於上, 則爲大厥, 厥則暴死, 氣復反則生, 不反則死"라 한 것이 이에 해당한다.
- 상기 치법은 병증의 정도에 비하여 간략한 편이나 응급적 대처방법으로 적절하다. ≪奇效良方≫, ≪鍼灸大成≫, ≪鍼灸經穴圖考≫ 등에 八邪가 '頭風牙痛'을 다스린다고 하였다.

第二十七章

胃脘痛門

≪經濟要訣·舍巖目錄≫ 原文

內經[1]曰, 胃脘痛者心痛, 冷濕乃脾病, 水冷喜胃, 是膈[2]間而然. 通[3]濕勝[4]忌[5], 脘可被鬱而不發, 肝官入脾, 是土敗木賊[6]之患, 膽兪[7]至胃, 必君遇臣傷[8]之憂, 病名胃脘, 治當肝膽.

국역 ·····

≪內經≫에서 이르기를, "胃脘痛은 心痛이다"라고 하였는데, 冷濕

1) 內經(내경) : ≪素問·六元正紀大論≫에 "民病胃脘當心而痛"이라 하였다.
2) 膈(격) : 칸막이 격
3) 通(통) : 全體, 온통 통
4) 勝(승) : 凌犯, 능범할 승. 침범할 승
5) 忌(기) : 꺼릴 기. 脾는 濕을 꺼린다(脾惡濕).
6) 土敗木賊(토패목적) : 木克土하므로 土의 賊인 肝木이 침입하여 脾土의 기능이 손상을 입는 것을 말한다.
7) 兪(유) : 兪騎. 즉 先導하는 騎兵
8) 君遇臣傷(군우신상) : 임금에게 신하가 손상을 당함. ㅇ遇는 당할 우. ㅇ五行相剋의 관계를 흔히 君臣의 관계로도 표현한다.

은 곧 脾를 병들게 하고 水冷은 胃를 좋아하니, 이것은 칸막이를 사이에 두고 있어서 그러한 것이다.

모든 濕이 꺼리는 곳을 침범하면 胃脘이 울체되어 발산하지 못하고 肝官이 脾를 침입하면 이에 土敗木賊의 질환이 되며 膽의 兪騎가 胃에 이르면 반드시 君遇臣傷의 우환이 있다.

병명이 胃脘痛이지만 마땅히 肝膽을 치료해야 한다.

원문 ••••••

胃痛. 陽谷·解谿 補, 臨泣·陷谷 瀉, 中脘 正

脾痛. 少府·大都 補, 隱白 瀉, 丹田 迎

鍼處方 解說 •••••

1. 胃痛

陽谷・解谿 補; 臨泣・陷谷 瀉; 中脘 正

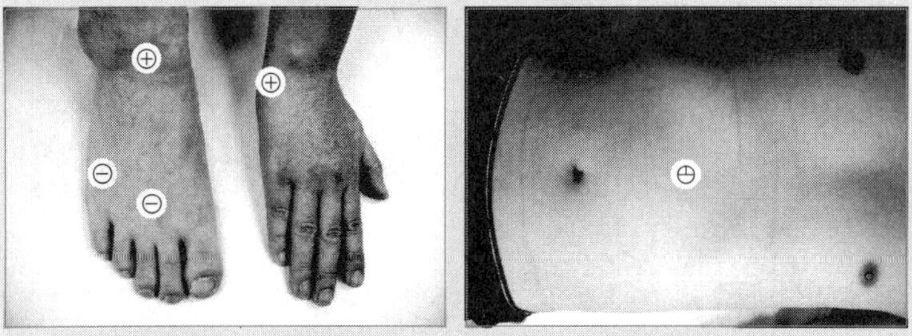

- 胃의 腹募穴은 中脘이므로 胃의 이상은 주로 中脘 부위에 반영된다. 한편 脾胃俱傷의 상황에서는 心下부에서 中脘까지 이상 반응이 넓어지는 경향을 보이고 심한 경우 中脘부에 痰塊를 형성하기도 한다.
- ≪醫學綱目≫에서는 배가 불러오면서 가슴이 아픈 상황을 胃心痛이라 하였고, ≪東醫寶鑑≫에서도 이를 6종 심통 중 胃心痛이라 하였다. 이는 일반적인 소화기의 염증이나 궤양 시 동반되는 증세로 보인다.
- 胃傷에 의한 통증이므로 胃正格을 운용한다.

2. 脾痛

少府・大都 補; 隱白 瀉; 丹田 迎

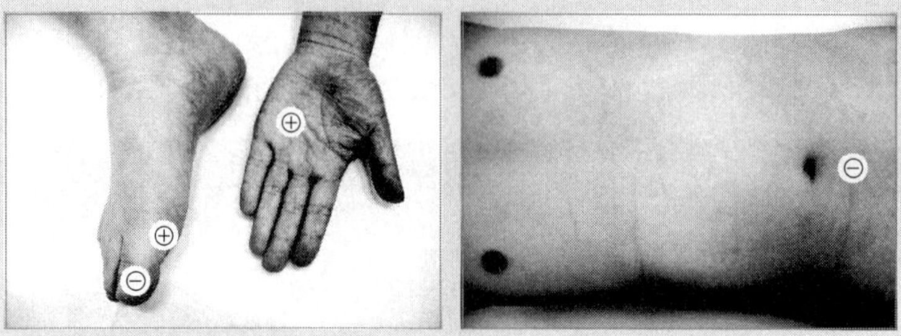

- 복진상 心下痞가 주가 되며 腹滿이 나타나기도 한다. 脾의 이상은 주로 명치 아래의 심하부에 반영되므로 원칙적으로 胃의 이상과 위치상 구분된다.
- ≪醫學正傳≫에서는 "심할 경우 칼로 베는 듯한 통증이 협하부까지 이른 경우는 이미 병증이 臟에 이른 것으로 고방에서 脾疼이라 하는 것이 이에 해당한다"고 하였다.
- ≪東醫寶鑑≫에서 이를 6종 심통 중 脾心痛이라 하였다. 양상으로 보아 심장 관련 질환이라기보다는 위경련이나 급성 췌장질환으로 보인다.
- 상기 치법은 脾正格에서 大敦만을 뺀 것인데 이유는 명확하지 않다.
- 丹田은 ≪備急千金要方≫에서 '心腹中卒痛'을 다스린다고 하였다.

第二十八章

腹痛門

≪經濟要訣 · 舍巖目錄≫ 原文

內經[1]曰, 腹無熱痛, 因寒邪則必有疼痛. 心虛火痛, 胃虛濕痛, 肺濁氣痛, 腎弱冷痛, 肝衰鬱痛, 血虛腸痛, 是也.

국역

≪內經≫에서 이르기를, "복부는 열로 인한 통증은 없다"고 하였는데, 寒邪 때문에 반드시 疼痛이 생기기 때문이다.

心虛하면 火痛이 생기고, 胃虛하면 濕痛이 생기며, 肺濁하면 氣痛이 생기고, 腎弱하면 冷痛이 생기며, 肝衰하면 鬱痛이 생기고, 血虛하면 腸痛이 생기는 것이 이것이다.

1) 內經(내경) : 未詳. 속언에 "腹無熱病, 頭無寒病"이란 말이 있다.

원문

寒邪入腸 大腸不足. 三里·曲池 補, 陽谷·陽谿 瀉

火鬱痛 心經不足. 大敦·少衝 補, 陰谷·曲泉 瀉

胃虛 濕痛. 陽谷·解谿 補, 臨泣·陷谷 瀉

肺濁 氣痛. 少府·魚際 補, 尺澤·曲泉 瀉

腎弱 冷痛. 經渠·復溜 補, 太白·太谿 瀉

肝衰 鬱痛. 陰谷·曲泉 補, 經渠·中封 瀉

血虛 小腸痛. 臨泣·三間 補, 通谷·前谷 瀉

鍼處方 解說 ······

1. 大腸不足

三里·曲池 補; 陽谷·陽谿 瀉

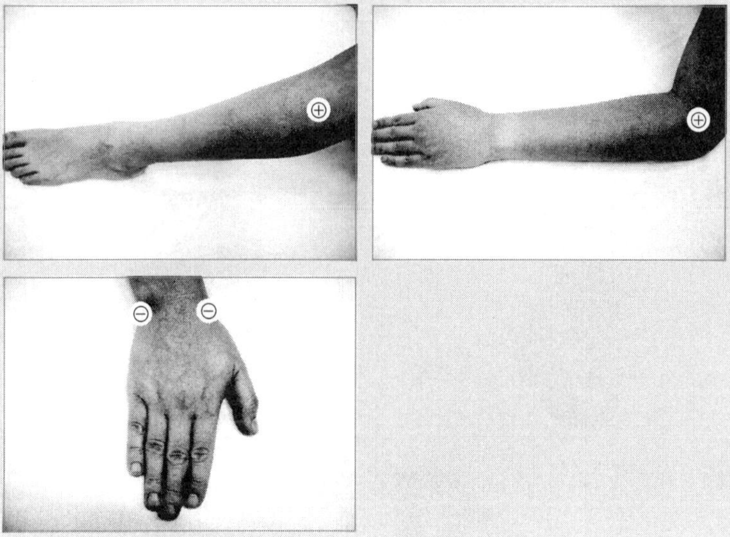

- 大腸〈經〉이 허함을 틈타 寒邪가 침습하여 복통이 발생한 것으로 보고 大腸正格을 제시하였다. 이는 李東垣이 "腹中諸痛, 皆由勞役過甚, 飮食失節, 中氣不足, 寒邪乘虛而客入之, 故卒然而作大痛"이라 한 설명과 상통한다. 大腸正格은 邪氣의 속박으로 초래된 腸胃의 氣機불통을 해소시키는 작용을 발휘한다.
- ≪靈樞·邪氣藏府病形≫에서는 大腸病의 징후로 "腸中切痛而鳴濯濯, 冬日重感于寒卽泄, 當臍而痛, 不能久立, 與胃同候"를 언급하였다. 심한 복통에 배가 꾸르륵 거리는 腸鳴이 동반되는 상황인데 이는 장의 유동이 항진된 것을 묘사한 것이다. ≪靈樞·

脹論≫에서 大腸脹의 징후로 "腸鳴而痛濯濯, 冬日重感于寒, 則飧泄不化"라 한 것이나, ≪靈樞・四時氣≫에서 "腹中常鳴, 氣上衝胸, 喘不能久立, 邪在大腸"이라 한 것으로 보아 腸鳴을 동반한 복통과 설사 등은 大腸病의 주요 징후라 할 수 있다.

2. 火鬱痛

大敦・少衝 補; 陰谷・曲泉 瀉

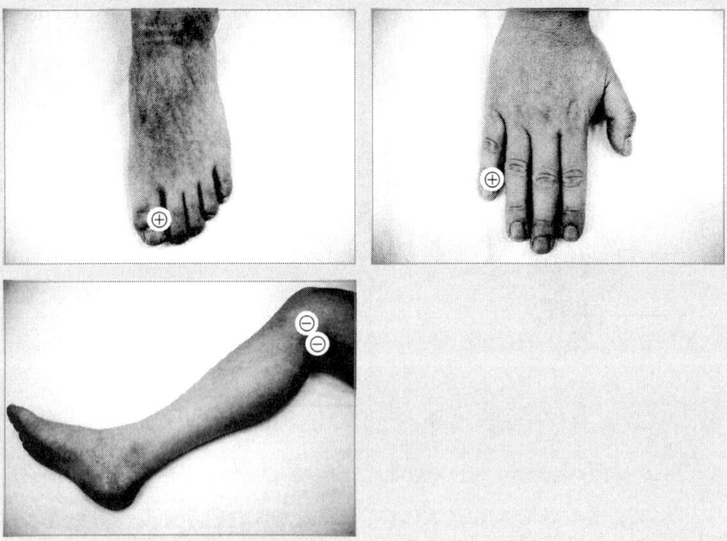

- 心氣가 펼쳐지지 못해 유발된 울열에 의해 발생한 복통으로서 사암은 火鬱痛의 병기를 心經不足이라고 하였다. 가슴이 답답하고 명치가 콱 막힌 듯하며 평상시에도 은은하게 아프다. 소화성 궤양, 위-식도 역류증, 스트레스성 위염에서 나타나는 심하부 통증이 이 범주에 해당한다. 따라서 지산은 火鬱心痛과 胃脘痛이 임상 양상상 크

게 다르지 않아 구별하기가 어렵다고 호소하였다. 보통 心下, 臍上부까지 압진 시 통증이 나타나며 흉골 중앙인 膻中에서 통증을 느끼기도 한다.

- 상기 치법은 心正格의 변용이다. 울증은 肝과도 관련되므로 肝經의 曲泉을 취하였다. 이는 心熱酸의 치법인 '大敦 · 少衝 補; 曲泉 · 少海 瀉'와 유사한 구성이다. ≪扁鵲神應鍼灸玉龍經≫에서 曲泉은 腹痛을 주치한다고 하였다.

3. 濕痛

陽谷 · 解谿 補; 臨泣 · 陷谷 瀉

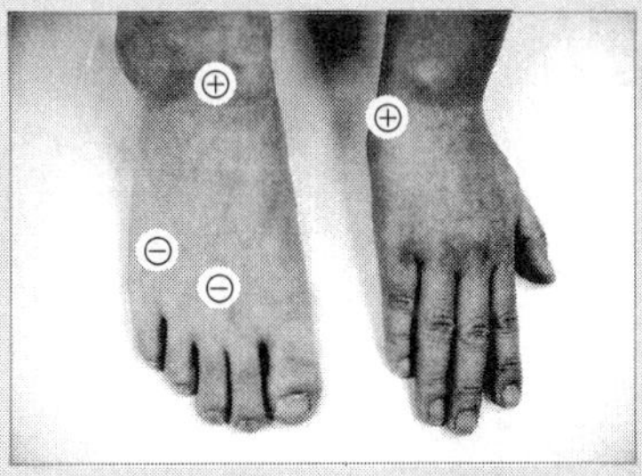

- ≪靈樞 · 邪氣藏府病形≫에서는 胃病의 징후로 "腹䐜脹, 胃脘當心而痛, 上肢兩脅, 膈咽不通, 食飮不下"를 언급하였다. 보통 胃病의 징후는 그 腹募穴인 中脘을 중심으로 반영되며 그 양상이 상복부나 협부에 파급된다. 胃氣가 역상하므로 '膈咽不通, 食飮不下'하는 것이다.
- ≪素問 · 擧痛論≫에서 "寒氣客於腸胃, 厥逆上出, 故痛而嘔也"라 하였다. 여기서 腸胃는 腑를 의미한다. 水穀之氣는 腑를 통해 하행하는 것이 정상이므로 邪氣의 침습에 의한 병증 시 그 氣

機가 역상하게 되어 '痛而嘔'하는 것이다.

↘ 胃의 본기가 燥金이므로 胃虛 시 濕勝하여 통증이 발생한다고 보고 胃正格을 제시하였다.

4. 氣痛

少府・魚際 補; 尺澤・曲泉 瀉

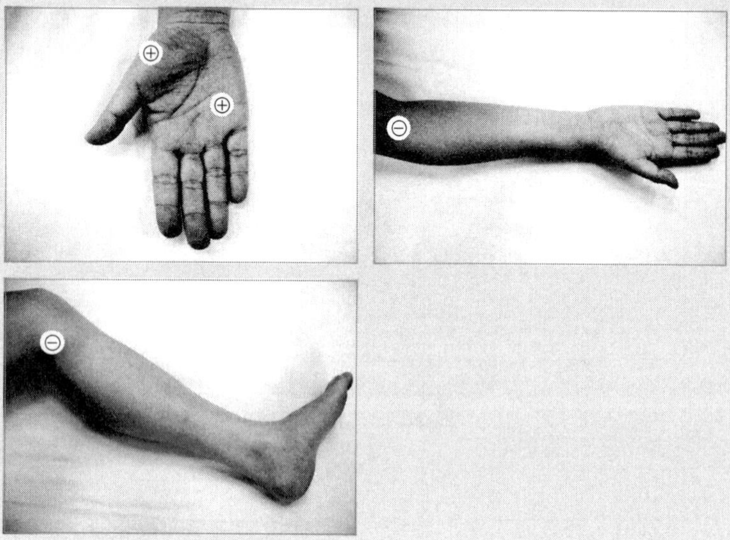

↘ 氣滯에 의한 복통은 가슴이나 배가 그득한 느낌을 겸하고 통증의 강도가 일정하지 않고 증감이 있으며 배꼽 주위가 살살 아프거나 통처가 불분명한 경향을 보인다. 장염의 초기, 정신적・육체적 스트레스로 유발되는 복통, 과민성 대장증후군 등의 氣滯型에서 흔히 볼 수 있는 양상이다. 대변 이상을 보이는 경우가 많으나 일정하지 않다. 변비와 설사가 교대하기도 한다.

↘ 상기 치법은 肺勝格의 변용으로서 肺勝格에서 陰谷 대신 肝經의 曲泉을 취하였다. 이는 복통이 肝鬱과도 관련되기 때문에 이를 고려한 치법을 구성한 것으로 보인다. 한편 肺勝格의 적응증이라면 수음의 정체가 원인이 된 것으로 볼 수 있고 복통과 함께 장명음이 동반될 수도 있다.

5. 冷痛

經渠·復溜 補; 太白·太谿 瀉

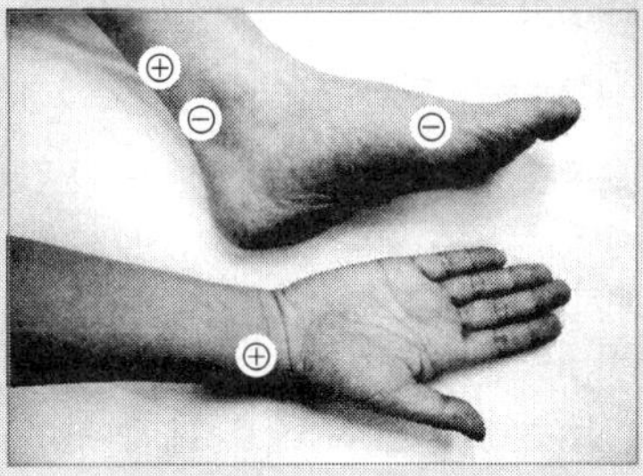

↘ 下焦가 허랭해진 腎虛의 복통 시에 운용하므로 腎正格을 사용한다.

↘ 太白은 足太陰脾經의 原穴로 五輸穴中의 '輸'혈로 五行上 土에 배속되며 本穴은 健脾和胃, 理氣化濕의 작용이 있다. 그래서 脾胃病에 주로 사용되어 胃痛, 腹脹, 便秘, 嘔吐 등에도 사용한다.

6. 鬱痛

陰谷・曲泉 補; 經渠・中封 瀉

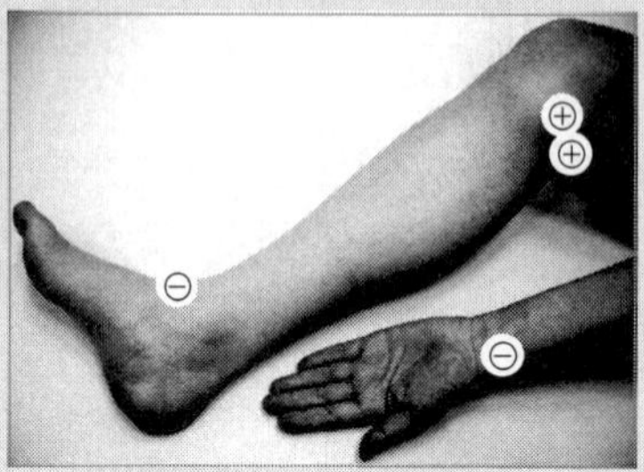

- 주로 肝鬱이 원인이므로 肝脾不和 시 나타나는 복통이나 肝腎虛寒 시 발생하는 소복통을 말한 것으로 생각되며 肝正格을 사용한다.
- 肝은 '風木之臟'으로 內寄相火하니, 만약 肝鬱化火, 혹 肝腎陰虧, 水不涵木은 모두 肝陽上亢, 肝火上炎을 일으킨다. 清竅를 上擾한즉, 頭痛, 眩暈의 증상이 나타나고, 上擾神明한즉 癲狂之疾을 나타낸다. 厥陰 肝經脈은 위로 目에 系하고 督脈과 顚에서 會하니, 《素問・至眞要大論》에서 말하기를 "諸風掉眩 皆屬于肝"이라 하였으니, 치료는 滋水涵木, 平肝潛陽으로 曲泉穴을 取하여 치료한다.

7. 小腸痛

臨泣 · 三間 補; 通谷 · 前谷 瀉

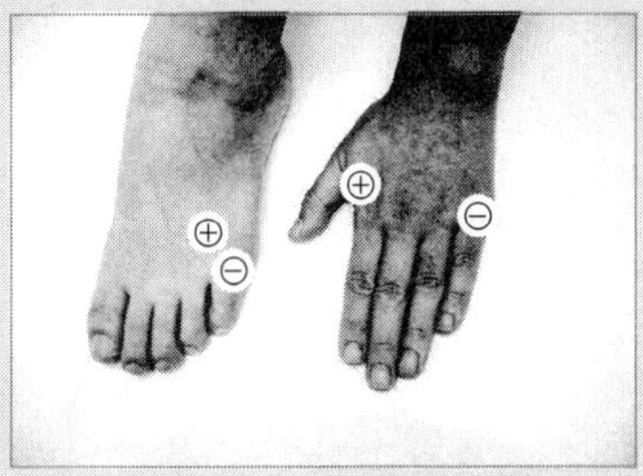

- 《素問 · 擧痛論》에서 "寒氣客於小腸膜原之間絡血之中, 血泣, 不得注於大經, 血氣稽留不得行, 故宿昔而成積矣"라 하였다. 小腸은 受盛之官으로서 수곡의 轉化를 주관하며 營血의 생성과 유통에도 관여한다. 따라서 한기에 의해 小腸의 脈中에서 血泣하면 '血氣稽留不得行'하게 된다. 따라서 사암이 小腸痛을 血虛라 한 것은 이러한 상황을 규정한 것으로 보인다.
- 《素問 · 擧痛論》에서는 "寒氣客於小腸, 小腸不得成聚, 故後泄腹痛矣"라 하였다. 한기가 脈中에서 血泣을 초래한 경우와 달리 腸內에 전입한 상황이다. 따라서 적취가 발생하지는 않고 수곡의 轉化와 分利水道 기능의 실조로 인한 설사와 복통이 나타난다.
- 小腸正格에서 後谿 대신 大腸經의 三間을 취하였다. 이는 大腸과 小腸을 동일 기능계로 보고서 이들을 함께 다스리기 위한 방법으로 보인다. 《古今醫統大全》에서는 三間이 胸腹滿을 다스린다고 하였다.

第二十九章

腰痛門

≪經濟要訣 · 舍巖目錄≫ 原文

凡人之腰痛, 皆係於膀胱, 鍼刺當瀉, 必補大腸. 項脊如錘[1], 是膽之所傷, 筋骨似折[2], 乃心之損悲, 屈痛伸欠[3], 可謂腎虛之氣, 張弓[4]弩弦[5], 實是肺傷之禍. 濕痛養火, 上實者補下而寧. 冷腰激金, 下虛者上淸而愈.

국역 •••••

무릇 사람의 요통은 모두 膀胱과 관련된 것이니 刺鍼은 마땅히 瀉法을 쓰되 반드시 大腸을 補해야 한다.

목덜미와 등뼈가 추를 매단 것처럼 무거우면 이것은 膽이 상한 것이오,

1) 錘(추) : 저울 추
2) 折(절) : 꺾을 절
3) 伸欠(신흠) : 기지개와 하품
4) 張弓(장궁) : 활시위를 얹음. 활짱에 활시위를 메움
5) 弩弦(노현) : 쇠뇌의 시위

힘줄과 뼈가 끊어질 듯이 아프면 이것은 心이 상한 슬픔이다.

구부릴 때 아프고 기지개처럼 펼 때 신음소리를 내면 腎氣의 허약이라 말할 수 있고, 당긴 활이나 쇠뇌의 시위와 같으면 실제로 폐가 손상된 災禍이다.

濕腰痛은 火를 보양할 것이나 상초가 實한 경우는 하초를 補하면 편안해지고, 冷腰痛은 金을 격양할 것이나 하초가 虛한 경우는 상초를 맑게 하면 낫는다.

원문

項脊如錘 膽傷. 通谷·俠谿 補, 商陽·竅陰 瀉

筋骨如折 大腸傷. 三里·曲池 補, 陽谷·陽谿 瀉

屈伸刺痛 腎傷. 經渠·復溜 補, 太白·太谿 瀉

張弓弩弦 肺傷. 太白·太淵 補, 少府·魚際 瀉

鍼處方 解說 ••••

1. 項脊如錘

通谷・俠谿 補; 商陽・竅陰 瀉

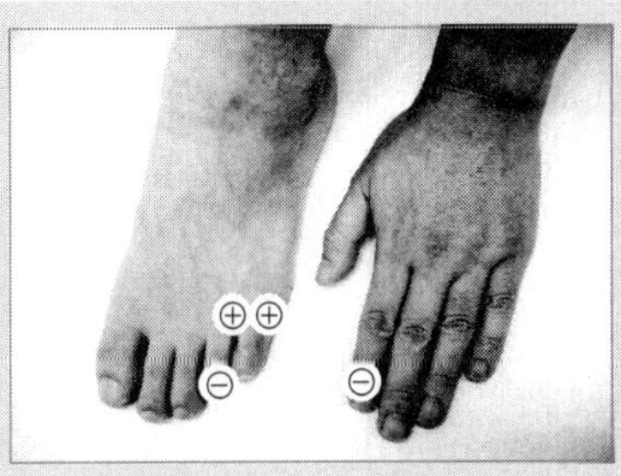

- 少陽經筋은 주로 목의 측면에 배치되어 있으므로 硬結이나 拘攣이 발생하면 경추의 회전과 측굴에 제한을 초래하고 肩井혈을 중심으로 한 승모근의 중부에서 상부의 風池에 이르기까지 광범위한 통증이 발생한다. 따라서 ≪素問・厥論≫에서는 "少陽厥逆, 機關不利, 機關不利者, 腰不可以行, 項不可以顧"한다고 하였다.
- 足少陽經은 측후경부와 肩井부를 지나므로 膽正格은 이 부위의 혈기 울체에서 기인하는 근골격계의 병증에 기본적으로 대처하는 방법이 된다. 따라서 膽正格은 落枕이나 肩井痛의 통치방으로 사용된다.

2. 筋骨如折

三里·曲池 補; 陽谷·陽谿 瀉

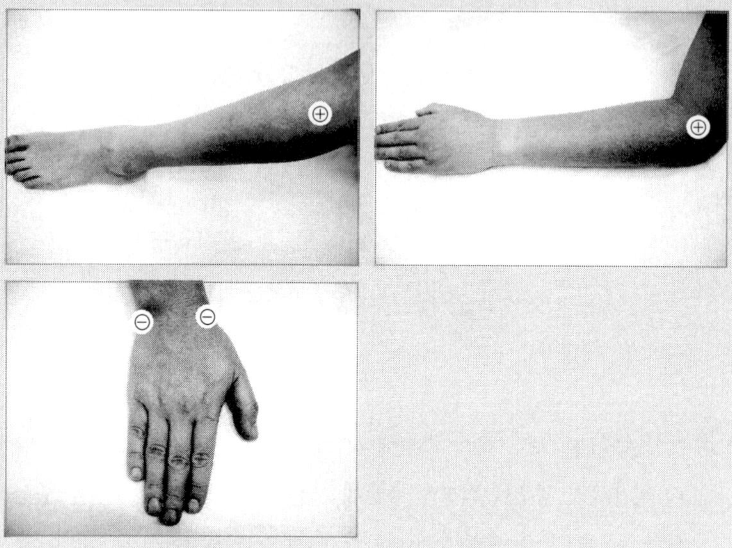

- 사암은 “보통 사람들이 요통은 모두 膀胱經과 연계된 것이라 하여 자침할 때마다 이를 瀉하지만 반드시 大腸經을 補해야 할 경우가 있다”고 하였다. 大腸經은 직접 허리에 유주하지는 않으나 일단 大腸의 背兪穴인 大腸兪가 요통의 주요 발병처인 L5~S1 사이에 위치하므로 大腸經이 요부 질환에 운용될 수 있음을 짐작할 수 있다. 그러나 ‘筋骨如折’한 요통이 大腸傷이라는 점만으로 大腸正格을 운용할 수 있는 근거를 삼기는 어렵다.
- 大腸正格은 복부의 陽明經筋이 이완되어 후면의 太陽經筋의 긴축을 초래한 결과 발생한 요통에 적합하다. 이러한 측면에서 복부 비만인의 요통에 大腸正格이 자주 운용되지만 환자의 체형이나 肥瘦에 지나치게 얽매일 필요는 없다. 마른 체형이더라도 복부만 비만하

거나 大腸의 기능에 이상이 있고 복벽이 탄력 없이 이완되어 복력이 매우 약한 환자들에게도 大腸正格을 운용할 수 있다.

- 大腸正格은 濕勝하여 발생한 요배통에도 적용할 수 있다는 점에서 비만인들에게 자주 운용되는 편이다. 그러나 濕勝이 반드시 비만상을 전제하는 것은 아니다.

3. 屈伸刺痛

經渠・復溜 補; 太白・太谿 瀉

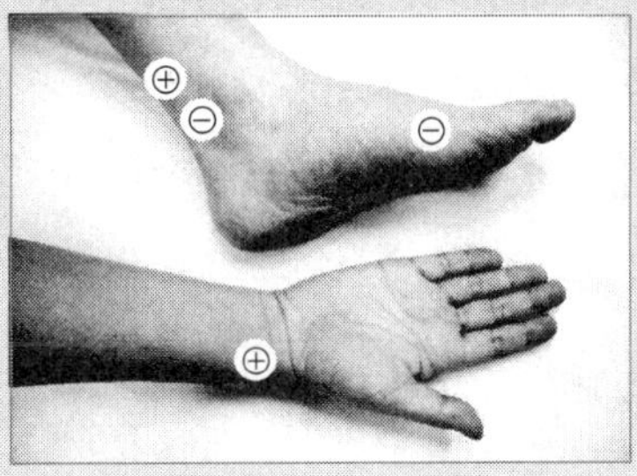

- ≪素問・刺腰痛≫에서 "足少陰令人腰痛, 痛引脊內廉"이라 하여 足少陰의 영역에서 기원하는 요통은 통증이 심부에서 파급된다고 하였다. 이는 足少陰經이 '貫脊內'하여 심부를 순행하기 때문이다.
- ≪靈樞・經筋≫에서 足少陰之筋의 병증에 대해 "在外者, 不能俛; 在內者, 不能仰. 故陽病者, 腰反折不能俛; 陰病者, 不能仰"이라 하였다. 이는 足少陰經筋이 척주의 내외로 분포하며 외측은 足太陽經筋과 연계됨을 의미한다. 따라서 足少陰經筋은 내외가 서로 길항 관계를 지니고 있음을 알 수 있다. 그 결과 경근의 외측에 이상이 있으면 허리를 굽히기가 힘들며 내측에 이상이 있으면

허리를 펴기가 힘들게 된다. 한편 足少陰經筋이 안팎으로 모두 拘攣된 상황이면 허리의 굴신이 모두 힘들어져 '屈痛伸欠'하는 양상이 된다. 이 경우 누워 있거나 앉은 자세에서 곧장 허리를 펴고 일어나거나 굽힌 자세에서 허리 펴기를 힘들어 한다. 따라서 보통 일어날 때 몸을 옆으로 돌리거나 엎드린 자세를 취한 후 손으로 땅을 짚어 상체를 지탱하고서 일어나는 경향을 보인다. 이는 陰分에서 유래한 요통의 일반적 양상이기도 하다. 足少陰經筋의 내측이 약화된 상태에서 拘攣이 발생하면 허리를 펴고 반듯하게 누워 있기를 힘들어 한다. 따라서 몸을 옆으로 돌리고 구부린 상태에서 새우잠을 청하게 되고 오랜 동안 앉은 자세를 취하기도 불편해진다. 또한 차량을 타고 장시간 이동하는 것을 어려워하는 경우가 많다.

➘ 腎正格은 보통 腎虛腰痛의 기본 대처법으로 운용된다. 한편 腎正格의 '太白 瀉'는 濕傷腎의 상황에 대처할 수 있다.

4. 張弓弩弦

太白・太淵 補, 少府・魚際 瀉

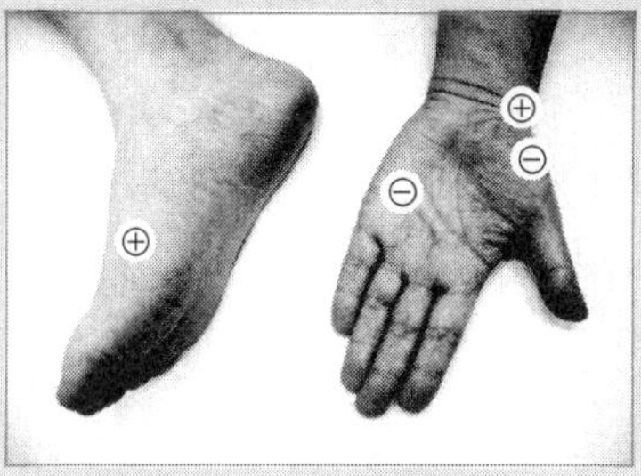

➘ 사암은 허리가 활처럼 굽은 양상(張弓弩弦)을 '肺傷之禍'라고 하였는데 이에 의하면 肺傷에 의한 요통은 요추의 과굴곡과 관련된다. 똑바로 허리를 펼 때 통증이 심해지므로 기립 시 통증을 느끼고 활동하면 감소하는 경향이 있다. 마르고 왜소한 체형으로 평상 시 복근의 힘이 현저히 저하되어 자세가 굽었거나 흉곽이나 척주의 변형을 동반한 경우가 많다. ≪素問・臟氣法時論≫에 尻, 陰股, 膝, 髀, 腨, 胻, 足皆痛이 언급된 것은 폐기의 울체로 宗氣가 하행하지 못한 결과를 반영하는 것이다.

第 三 十 章

脇痛門

≪經濟要訣 · 舍巖目錄≫ 原文

夫脇痛者, 心肺三焦位也. 目䀮䀮[1]而無見, 肝弱逢金, 耳矇矇[2]而不聞, 肺傷遇火, 心田[3]牽而吸塞, 寒冷蔽於心竅, 脾上彎[4]而呼絶, 濕熱觸[5]於胃口. 當補主病, 必瀉客邪.

국역

무릇 脇痛은 心肺와 三焦의 부위에 발생한다.

눈이 어두워서 보이지 않으면 肝이 허약한데 金을 만난 것이요

귀가 어두워서 듣지 못하면 肺가 상했는데 火를 만난 것이다.

心田이 당기면서 숨을 들이쉴 때 막히면 寒冷이 心竅를 가로막은

1) 䀮䀮(황황) : 目不明. 눈이 희미하여 잘 보이지 않음
2) 矇矇(몽몽) : 밝지 않은 모양. 여기서는 귀가 어둡다는 뜻이다.
3) 心田(심전) : 오목가슴
4) 彎(만) : 당길 만. 굽을 만
5) 觸(촉) : 범할 촉. 더럽힐 촉. 닿을 촉

것이고, 脾의 위쪽이 당기면서 숨을 내쉴 때 끊어지면 濕熱이 胃口를 더럽힌 것이다.

마땅히 主病을 補하고 반드시 客邪를 瀉해야 한다.

원문

左脇痛. 陰谷·曲泉 補, 經渠·中封 瀉
右脇痛. 太白·太淵 補, 少府·魚際 瀉
心下牽. 大敦·少衝 補, 魚際 瀉
脾中彎. 少府·大都 補, 大敦·隱白 瀉

鍼處方 解說 •••••

1. 左脇痛

陰谷・曲泉 補; 經渠・中封 瀉

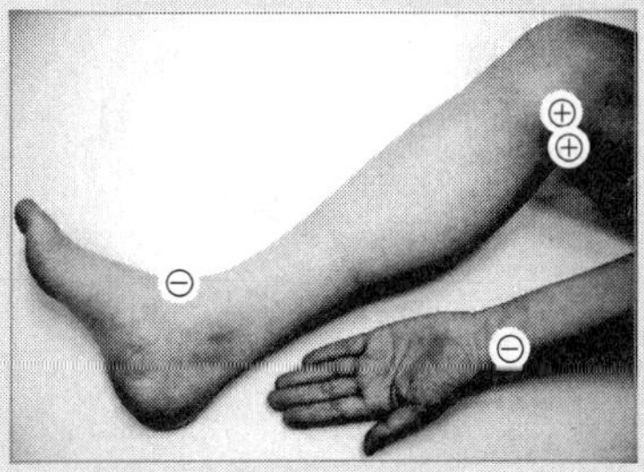

- 左血右氣論의 측면에서 좌협부는 藏血을 주관하는 肝의 영역으로 간주된다. '肝藏血'하므로 좌협통은 血의 동요나 瘀血症과 관련되는 경우가 많다. ≪醫學入門≫에서 좌협통이 '怒火・死血'에 속한다고 한 것은 이러한 사고를 반영한다.
- 좌협부의 통증, 긴장, 경결, 종괴 등이 나타나면 주로 肝氣의 이상으로 보는데 사암은 左肝右肺論에 근거하여 좌협통의 치법으로 肝正格을 제시하였다. 일반적으로 肝氣鬱結, 血虛肝鬱에 의해 유발된 좌협통에 肝正格이 좋은 효능을 보인다. 그러나 ≪素問・藏氣法時論≫에서 "肝病者, 兩脇下痛引少腹"이라 하였으므로 좌협통뿐만 아니라 肝鬱에 의한 血病이라면 양측협통에도 모두 사용할 수 있겠다.

2. 右脇痛

太白・太淵 補; 少府・魚際 瀉

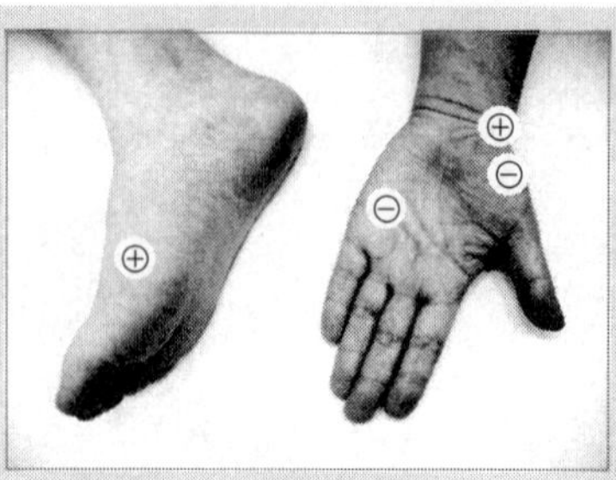

- 해부학적으로 우협부에 肝이 위치하나 左血右氣論의 측면에서 우협부는 氣를 총괄적으로 주관하는 肺의 영역으로 간주된다. 따라서 우협부의 통증, 긴장, 경결, 종괴 등이 나타나면 주로 肺氣의 이상으로 보고 肺正格을 운용한다. 肺正格은 주로 氣滯로 인한 통증을 다스리며 우측 협하부에서부터 상부 복직근의 구련이나 압통을 목표로 운용된다.
- 지산은 右脇痛은 간혹 痰眩症과 비슷하다고 하였고, 痰痛의 右脇痛은 단지 통증이 있을 뿐이라고 하였다. 右脇痛의 병인에 痰이 많다고 볼 때 定痰하는 肺正格을 이용하는 것이 효과적이다.

3. 心下牽

大敦·少衝 補; 魚際 瀉

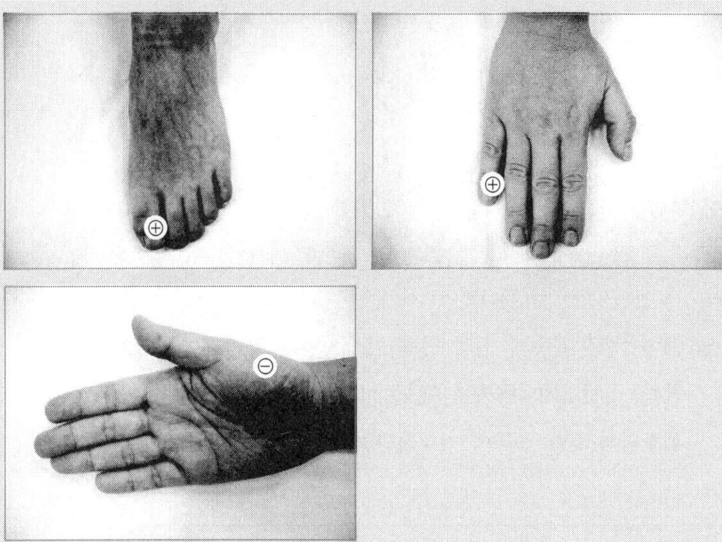

心正格과 肺正格의 병용이다. 心正格을 운용하므로 '少府 瀉'는 상충되어 취하지 않은 것으로 보인다. '漁際 瀉'는 吸塞, 즉 숨을 들이마실 때 막히는 듯 한 느낌이나 땅기는 통증을 다스리기 위한 것으로 보인다. 漁際를 瀉한 것으로 보아 복진상 명치에서 우측 흉협부에 저항이나 압통이 나타날 수 있음을 시사한다.

4. 脾中彎

少府・大都 補; 大敦・隱白 瀉

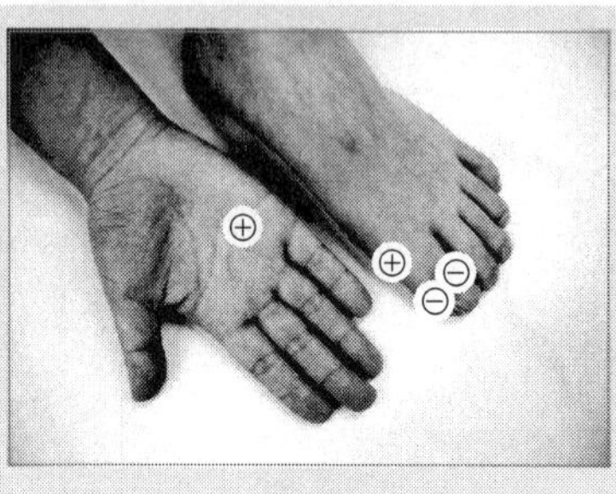

➘ 脾中彎은 복통이 심해 몸을 새우처럼 구부리고 괴로워하는 모양을 말하는 것으로 '脾左右挽痛而呼絶, 食不消化'한다. 위경련이나 췌장염에 의한 복통의 전형적인 예로 脾正格을 사용하였다.

第三十一章

諸氣門

≪經濟要訣 · 含巖目錄≫ 原文

先觀七情之長短, 後察九氣之善惡, 喜則氣緩, 怒則氣上[1]), 憂者氣沈[2])而思結, 悲者氣消而驚亂, 恐者氣下而寒收[3]), 勞者氣泄而云[4])終. 夫人身之正氣, 與精血爲配, 血注脈內, 氣行經外, 呼吸皆行於三寸, 血氣幷行於一身. 以此灌漑[5])乎百骸之內, 循環[6])於九竅之中, 內無七情之所傷, 外非六淫之所感, 君子行之無憂, 何氣之有[7])哉! 噫! 時人[8])五志之火[9]), 無時不起, 十味[10])之偏, 無日不傷, 是故補以七情[11]) 溫以九氣[12]).

1) 上(상) : ≪素問 · 擧痛論≫에는 '上'으로 되어 있는데, ≪素問玄機原病式≫과 ≪普濟方≫에는 '逆'으로 되어 있다.
2) 憂者氣沈(우자기침) : ≪世醫得效方≫에 "憂則氣沈"이라 하였다.
3) 收(수) : 收縮. 收斂
4) 云(운) : 告也, 고할 운. 알릴 운
5) 灌漑(관개) : 논에 물을 댐
6) 循環(순환) : 쉬지 않고 자꾸 돎
7) 有(유) : 生也, 생길 유. 起也, 일어날 유
8) 時人(시인) : 그 때의 사람. 당대의 사람. 그 당시의 사람
9) 五志之火(오지지화) : 五志로 말미암아 생긴 火. ㅇ五志는 喜 · 怒 · 憂 · 思 · 恐
10) 十味(십미) : 여기서는 百味의 뜻이다. 온갖 음식
11) 補以七情(보이칠정) : 이것은 五志의 相勝으로 치료하는 것을 말한다. 예를 들면 怒傷

국역

먼저 七情의 長短을 관찰하고 뒤에 九氣의 善惡을 살펴야 한다.

기뻐하면 氣가 이완되고 화를 내면 氣가 逆上한다.

근심하면 氣가 가라앉고, 생각을 골똘히 하면 氣가 뭉치며, 슬퍼하면 氣가 사라지고, 놀라면 氣가 어지러워진다.

두려워하면 氣가 내려가고, 추우면 氣가 오그라들며, 피로하면 氣가 빠져나가 종말을 고한다.

무릇 인신의 정기는 精血과 짝이 되니 血은 經脈 속을 흐르고, 氣는 經脈 밖을 행하며, 一呼一吸에 모두 3치씩 운행하여 血과 氣가 온몸을 함께 주행한다.

그리하여 모든 뼛속까지 흘러들어가고, 九竅의 속까지 돌아서 흐른다.

안으로 七情의 손상이 없고, 밖으로 六淫의 감촉이 없으면 군자의 행동에 근심이 없거늘 어떤 氣가 일어나겠는가?

아! 요즘 사람들은 五志의 火가 일어나지 않을 때가 없고 十味의 편식에 상하지 않는 날이 없구나!

그러므로 七情으로써 補하고 九氣로써 溫해야 한다.

원문

怒氣 上. 太衝 補, 經渠 瀉

喜氣 緩. 太白 溫, 三里 涼

思氣 結. 間使 鍼, 氣海 灸

肝하면 以憂勝之하고 以恐解之한다. ≪東醫寶鑑≫ 神門을 참조

12) 溫以九氣(온이구기) : 九氣의 治法을 말한다. 高者抑之, 下者擧之, 寒者熱之, 熱者寒之, 驚者平之, 勞者溫之, 結者散之, 喜者以恐勝之, 悲者以喜勝之

悲氣 消. 上脘 灸, 腰兪 鍼

驚氣 亂. 太衝 補, 少府 瀉

恐氣 下. 腎兪 灸, 行間 鍼

寒氣 收. 丹田·氣海 灸百壯

勞氣 泄. 三陰交·肺兪 灸

譯著者 註

원문에서 溫은 燒山火法이며, 凉은 透天凉法의 補瀉法을 말한다.

燒山火法의 시술은 자침할 때 환자의 呼氣 시에 자입할 깊이의 1/3〔天部〕 정도만 자입하고 得氣를 기다렸다가 힘 있게 누르고 천천히 올리는 방법인 緊按慢提를 9회 하거나 혹은 捻轉 補法을 9회 시행한다. 이후 다시 1/3〔人部〕을 더 刺入하여 得氣 후 緊按慢提를 9회(혹은 捻轉 補法 9회) 시행하고, 그 후 나머지 1/3〔地部〕을 더 刺入하여 得氣 후 緊按慢提를 9회(혹은 捻轉 補法 9회)를 시행한다. 熱感을 얻을 때가지 반복한 후 침을 地部로부터 天部까지 올리고 환자가 흡기 시에 出鍼하며 出鍼한 후 鍼孔을 막는다.

透天凉法의 시술은 燒山火法의 자침 시와 반대로 진행하는데 환자의 吸氣 시에 자입 목표지점〔地部〕까지 자입하고 得氣를 기다렸다가 힘 있게 올리고 천천히 누르는 올렸다 내렸기를 반복하는 방법인 緊提慢按을 6회 하거나 혹은 침을 食指는 앞으로 拇指는 뒤로 하여 指力을 食指에 더 주는 捻轉 瀉法을 6회 시행한다. 이후 다시 침을 중간층인 1/3〔人部〕까지 들어 올려 得氣 후 재차 緊提慢按을 6회(혹은 捻轉 瀉法 6회)를 시행하고, 그 후 침을 상부 1/3〔人部〕까지 들어 올려 得氣 후 緊提慢按을 6회(혹은 捻轉 瀉法 6회)를 시행한다. 冷感을 얻을 때가지 반복한 후 침을 상부인 天部까지 올리고 환자가 呼氣 시에 出鍼하며 出鍼 한 후 鍼孔을 막지 않는다. 환자가 숨을 내쉴 때에 침을 자입하면 의사의 氣가 出하면서 환자에게 들어가므로 補法이 되고 반대로 환자가 숨을 들이 마실 때에 자침하면 의사의 氣가 나가지 못하고 환자의 氣만 빠져나가서 瀉法이 된다. 생리적으로도 숨을 내쉬면 근육이 이완되고 몸이 더 편해지며 인체 내의 濁氣를 배출한 상태에서 의사의 正氣를 받기가 쉬워진다. 반대로 숨을 들이 마시면 聚氣가 되어 근육이 긴장되고 피부가 수축되어 환자의 濁氣를 내보내기가 쉬워진다고 생각할 수 있다.

鍼處方 解說 •••••

1. 怒(氣上)

太衝 補; 經渠 瀉

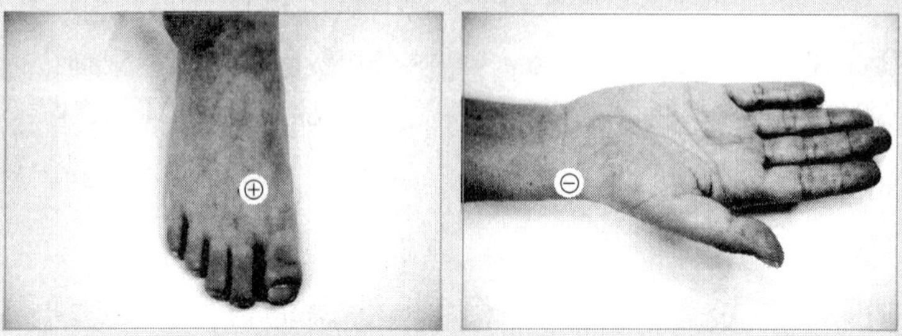

- 분노가 지나치면 肝을 傷한다. 한편 ≪素問・擧痛論≫에서는 분노로 인해 氣逆이 심하면 嘔血하거나 飱泄이 나타난다고 하였다.
- 상기 치법에서 太衝은 肝經의 原穴로서 肝氣를 안정시키기 위해 보법으로 운용되었다. '經渠 瀉'는 肝正格의 일부이다. 怒氣로 氣가 상초로 逆하는 것을 다스리기 위한 의도로 보인다. 즉 上氣로

손상된 肝氣를 보충하기 위해 肝의 原穴인 太衝을 補하고 역상한 기운을 다스리기 위해 氣를 주재하는 肺의 金穴을 瀉하였다.

2. 喜(氣緩)

太白 溫; 三里 凉

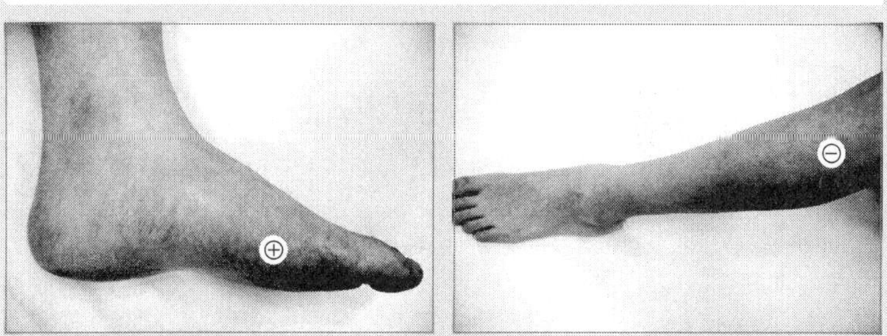

- 소망에 넘치는 환희가 있고나면 기가 완만해진다는 것으로 ≪素問・擧痛論≫에서 "喜則氣和志達, 榮衛通利, 故氣緩矣"라 하였는데 '喜'란 즐겁고 기쁜 일상적 감정 이외에도 정신적・육체적으로 절제되지 않는 과도한 쾌락이나 성적 쾌감도 포괄한다. ≪靈樞・本神≫에서 "喜樂者, 神憚散而不藏"이라 하였듯이 쾌락이 지나치면 神이 飛騰, 浮越하여 心氣가 불안정해지고 약화된다.
- '太白 溫; 三里 凉'에서 溫은 補, 凉은 瀉의 의미로 해석된다. 한편 김달호는 溫은 燒山火法을, 凉은 透天凉法을 말하는 것 같다고 하였다. 中氣의 운화를 통해 氣機승강을 주관하는 脾經과 胃經에서 土穴을 취하고 각각의 補瀉를 달리 하였다. 中氣의 정상적 운행은 神의 飛騰과 精의 下脫을 막는 기본 조건인데 환희가 지나치면 中氣의 운행에도 문란을 초래한다. 過喜의 상태에서 氣緩하게 되면 陽神은 浮越하고 陰精은 下脫하는 上實下虛의 양

상이 초래되므로 陰經인 脾經은 補하고 陽經인 胃經은 瀉하여 陽神의 浮越을 다스리고 氣機昇降을 정상화하고자 한 것으로 추정된다. 사암의 뛰어난 혜안이 돋보이는 치법이다.

3. 思(氣結)

間使 鍼; 氣海 灸

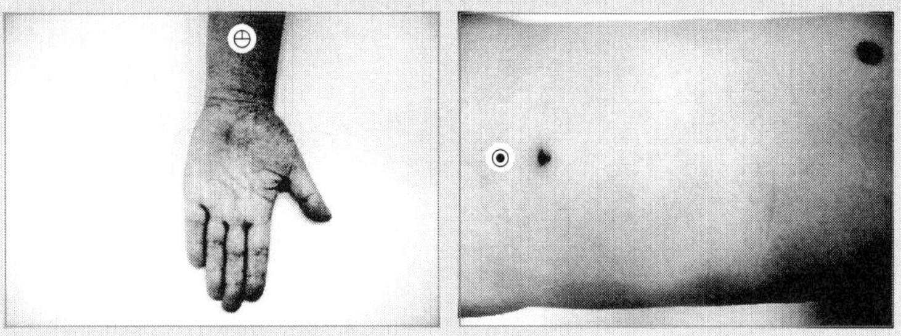

- ≪素問・擧痛論≫에서 "思則心有所存, 神有所歸, 正氣留而不行, 故氣結矣"라 하였다. ≪靈樞・本神≫에서 "所以任物者, 謂之心; 心有所憶, 謂之意; 意之所存, 謂之志; 因志而存變, 謂之思; 因思而遠慕, 謂之慮"라 하였듯이 외계의 사물이나 사건〔物〕에 사유와 의식이 작용하는 바가 心의 작용에서 비롯된 思이다. 그러나 생각이 지나치면 心(神)이 그 대상으로 삼는 物에 고착되는 결과 氣機運行이 정체되고 맺힌다는 것이다. 한편 脾主思하므로 생각이 지나치면 脾를 상하게 된다(思慮傷脾).
- 間使를 취한 것은 肝經과 같은 厥陰經인 心包經의 穴을 취하여 氣結로 야기된 木鬱을 다스리기 위한 방법으로 보인다. 또한 '思則氣結'하면 氣의 운행이 中焦에서 정체되므로 胃와 臟腑相通 관계를 이루는 心包經의 혈을 취하여 氣의 운행을 도울 수 있다.

4. 悲(氣消)

上脘 灸; 腰兪 鍼

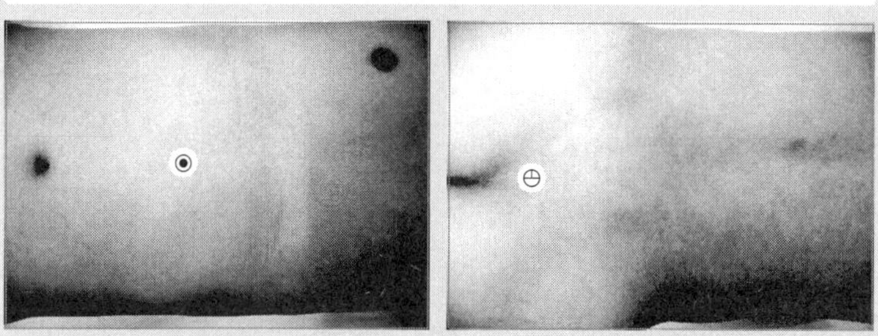

- 슬픈 감정은 心과 肺가 함께 주관하는데 슬픔이 지나치면 궁극적으로 肺氣가 상하게 된다. ≪素問・擧痛論≫에서는 "悲則心係急, 肺布葉擧, 而上焦不通, 榮衛不散, 熱氣在中, 故氣消矣"라 하여 슬픔이 지나칠 경우 心肺가 주관하는 營衛之氣의 소통에 이상이 생겨 上焦에 鬱熱이 초래되는 것으로 묘사하였다.
- '上焦不通, 榮衛不散, 熱氣在中'한 상초의 이상인데도 상기 치법은 중초와 하초의 혈들을 취한 점이 특이점이다. 이는 ≪靈樞・營衛生會≫에서 "營出于中焦, 衛出于下焦"라 한 명제에 입각한 치법으로 보인다.

5. 驚(氣亂)

太衝 補; 少府 瀉

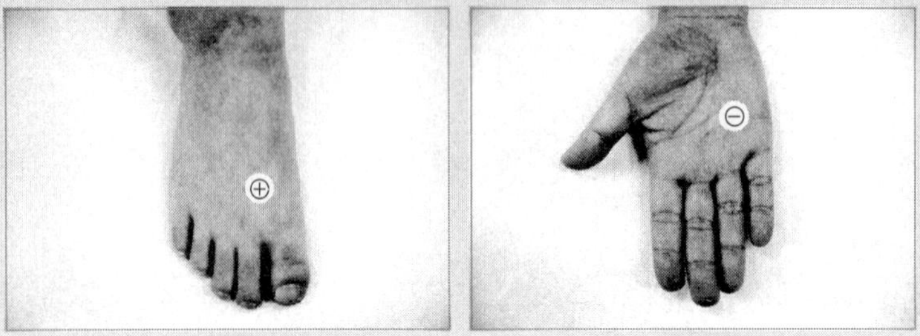

- 《素問・擧痛論》에서 "驚則心無所倚, 神無所歸, 慮無所定, 故氣亂矣"라 하였듯이 놀람의 감정은 心에 깃드는 神을 동요시켜 정서가 편치 못하고 불안정하게 만든다. 이에 대해 章虛谷은 놀라게 되면 心이 동하고 肝을 상하므로 이들이 주관하는 神과 魂이 불안정해진 결과 氣亂한다고 하였다.
- 肝經의 原穴인 太衝으로 肝氣를 조화시키고 少府를 瀉하여 心神을 안정시키고자 하였다. 이는 놀람에 의해 '動心・傷肝'한다는 章虛谷의 관점과 일치한다. '少府 瀉'는 肝勝格의 일부로도 볼 수 있다.

6. 恐(氣下)

腎兪 灸; 行間 鍼

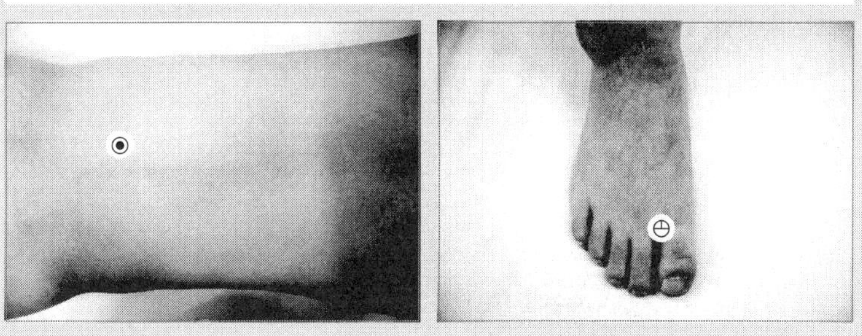

- 두려움이 지나치면 氣가 下陷하며 심한 경우 精을 주관하는 腎氣가 크게 손상된다. ≪素問·擧痛論≫에서는 "恐則精却, 却則上焦閉, 閉則氣還, 還則下焦脹, 故氣不行矣"라 하였는데 여기서 '却'이란 물러난다는 뜻이다. 즉 (하초의) 정기가 물러나고 下陷하면 (상초의) 神과 소통하지 못하게 된다. 그 결과 氣機의 승강이 이루어지지 않아 상초가 막히며 하초에서 상승하지 못한 기는 정체하게 되어 脹을 유발하고 순행하지 못한다는 것이다. '恐傷腎'의 상황은 비일상적이며 존재의 위협을 느낄 정도의 두려움에 노출된 경우이다.
- ≪素問·藏氣法時論≫에 腎病의 징후 중 '意不樂'이 언급되었고[13], ≪素問·氣交變大論≫에서는 歲土가 태과하여 雨濕이 유행하면 腎水가 邪氣를 받게 되고 그로 인해 '意不樂'한다고 하였다.[14] 따라서 '恐傷腎'이라는 측면과 ≪靈樞·本神≫에서 "肝氣虛則恐"이라 한 내용을 함께 고려하여 상기 치법을 제시한 것으로 보인다.

---

13) "腎病者, 腹大脛腫, 喘欬身重, 寢汗出憎風; 虛則胸中痛, 大腹小腹痛, 淸厥, 意不樂. 取其經, 少陰太陽血者"

14) "歲土太過, 雨濕流行, 腎水受邪. 民病腹痛, 淸厥, 意不樂, 體重煩寃, 上應鎭星"

7. 寒(氣收)

丹田 · 氣海 灸百壯

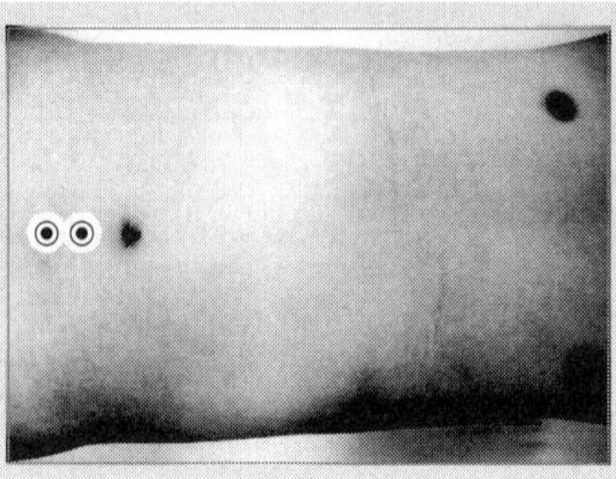

➘ 下焦를 溫補하여 寒氣로 인해 血氣가 수렴, 응축된 상황을 다스리고자 한 것이다.

8. 勞(氣泄)

三陰交 · 肺兪 灸

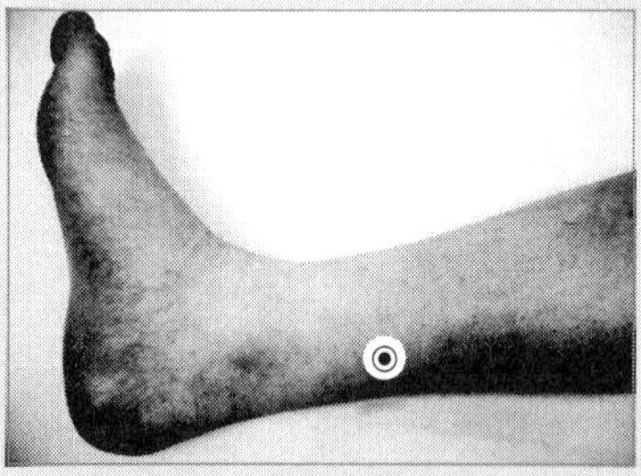

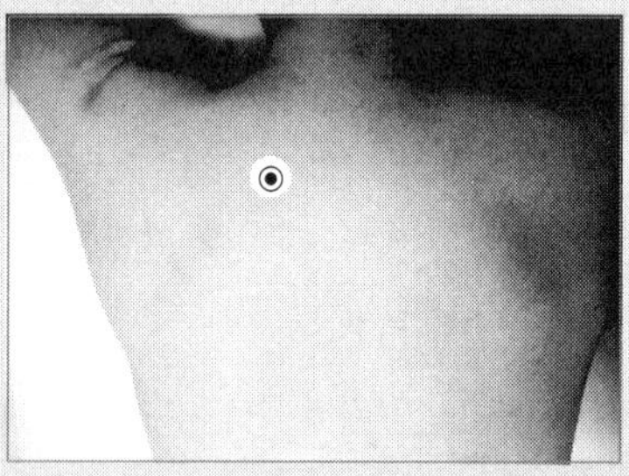

➘ 精을 거두는 陰分이 虛해진 것을 勞라 한다. 따라서 足三陰經이 교회하는 三陰交와 氣를 주관하는 肺의 背兪穴인 肺兪에 뜸을 놓도록 하였다. 본 처방은 氣血을 補하는 처방이다.

第三十二章

疝氣門

≪經濟要訣 · 含巖目錄≫ 原文

寒疝者, 囊冷結硬, 如石之堅, 水疝者, 腎門[1])腫痛, 如水之汗出, 筋疝者, 陰莖腫脹 , 或潰散之膿, 血疝者, 腹黃瓜[2])之, 抵[3])橫骨之端, 氣疝者, 在右不痒痛也. 從陽引陰[4]), 必治本而不失也.

국역 •••••

寒疝은 음낭이 차면서 단단하게 뭉쳐 마치 돌처럼 견고하고, 水疝은 腎門이 붓고 아프며 마치 물처럼 땀이 나오며, 筋疝은 음경이 붓고 혹 짓물러서 곪기도 하고, 血疝은 아랫배에서 오이와 같은 것이 가서 橫骨

1) 腎門(신문) : 腎囊의 誤植 같다. 腎囊은 外腎과 陰囊을 말한다. ≪東醫寶鑑≫에 "水疝者, 腎囊腫痛, 陰汗出, 或囊腫狀如水晶"이라 하였다.
2) 黃瓜(황과) : 오이
3) 抵(저) : 겨룰 저. 닥뜨릴 저. 떠받칠 저
4) 從陽引陰(종양인음) : ≪素問 · 陰陽應象大論≫에 "善用鍼者, 從陰引陽, 從陽引陰"이라 하였는데, '引'은 끌어낸다는 뜻이다. '從陽引陰'은 陽分을 치료하여 陰分으로 邪氣나 正氣를 이끌어 내는 것을 말한다.

끝을 떠받치고 있으며, 氣疝은 우측에 있으며 가렵거나 아프지 않은 것이다.

從陽引陰하여 반드시 근본을 치료하여야 실수하지 않을 것이다.

원문

水疝 屬腎. 經渠·復溜 補, 太白·太谿 瀉

寒疝 屬大腸. 三里·曲池 補, 陽谷·陽谿 瀉

筋疝 屬肝. 陰谷·曲泉 補, 經渠·中封 瀉

血疝 屬心. 大敦·少衝 補, 陰谷·少海 瀉

氣疝 屬肺. 太白·太淵 補, 少府·魚際 瀉

狐疝. 三陰交·然谷 補, 隱白·太谿 瀉

癩疝. 三陰交·陽陵泉 補, 三里·太白 瀉

鍼處方 解說

1. 水疝

經渠·復溜 補; 太白·太谿 瀉

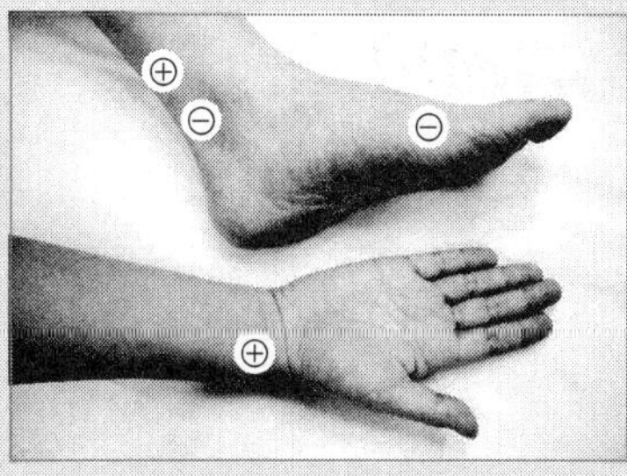

- ≪儒門事親≫에서는 水疝의 병후로 "其狀腎囊腫痛, 陰汗時出, 或囊腫而狀如水晶, 或囊痒而燥出黃水, 或少腹中按之作水聲"이라 하였는데 이는 음낭수종으로서 양측이 모두 붓기도 하고 한쪽만 붓기도 한다. 수종이 작을 때는 통증이 없으나 어느 정도 커지면 정삭을 압박하여 둔탁한 통증을 느끼게 되며 배뇨 장애가 발생할 수 있다.
- 음낭수종은 체액이 고환 주변에 축적되는 단순음낭수종과 탈장에 동반되는 음낭수종, 고환의 질환에서 유발되는 증후성 음낭수종 등이 있다. 탈장에 동반되는 경우는 狐疝의 범주로도 볼 수 있다. 한편 이 경우 수종은 엄밀하게는 음낭이 아닌 탈장된 장기 속에 들어 있는 체액에 의해 발생하는 것이라 할 수 있다.
- 치법으로 腎主水의 측면에서 腎正格이 제시된 것으로 腎氣의 약화가 水濕의 정류를 초래한 허증에 운용한다.

2. 寒疝

三里·曲池 補; 陽谷·陽谿 瀉

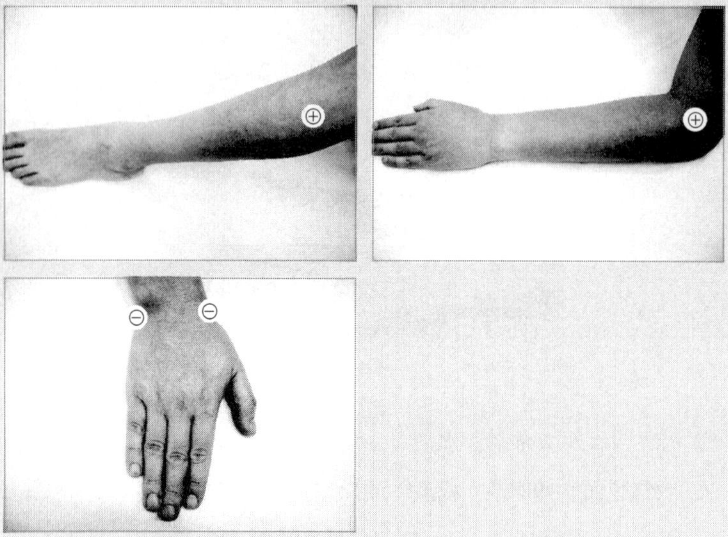

- ≪儒門事親≫에서는 寒疝의 병후로 "其狀囊冷, 結硬如石, 陰莖不擧, 或控睾丸而痛"이라 하였는데 이는 宗筋이 拘急해진 陰證의 양상이다. 그리고 그 원인으로 寒冷하고 음습한 기후와 환경에 노출되거나 그러한 상황에서 과로한 것을 들었다.
- 한편 寒邪가 氣의 鬱結을 초래하거나 병증이 오래될 경우 하초에서 鬱熱이나 濕熱이 발생하여 疝症을 유발할 수 있다. 朱丹溪는 이전의 의가들이 疝症을 일괄적으로 寒證으로 규정지은 점의 문제를 지적하면서 濕熱이 내부에서 울체된 상태에서 寒氣의 속박을 받을 경우 濕熱이 소산되지 못하고 더욱 울체되어 疝痛이 발생한다고 하였다. 張景岳도 疝症을 처음에는 寒濕의 邪氣가 陰分에 모인데서 비롯되나 병증이 오래될 경우 鬱熱이 생기게 되고 체질적 측

면에서 '陽臟之人'들은 邪氣로 인해 火가 모여 濕熱이 발생하기도 한다며 疝症에 熱證이 있음을 설명하였다. 이 경우 寒邪는 유인일 뿐이고 병증의 본태는 鬱熱이다. 따라서 치법은 이를 해소시키는 것을 위주로 해야 한다.

- 사암은 寒疝을 大腸의 병후라 하여, 치법으로 大腸正格을 제시하였다. 朱丹溪의 지적처럼 寒邪의 속박에 의해 하초에 잠복된 濕熱의 울체가 가중되어 발생한 疝症이라면 大腸正格을 운용하는 것이 적절하다. 이는 ≪醫學正傳≫에서 "夫熱鬱于中, 而寒束于外, 宜其有非常之痛, 故治法宜驅逐本經之濕熱, 消導下焦之痰血, 以寒因熱用之法, 立方處治, 卽邪易伏而病易退也"라 한 내용과도 상통한다.

3. 筋疝

陰谷·曲泉 補; 經渠·中封 瀉

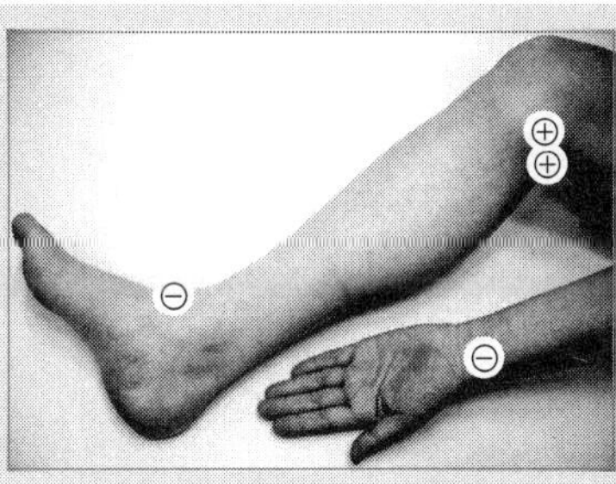

- ≪儒門事親≫에서는 筋疝의 병후로 "其狀陰莖腫脹, 或潰或膿, 或痛而裏急筋縮, 或莖中痛, 痛極則痒, 或挺縱不收, 或白物如精, 隨溲而下"라 하였다. 疝症 자체에 의한 하복부나 성기의 통증 양상 이외에도 성기 내외에서 염증 소견이 묘사되어 있고 그

원인으로 '房室勞傷'과 '邪術所使'를 언급했다는 점에서 성병을 묘사한 것으로 보인다. ≪東醫寶鑑≫에서 筋疝의 치방으로 瀉心湯, 加減柴苓湯, 龍膽瀉肝湯, 清心蓮子飮 등의 清熱之劑가 제시되어 있다는 점에서 이를 足厥陰經의 濕熱症으로 간주했음을 알 수 있다.

➘ 足厥陰經은 성기를 지나고 골반강 내부로 진입하므로 肝正格을 운용하였다.

4. 血疝

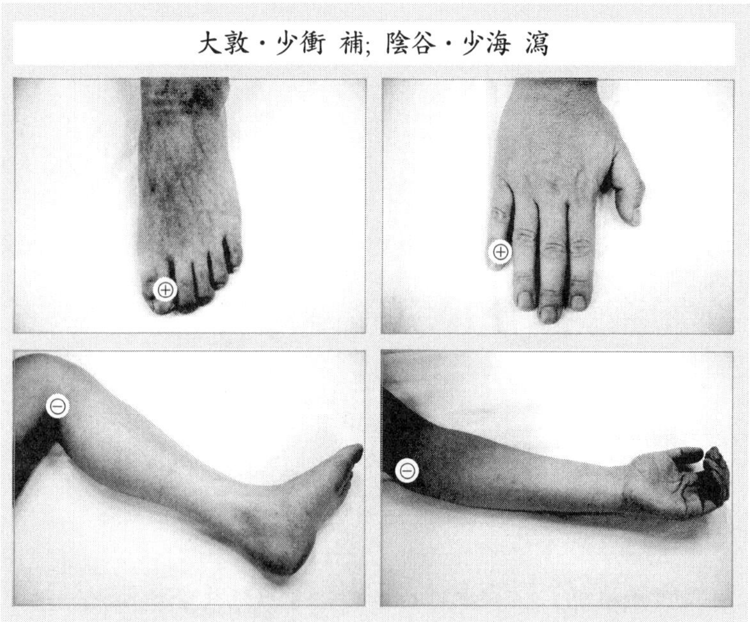

➘ ≪儒門事親≫에서는 血疝의 병후를 "其狀如黃瓜, 在大腹兩旁, 橫骨兩端約中"이라 하였다. 서혜부 림프종(ingual adenopathy)으로서

가래톳인 横痃에 해당한다. 감염에 의한 것이므로 ≪證治準繩≫에서 지적하였듯이 초기에 '寒熱交作, 腿間腫起, 疼痛'하게 된다.

- 한편 血疝은 便癰이나 便毒으로 표현하기도 하였다. ≪儒門事親≫에서는 맺힌 것이 癰腫을 이루는데 이 경우 고름은 적으나 피가 많다고 하였다. 便毒이 좌우 양쪽에서 함께 발생하는데 먼저 疳瘡이 생기고서 발하기도 하고 갑자기 결핵과 동통이 생기고 나서 발하기도 한다고 하였다. 이는 발병 부위가 결핵화하거나 궤양화됨을 설명한 것이다.
- 血疝(便毒)은 足厥陰經과 足太陰經이 유주하는 서혜부에 熱毒이나 濕熱이 정류하여 발생한 결과로 해석하였다. ≪醫學入門≫에서는 濕熱壅滯에 의한 경우 龍膽瀉肝湯을, 勞倦氣滯로 濕熱이 발생한 경우는 補中益氣湯을 운용하라 하여 병증에 허실의 구분이 있음을 밝혔다. 여기서 勞倦氣滯로 하초에 濕熱이 유발될 수 있다는 것은 脾氣의 운행불리로 濕이 정류하고 淸陽이 불통하면 하초에 濕熱이 울체되어 서혜부 결핵을 유발할 수 있음을 의미한다.
- ≪醫方考≫에서는 고환이 외부 충격을 받아 고환이 붓고 통증이 발생한 것은 고환에 死血이 있는 것이라 하여 血疝이라 하였다. 이는 타박으로 초래된 어혈의 병증으로 서혜부 림프종과는 별개의 병기로 간주해야 한다. ≪景岳全書≫에서는 血疝이 少腹간에 血結한 것으로, 병증이 氣(滯)나 食(傷)에서 기인하지 않았으며 소복이 경결된 것이 형태가 있으며 대변이 굳고 어두우나 소변은 정상적으로 통하는 경우 血積에 의한 血疝에 속한다고 하였다.
- 사암은 血疝이 心의 병후에 속한다 하여 心主血의 측면에서, 치법으로 心正格을 제시하였다. 그러나 허실의 병기가 다양하므로 이를 일괄적으로 운용할 수는 없다. 實熱證의 경우에는 淸熱瀉火를 유도해야 하므로 熱結에 의한 경우에는 心寒補나 熱痰方을 운용하고 濕熱證에는 肝勝格을 운용하는 것이 타당하다.

5. 氣疝

太白・太淵 補; 少府・魚際 瀉

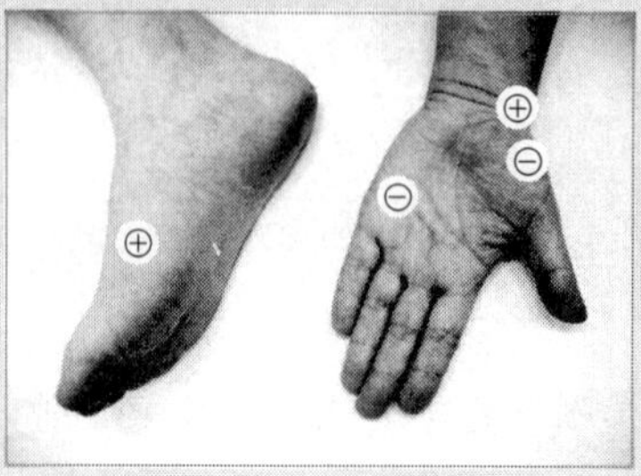

- 左血右氣論에 근거하여 疝症이 발현되는 부위의 좌우로 병기를 구분하기도 한다. ≪醫宗必讀≫에서는 "是故諸寒收引, 則血泣而歸肝, 下注于左丸; 諸氣膹鬱, 則濕聚而歸肺, 下注于右丸"이라 하여 좌측 고환의 疝症은 血病으로, 우측 고환의 疝症은 氣病으로 간주하기도 한다. 그리고 ≪醫學入門≫에서는 疝痛이 이동하며 형태가 없는 경우는 氣病에 해당하며 疝痛이 일정한 통처가 있고 형태가 있는 경우는 습담, 식적, 어혈 등이 하부에 모인 결과라고 하였다.
- ≪儒門事親≫에서는 氣疝의 병후로 "其狀上連腎區, 下及陰囊"이라 하였다. 氣疝을 氣의 울체에 의해 유발되는 疝症이라 하여, 氣疝이라 하였다. 따라서 울거나 화를 내는 등 감정상의 변화에 의해 증상이 심해지고 감정이 가라앉으면 안정된다고 하여 氣의 울체가 주요 병기에 해당한다고 보았다. 그러나 이는 유발 요인의 의미가 있을 뿐 일반적 병기로 확대할 수는 없다. 氣疝으로 묘사된 병증의 양상으로 보면 상부 요로계 질환에 의한 증세에 가깝다. 疝痛이 腎區에 미친다는 것은 등의 腎兪穴 주위나 측면의 京門穴 부위에서 나타난다는 것을 의미한다.

➘ 氣鬱에 의해 유발된 疝症이므로 肺正格이 제시된 것으로 보이나 단지 발현 증상의 양상만으로 肺正格을 운용하기에는 근거가 부족하다. 氣의 병변은 血의 병변과 대비되어 우측에 반영되는 경향이 강하므로 일차적으로 우측에서 발현되는 疝症에 肺正格 운용을 고려해 볼 수 있다.

6. 狐疝

三陰交・然谷 補; 隱白・太谿 瀉

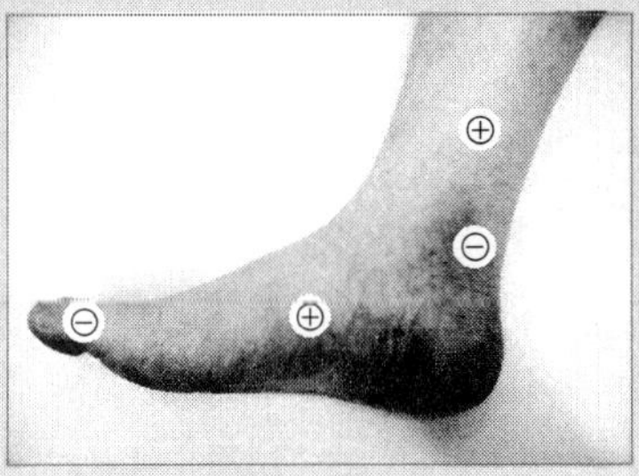

➘ ≪儒門事親≫에서는 狐疝의 병후로 "其狀如瓦, 臥則入小腹, 行立則出小腹, 入囊中"이라 하였는데 그 모양이 여우가 낮에는 굴에서 나오고 밤에는 굴에 숨어드는 것처럼 疝症이 위아래로 유주한다고 하였다. 이는 서혜부 헤르니아에 해당하므로 일단 침구 적응증인지 외과적 수술의 적응증인지 감별해야 한다.

➘ ≪靈樞・本藏≫에서 "腎下則腰尻痛, 不可以俛仰, 爲狐疝"이라 하였는데 이는 실질 장기인 신장이 하방으로 변위되면 주변 조직이나 장기를 압박해 狐疝을 초래할 수 있다는 것이다. 실제 해부학적으로 이럴 가능성은 없으나 이는 章虛谷이 "氣下而前陰腎子亦下墜, 有時則收, 爲狐疝"이라 하였듯이 狐疝이 氣의 下陷에

서 유래함을 의미한다. 한편 狐疝이 아니더라도 ≪景岳全書≫에서 "疝久者必多虛證, 或以元氣本虛而偶患者, 或不耐勞苦而微勞則發者"라 하였듯이 虛勞의 상황이나 큰 병을 앓고 난 후 氣陷으로 인해 다양한 疝症이 초래될 수 있다. ≪醫學入門≫에서는 寒濕이 음낭으로 내려와 狐疝이 유발될 수 있음을 설명하고 이를 痰病의 일종으로 보았다.

- 상기 치법에서 '隱白 瀉'는 脾正格의 일부이고 '太谿 瀉'는 腎正格의 일부이다. 脾經의 穴인 三陰交·隱白과, 腎經의 穴인 然谷·太谿로 구성되었다. 狐疝증이 氣의 下陷에 의한 固攝 작용의 약화에서 비롯되는 것이라면 脾腎을 북돋운 이 치법은 升氣를 도모한다는 점에서 의미가 있다.

7. 癩疝

三陰交·陽陵泉 補; 三里·太白 瀉

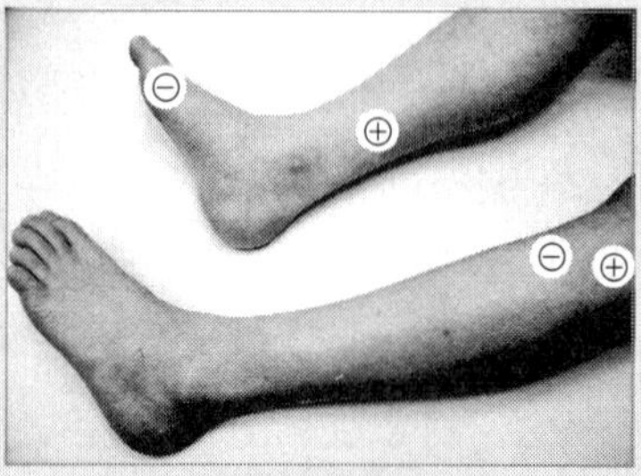

- ≪儒門事親≫에서는 癩疝의 병후로 "其狀陰囊腫縋, 如升如斗, 不痛不痒"한다고 하였다. 역시 음낭수종으로서 수종의 정도가 심한 상황이다. ≪醫學入門≫에서는 癩疝 시 수종이 돌처럼 딱딱하다고 하였고 상기의 병후를 水癩로 분류하였다. 한편 ≪醫學綱目≫에서

는 疝症 시 통증이 고환에만 있는 경우나 유독 아랫배의 한쪽으로 치우치는 경우도 癩疝에 해당한다 하여 통증이 있는 경우도 이에 포함시켰다.

- ≪千金方≫에서는 癩疝을 腸癩, 卵癩, 氣癩, 水癩 등으로 구분하고서 腸癩와 卵癩는 치료하기 어렵지만 氣癩, 水癩는 침구로도 잘 낫는다고 하였다.
- 상기 치법에서 三陰交와 陽陵泉은 각각 足太陰과 足少陽의 경혈로서 이 경우는 標本론적 차원에서 취해진 것으로 보인다. 標本論에서 足太陰의 本은 中封의 前上方 4寸인데 이는 三陰交에 해당한다. 足少陽의 경우 원래 발의 竅陰之間으로서 4, 5 중족골 사이의 원위부인 俠谿에 해당하나 陽陵泉, 膝陽關을 취하는 것도 동일한 의미가 적용된다. 따라서 足少陽經이 '出氣街, 繞毛際'하여 서혜부에 유주하므로 陽陵泉을 취하고, 이에 대비되는 陰經에서는 足太陰에 배치되면서도 足三陰經이 모두 교회하여 이에 광범위하게 작용하는 三陰交를 취하여 결과적으로 서혜부나 성기의 내외에 작용할 수 있는 배치를 이루었다. 한편 脾經과 胃經의 土穴인 三里・太白을 동시에 瀉한 것은 濕勝의 상황을 다스리기 위한 것으로 보인다.

第三十三章

脚氣門

≪經濟要訣 · 舍巖目錄≫ 原文

內經[1]曰, 濕腫滿而在脾, 四末[2]之氣在胃, 脾好[3]生濕, 胃喜作熱, 濕熱相搏, 其氣流於兩脚, 風冷流雜, 失其運行於四肢, 痲痺不遂[4], 從陰陽於遯山[5], 浮酸有痛, 施左右於清溪. 實者無補, 虛者不瀉.

국역 ·····

≪內經≫에서 이르기를, 濕으로 인한 부종과 창만은 脾에 달려 있고 四肢의 氣는 胃에 달려 있다.

脾는 걸핏하면 濕을 생성하고 胃는 곧잘 熱을 일으키니 濕과 熱이

1) 內經(내경) : ≪素問 · 至眞要大論≫에 "諸濕腫滿, 皆屬於脾"라고 하였다.
2) 四末(사말) : 四肢
3) 好(호) : 喜也, 善也, 잘할 호
4) 不遂(불수) : 不能運用. 마음대로 팔다리를 쓰지 못함
5) 遯山(둔산) : 三里穴

서로 다투면 그 氣가 양 다리로 흘러가고 風과 冷이 뒤섞여 흘러가면 사지에서 그 운행이 상실된다.

마비되어 쓰지 못하면 璲山에서 陰陽을 좇고, 붓고 시큰거리며 아프면 淸溪에서 左右를 행한다.

실한 것은 補하지 말고, 허한 것은 瀉하지 마라.

원문 •••••

鶴膝風. 中脘 正, 環跳 瀉

筋彎. 陰谷・曲泉 補, 經渠・中封 瀉

痿癖. 太白・太淵 補, 少府・魚際 瀉

脚足轉筋. 通谷・曲池 補, 商陽・竅陰 瀉

脚足寒. 湧泉・然谷 補, 環跳 瀉

鍼處方 解說 •••••

1. 鶴膝風

中脘 正; 環跳 瀉

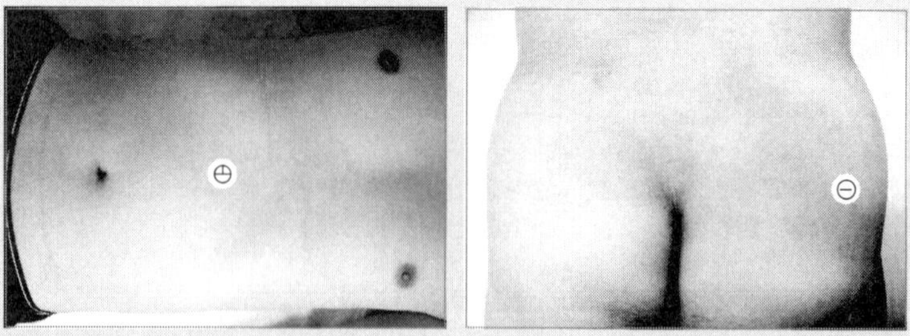

➘ 許任의 ≪鍼灸經驗方・脚膝門≫에서 '鶴膝風, 膝如大瓢, 而膝以上下皆細, 身熱痛' 시 中脘을 취하라고 하였다.

➘ ≪鍼灸大成・足部≫에 環跳가 '股膝攣痛, 腰痛'을 주치한다고 하였다.

2. 筋彎

陰谷・曲泉 補; 經渠・中封 瀉

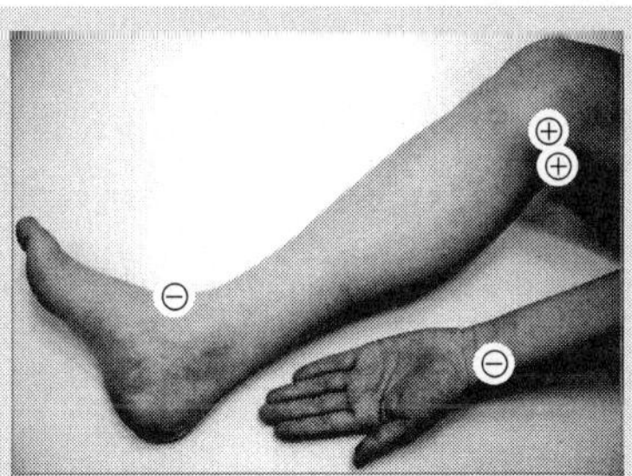

➘ 筋이 '攣急'하게 되면 긴장도가 증가하고 신전이 제한되므로 관절의 운동에 제한을 초래한다. 이러한 측면을 筋에 병이 들면 '能屈而不伸'한다고 하였다. 따라서 拘攣은 經筋이 연접하는 관절의 신전 제한을 유발한다. ≪素問・長刺節論≫에서 "病在筋, 筋攣節痛, 不可以行, 名曰筋痺"라 하고 "(痺)在于筋則屈不伸"이라 한 것은 이러한 내용을 반영한다. 筋攣의 가장 극단적인 형태는 筋急에 의한 舌捲・卯縮으로서 '聚于陰氣而脈絡于舌本'하는 足厥陰氣가 끊어져 '筋絶'하게 된 결과이다.

➘ 肝正格은 肝勞를 다스리고 柔肝舒筋의 작용을 발휘하여 筋攣을 완화시킬 수 있다. 肝正格은 특히 노역의 과다로 발생한 근의 병증에 광범위하게 대처할 수 있다.

3. 痿癖

太白・太淵 補; 少府・魚際 瀉

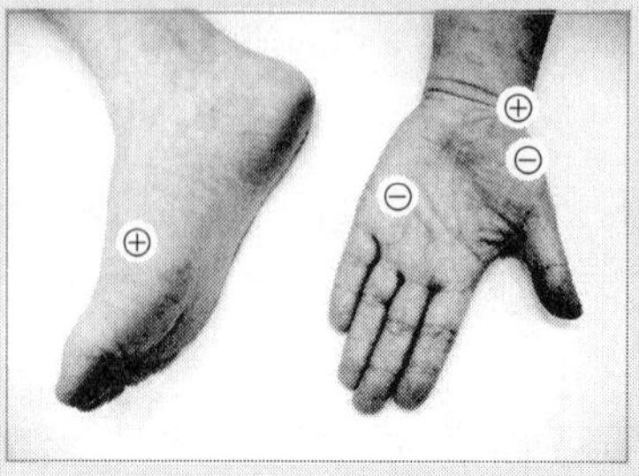

- ≪素問・痿論≫에서는 "五藏因肺熱葉焦, 發爲痿躄"이라 하여 열에 의한 肺葉의 손상이 痿證의 주요 병기임을 언급하였다. 肺는 氣의 추동을 주관하여 營衛之氣가 온몸에 이르게 하므로 열에 의해 肺氣와 陰分이 손상되면 다른 臟의 陰分을 손상시켜 痿癖을 초래하게 된다.
- 肺正格은 痿證 시 가장 널리 운용되는 치법이다. 濕土의 주동경인 太陰經의 土穴을 補하고 肺熱을 瀉해주므로 痿證의 치료원칙과 부합하며 肺의 숙강 기능을 정상화시켜 하지로 氣血과 津液의 순환을 원활하게 할 수 있다.
- 痿癖은 중추신경 혹은 말초신경계의 이상으로 근육의 위축, 위약되는 병변이다. 루게릭질환 중에서 구마비를 동반하는 형태의 희귀난치병도 이 범주에 속한다고 생각된다.
- 痿症門에서 痿癖과 동일하며 실제로 脚氣門보다 痿症門에서 다루는 것이 더 적절하다.

4. 脚足轉筋

通谷·曲池 補; 商陽·竅陰 瀉

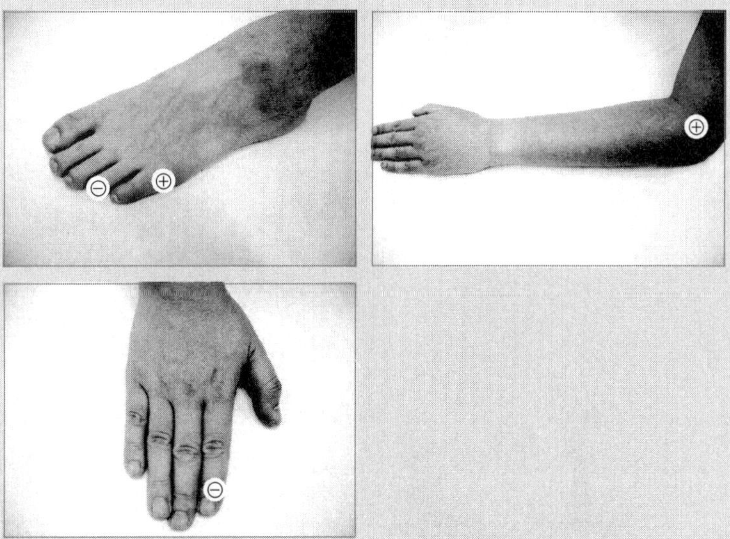

- 膽正格의 변용이다. 脚足轉筋의 병변이 足陽明經 부위에서도 많이 발생하므로 標本論에 근거해 俠谿 대신 手陽明經의 曲池를 취한 것으로 보인다.
- 精汁인 膽汁이 부족해져 筋이 자양 받지 못한 결과 轉筋이 나타날 수 있다는 것인데 큰 병을 앓고 난 이후나 노인들의 퇴행성 슬관절염 상태에서 나타나는 轉筋이 이 범주에 해당한다.

5. 脚足寒

湧泉·然谷 補; 環跳 瀉

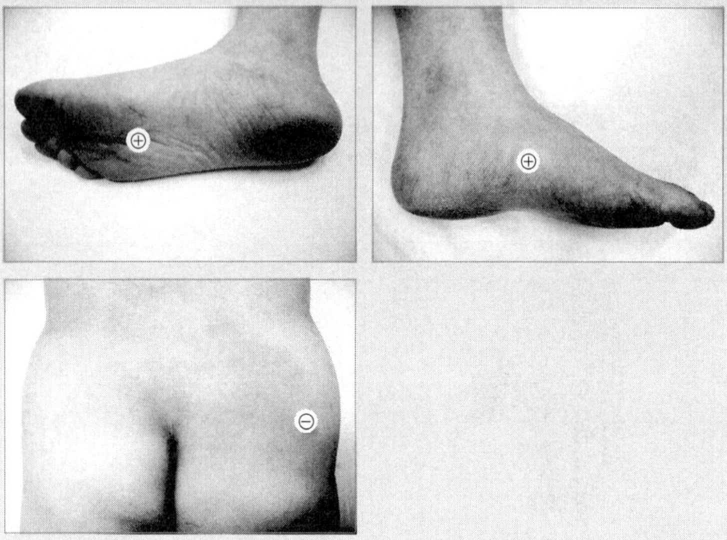

↘ 하지의 동·정맥염 같은 하지 혈관의 이상 현상으로 나타나는 한랭감이 이에 해당된다. 涌泉과 然谷을 보한 것으로 보아 足少陰經의 原穴인 太谿脈의 감약이 나타날 상황임을 알 수 있다. 涌泉·然谷은 少陰에서의 血氣 상승을 유도하기에 적합하다.

第三十四章

痛風門

≪經濟要訣·舍巖目錄≫ 原文

內經[1]曰, 諸風掉眩, 强直[2]肢痛[3], 緛戾[4]裏急筋縮, 皆屬肝膽之原[5]. 又[6]曰, 風寒濕三氣, 謂之痲痺, 風氣勝而爲行痺, 寒氣勝而爲痛痺, 濕氣勝而爲著痺, 冬遇[7]此者骨痺, 春遇此者筋痺, 夏遇此者脈痺, 季夏遇此者肌痺, 秋遇此者皮痺也. 所謂痛痺者, 卽今之痛風也.

---

1) 內經(내경) : ≪素問·至眞要大論≫에 "諸風掉眩, 皆屬於肝", "諸暴强直, 皆屬於風", ≪素問玄機原病式≫에 "諸暴强直, 支痛緛戾, 裏急筋縮, 皆屬於風"이라 하고 또 "厥陰風木, 乃肝膽之氣也"라고 하였다.
2) 强直(강직) : 强은 害也니 强勁有力而不柔和也라. 直은 筋勁强也라(≪素問玄機原病式≫)
3) 肢痛(지통) : 支는 持也니 堅固支持하여 筋攣不柔而痛也라)≪素問玄機原病式≫)
4) 緛戾(연려) : 緛은 縮也요, 戾는 乖戾也라(≪素問玄機原病式≫)
5) 原(원) : 근원 원. 벌판 원
6) 又(우) : ≪素問·痺論≫에 "風寒濕三氣雜至, 合而爲痺也. 其風氣勝者, 爲行痺, 寒氣勝者, 爲痛痺, 濕氣勝者, 爲着痺"라 하였고, 또 "以冬遇此者爲骨痺, 以春遇此者爲筋痺, 以夏遇此者爲脈痺, 以至陰遇此者爲肌痺, 以秋遇此者爲皮痺"라고 하였다.
7) 遇(우) : 遭也, 만날 우

국역

≪內經≫에서 이르기를, "모든 風病으로 흔들리고 어지러운 것과 뻣뻣한 것과 팔다리의 통증과 오그라들고 비틀리는 것과 속이 켕기는 것과 힘줄이 수축하는 것은 모두 肝膽의 병판에 속한다"고 하였다.

또 말하기를, "風·寒·濕 三氣가 뒤섞여 이르는 것을 痲痺라 하니, 風氣가 왕성하면 行痺가 되고 寒氣가 왕성하면 痛痺가 되며 濕氣가 왕성하면 著痺가 된다. 겨울에 風·寒·濕 三氣를 받아서 痹病이 되면 骨痺가 되고 봄에는 筋痺, 여름에는 脈痺, 季夏에는 肌痺, 가을에는 皮痺가 된다"고 하였다.

이른바 痛痺라 한 것은 즉 지금의 痛風이다.

원문

行痺 風勝. 商陽·竅陰 補, 陽谷·陽輔 瀉

痛痺 寒勝. 陽谷·陽谿 補, 通谷·二間 瀉

着痺 濕勝. 大敦·隱白 補, 經渠·商丘 瀉

骨痺 膀胱弱. 商陽·至陰 補, 三里·委中 瀉

筋痺 肝弱. 陰谷·曲泉 補, 經渠·中封 瀉

脈痺 小腸弱. 臨泣·後谿 補, 通谷·前谷 瀉

肌痺 胃勝. 臨泣·陷谷 補, 商陽·厲兌 瀉

皮痺 肺弱. 太白·太淵 補, 少府·魚際 瀉

痛風 膽弱. 通谷·俠谿 補, 商陽·竅陰 瀉

白虎風 肺勝. 少府·魚際 補, 陰谷·尺澤 瀉

鍼處方 解說 ••••••

1. 行痺

商陽・竅陰 補; 陽谷・陽輔 瀉

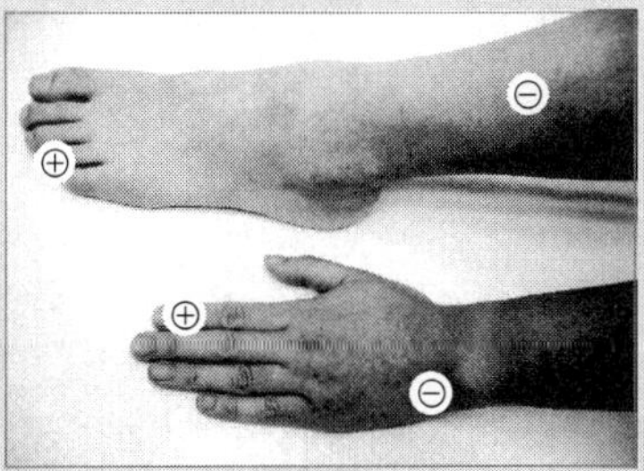

- 風邪에 의해 유발되는 痺를 行痺라 하였는데 風邪는 陽邪이고 '善行而數變'하므로 병소가 고정되지 않고 이동하는 유동성을 보이는 것으로 파악되었다. 行痺 시 통처의 이동은 주로 관절계의 이상으로 반영된다. ≪醫宗必讀≫에서 風痺는 "遊行不定, 上下左右, 隨其虛邪與血氣相搏, 聚于關節, 或赤或腫, 筋脈弛縱, 故稱走注"라 하였다. 이러한 측면에서 다발성 관절염, 류마토이드성 관절염, 다발성 근염 등의 질환 시 나타나는 근골격계의 통증이 行痺의 범주에 해당한다고 볼 수 있다. 경우에 따라 行痺는 歷節風과 의미가 혼용되기도 하였다.
- 行痺는 風邪에 의해 유발된 것이므로 원칙적으로는 肝經을 瀉하는 것이 타당하다. 그러나 風邪는 陽邪로서 먼저 陽分을 침습하므로 肝勝格이 아닌 膽勝格을 제시한 것으로 보인다. 또한 行痺가 주로 관절계의 병증으로 표출되기 때문에 諸節을 주관하는 膽을 주도적으로 다스리기 위해 膽勝格을 제시한 것일 수도 있다. 주로 류마토이드성 관절염의 초기나 진행기, 류마토이드 결절이 나타날 때 운용된다.

2. 痛痺

陽谷·陽谿 補; 通谷·二間 瀉

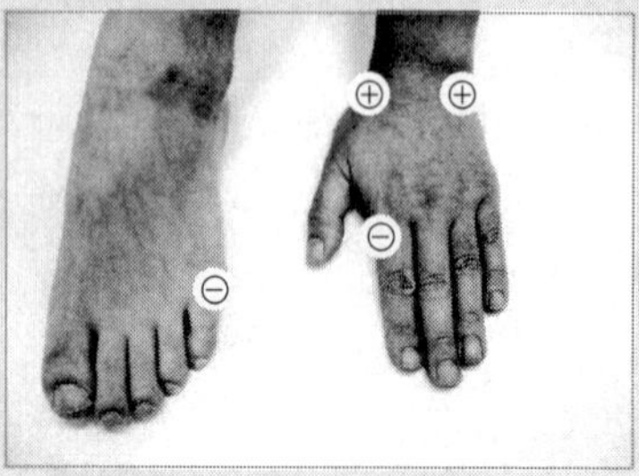

- 寒氣의 편승에 의한 氣血의 停滯와 不通은 痛痺의 주된 병기이다. ≪景岳全書≫에서는 이에 대해 "曰寒氣勝者爲痛痺, 以血氣受寒則凝而留聚, 聚則爲痛, 是爲痛痺, 此陰邪也"라 하였다. 한편 ≪素問·擧痛論≫에서는 "寒氣客于脈外則脈寒, 脈寒則縮踡, 縮踡則脈絀急, 則外引小絡, 故卒然而痛", "寒氣客於經脈之中, 與炅氣相薄則脈滿, 滿則痛而不可按也. 寒氣稽留, 炅氣從上, 則脈充大而氣血亂, 故痛甚不可按也"라 하여 寒邪에 의해 통증이 발생하는 병위를 크게 '脈外'의 영역과 '經脈之中'의 영역으로 구분하였다. 邪氣가 '經脈之中'에 진입한 陰分의 병증이 되면 밤이 되면 가중되고 음습한 날씨에 심해지는 경향을 보인다. 이는 邪氣가 陰分에까지 이르렀으므로 衛氣가 陰分에 깃드는 밤이면 衛氣와 邪氣가 相搏하여 脈滿해지는 결과 증세가 더욱 악화되는 것이다.
- 상기 치법은 大腸勝格인데 구조상 大腸熱補와 동일하다. 따라서 大腸勝格은 寒勝에 의한 근골격계나 관절계의 고정성 통증에 널리 운용되며 특히 동결견 양상 시 동반되는 견비통에 다용된다.

3. 着痺

大敦・隱白 補; 經渠・商丘 瀉

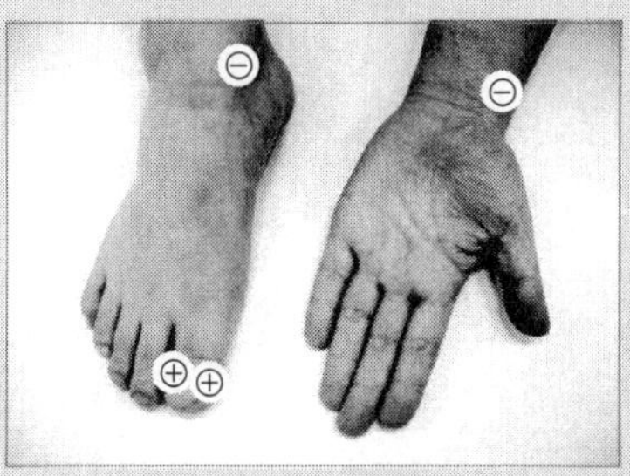

- 着痺는 痺證 중에서 濕邪에 의한 병증이 심한 것을 말한다. 痺證이 肉에 있으면 不仁한다 하였고 ≪醫學綱目≫에서는 着痺를 감각이 둔해지거나 없어지는 麻木不仁이라 지칭하였다. 肉은 濕을 주관하는 脾의 영역이므로 着痺증의 주증상을 麻木不仁이라 한 것이다. 따라서 着痺는 주로 肌肉의 痺證이라 할 수 있다. 그러나 麻木不仁은 榮衛・氣血不通의 상황에서 모든 종류의 痺證에 동반될 수 있으므로 이를 着痺만의 특이증이라고 볼 수는 없다. 着痺로 확진하기 위해서는 濕盛의 정도와 병위가 肌肉에 이르렀는지의 여부를 확인해야 할 것이다. 한편 관절에서 종창과 동통이 발생하는 것도 濕鬱에 의한 증상이므로 着痺로 표현되기도 하였다.
- 濕勝에 의한 병증이므로 이를 다스리는 脾勝格이 제시되었다. ≪素問・四時刺逆從論≫에서는 "太陰有餘, 病肉痺・寒中"이라 하였다.
- 着痺는 주로 통증보다는 감각이상증이 주증상일 경우에 해당된다.

4. 骨痺

商陽・至陰 補; 三里・委中 瀉

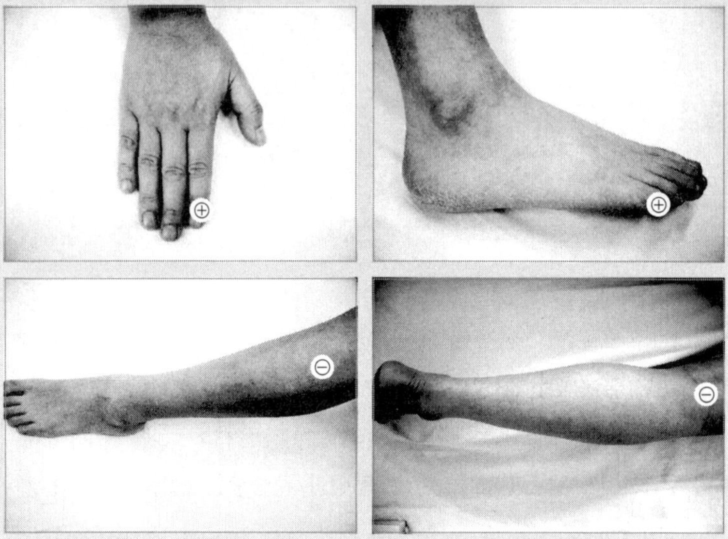

➘ ≪素問・長刺節論≫에서 “病在骨, 骨重不可擧, 骨髓酸痛, 寒氣至”한 것을 骨痺라 하였고, ≪素問・逆調論≫에서는 “사람이 어떤 경우 몸이 차가울 때 뜨거운 물이나 열기로도 따뜻하게 할 수 없고 옷을 두껍게 입어도 따뜻해지지 않으나 그렇다고 추워서 몸을 벌벌 떨 정도는 아니며 攣節이 발생하는 상황을 骨痺”라 하였다. 만성 골수염, 골다공증과 관련된 퇴행성 병증이나 기타 소모성 병증에서 나타나는 증상으로 볼 수 있다. 뼛속 깊은 곳에서 느껴지는 욱신거리는 통증, 身重, 한랭감이 주가 된다. 이는 腎氣가 고갈되고 골수가 부족해지므로 한기가 뼈까지 미치며 腎의 腑이며 少陰의 表인 太陽의 영역에까지 血氣가 제대로 운행되지 않아 나타나는 증이다.

➘ 사암은 骨痺가 '膀胱弱'에 의한 것이라 하여 치법으로 膀胱正格을 제시하였다. 腎主骨이라는 측면에서 骨痺의 치법으로 腎正格이 제시되었어야 할 것인데 膀胱正格이 제시된 것은 의외이다. 다만 骨痺方으로 膀胱正格이 제시된 것은 ≪素問·四時刺逆從論≫에서 "太陽有餘, 病骨痺·身重; 不足, 病腎痺"라 한 것에 근거하여 太陽의 邪氣가 腎의 영역으로 넘어오는 것을 차단하기 위한 방식일 수도 있다.

5. 筋痺

陰谷·曲泉 補; 經渠·中封 瀉

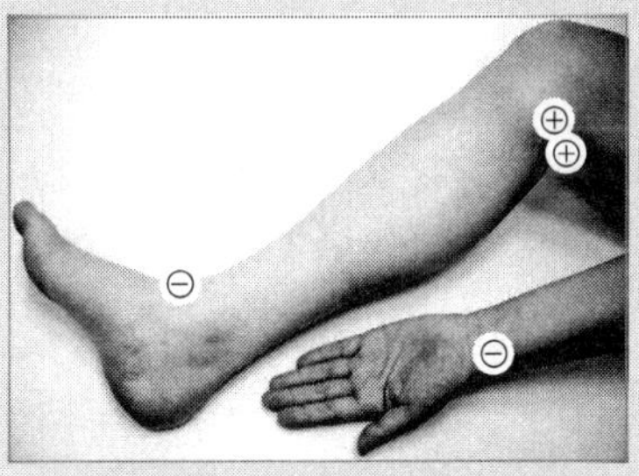

➘ ≪素問·長刺節論≫에서 "病在筋 筋攣節痛, 不可以行 名曰筋痺"라 하고, "(痺)在于筋則屈不伸"이라 하였다. 筋痺는 筋攣의 양상이 심해지거나 만성화된 상황에 해당하며, ≪素問·痺論≫에서는 "筋痺不已 復感於邪 內舍於肝"이라 하였듯이 경근의 병증은 최종적으로 간에 연계된다. 따라서 肝正格을 운용한다.

6. 脈痺

臨泣·後谿 補; 通谷·前谷 瀉

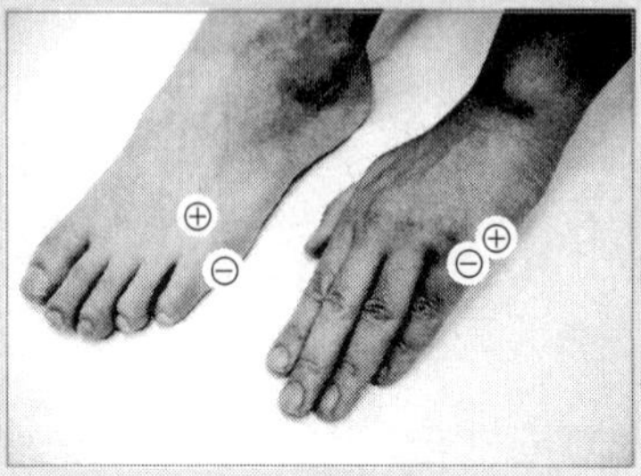

- 脈痺란 혈맥에서 營血의 정상적 운행과 유통이 저해되어 발생한 痺證을 지칭한다. 보통 신체의 말초나 특정 부위에서 냉감이나 작열감을 주로 하는 감각이상 및 통증이 나타난다.
- ≪素問·痺論≫에서는 脈痺가 낫지 않고 다시 邪氣에 感하면 '內舍于心'하며 心에 응하면 "煩則心下鼓, 暴上氣而喘, 嗌乾, 善噫, 厥氣上則恐"한다고 하였다.
- 小腸正格은 活血작용을 강화하여 특히 말초인 血絡에서의 기혈의 정체를 개선시킨다.

7. 肌痺

臨泣・陷谷 補; 商陽・厲兌 瀉

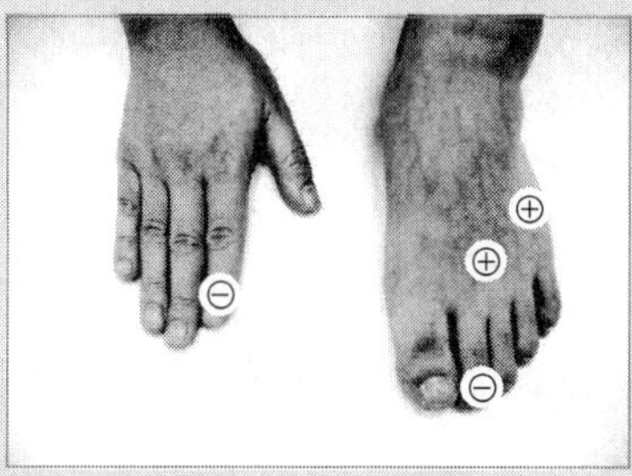

- 肌痺란 邪氣가 絡脈이나 經脈의 허함을 틈타 肌肉에 이른 상황이다. ≪靈樞・五邪≫에서는 "邪在脾胃, 則病肌肉痛"이라 하였고, ≪素問・長刺節論≫에서는 "病在肌膚, 肌膚盡痛"한 것을 肌痺라 하였는데 肌痺는 肌膚가 아픈 증으로서 살갗을 만지기만 해도 아픈 증후로도 표현된다. 이는 일상적이고 무해한 접촉이나 냉기에 의해 유발되는 통증인 이질통(allodynia)을 묘사하는 것으로 보인다. 이질통이란 말초신경계에서 유발되는 표재 감각이상 통증으로서 미만성 다발신경염에서 특징적으로 관찰된다고 한다. 말초신경계의 이상에서 기인하는 피부표면의 이상감각이나 통증, 복합부위 통증증후군에서와 같은 통각과민증 등과 관련된다고 볼 수 있다.
- 肌痺가 낫지 않고 邪氣에 다시 感하면 '內舍於脾'하며 脾에 응하면 '四支解墮, 發欬嘔汁, 上爲大塞'한다고 하였다.
- 사암은 이 상황을 胃勝이라 하였는데 邪氣가 肌膚를 침습했다는 병기와 통각의 과민화 상황을 실증으로 보아 胃勝格을 제시한 것으로 보인다.

8. 皮痺

太白・太淵 補; 少府・魚際 瀉

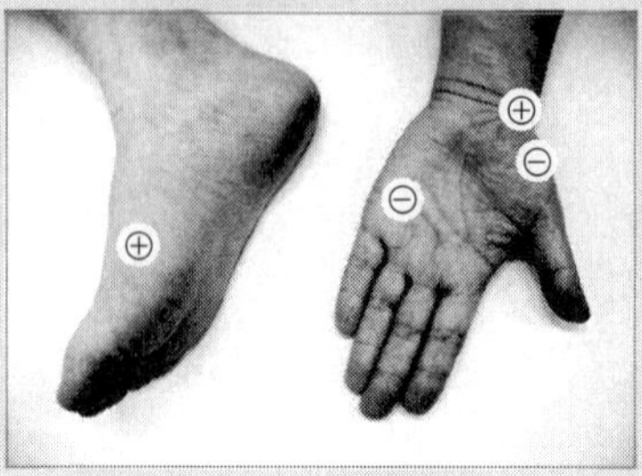

- ≪醫學入門≫에서는 "風寒濕三邪交侵, 在皮則頑不自覺, 遇寒則急, 遇熱則縱"이라 하였는데 이는 표재성의 마목을 의미한다고 볼 수 있다. 보통 피부 표면의 감각 둔마로 인해 피부를 긁어도 아프지 않고 감각이 둔하다. 그러나 마목은 모든 종류의 痺證에서도 나타날 수 있으므로 이를 皮痺만의 특이 증상으로 삼을 수는 없다. 氣血 運行不利의 병위가 肌肉에 이르지는 않고 皮에 머물러 있으므로 피부를 깊이 누르거나 자극해야 비로소 통증을 느끼는 경향이 있다고 볼 수 있다.
- 皮痺가 낫지 않고 邪氣에 다시 感하면 '內舍于肺'라 하였고, 肺에 응하면 '煩滿, 喘而嘔'한다고 하였다.
- 肺主皮하므로 皮痺方으로 肺正格이 운용된다. 李東垣은 "當補肺中之氣, 則麻木自去矣"라 하였다.

9. 痛風

通谷・俠谿 補; 商陽・竅陰 瀉

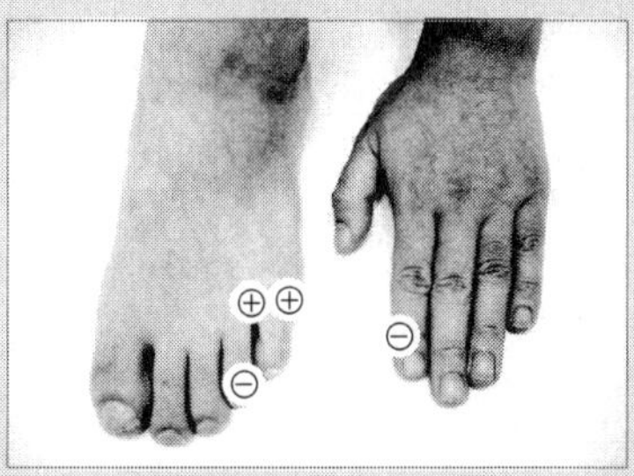

- 痛風은 원래 관절계의 심한 통증성 병변을 총칭하는 표현으로 歷節風, 痛痺 등과 유사한 의미로 사용되었다. ≪醫學正傳≫에서 "古之痛痺, 卽今之痛風也. 諸書又謂之白虎歷節風, 以其走痛於四肢骨節, 如虎咬之狀而名之也"라 하였듯이 痛風은 歷節風처럼 심한 관절통을 주로 하는 제반 관절계의 병증을 통칭하는 일반명사로 보아야 한다. 현행의 통풍은 대사장애로 유발되는 gout를 지칭하는 고유명사이므로 개념상 차이가 있다.
- ≪靈樞・經脈≫에서 足少陽經에 대해 "是主骨所生病…"이라 하여 足少陽經이 骨의 병변과 관련이 있음을 언급하였고 膽은 諸節을 주관한다고 하였다. 膽은 淸淨之液인 膽汁을 통해 근골을 자양하고 筋을 주관하는 肝과 표리가 되므로 근골의 결집체인 관절의 기능에 膽이 다각도로 연계되어 있음을 알 수 있다. 한편 ≪靈樞・根結≫에서 少陽은 樞에 속하며 "樞折卽骨繇而不安於地, 故骨繇者, 取之少陽, 視有餘不足. 骨繇者, 節緩而不收也. 所謂骨繇者, 搖故也, 當窮其本也"라 하였는데 이는 少陽과 연계된 膽이 관절계의 정상 기능과 안정성을 유지하는 데 매우 중요한 역할을 하고 있음을 의미한다.

➘ 사암은 痛風을 膽弱에 의한 것이라 하여 치법으로 膽正格을 제시하였는데 이는 膽이 膽汁을 통해 근골을 자양한다는 측면에서 이해할 수 있다. 膽正格은 주로 관절계의 퇴행이나 약화에서 기인하는 관절통에 운용되는 편인데 노인이나 허약자, 마른 체형인 사람들이 관절통과 뼛속이 시리다는 느낌을 호소하는 것을 근거삼아 운용하기도 한다. 관절통 중에서도 특히 관절면 자체나 주위 인대가 손상, 약화된 경우에 다각도로 운용된다. 여기서의 痛風이 gout을 의미하지는 않으나 膽正格이 gout에도 상당한 유효성이 있다고 한다.

10. 白虎風

少府・魚際 補; 陰谷・尺澤 瀉

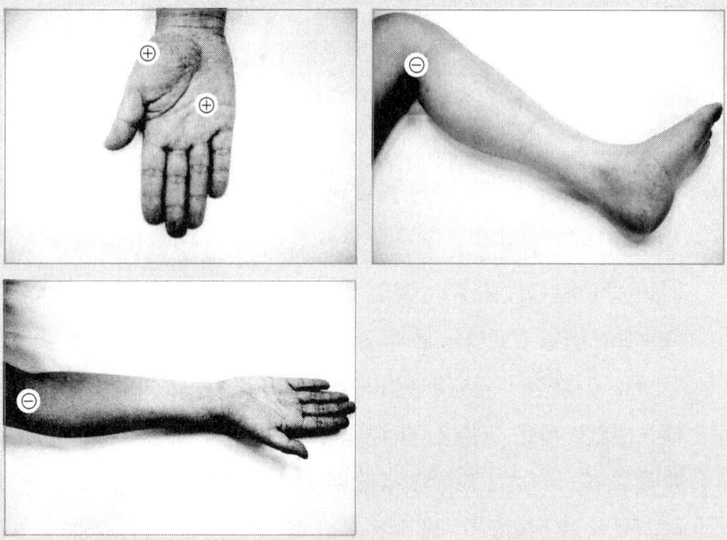

➘ 통증이 사지의 관절에 돌아다니며 나타나고 호랑이가 깨무는 것처럼

심하게 아픈 것을 말한다. ≪世醫得效方≫에서는 歷節風의 증상으로 "短氣, 自汗, 頭眩欲吐, 手指攣, 曲身體瘣, 其腫如脫, 漸至摧落, 其痛如掣, 不能屈伸"을 언급하였고, 張景岳은 歷節風을 行痺의 일종으로 보았다. 이런 측면에서 보면 급성 다발성 관절염, 자가면역 질환인 류마토이드 관절염이나 다발성 근염 등에서 나타나는 극심한 관절통이 歷節風에 해당한다.

- ≪金匱要略≫에서는 "夫心下有留飮, 其人背寒冷如掌大, 留飮者, 脇下痛引缺盆, 欬嗽則轉甚; 胸中有留飮, 其人短氣而渴, 四肢歷節痛, 脈沈者, 有留飮"이라 하여 흉중에 留飮이 있을 경우 '四肢歷節痛'이 유발될 수 있음을 언급하였다.
- 白虎風의 치법으로 肺勝格이 제시되었는데 肺勝格은 肺熱補와 같은 구조로서 扶陽逐飮을 유도한 방법이다. '風濕相搏'하여 발생한 骨節疼煩을 다스리는 데 적합한 치법이다.

第 三 十 五 章

痿症門

≪經濟要訣 · 舍巖目錄≫ 原文

經[1]曰, 痿症有五色[2], 肺熱葉焦者爲痿癖, 心熱氣燥者爲脈痿, 肝氣熱者爲筋痿, 脾氣熱者爲肉痿, 腎氣熱者爲骨痿, 腰膝痛者爲髓枯. 以此法曰, 補其滎火而通其兪土, 調其虛實而和其逆順, 此則筋脈自平, 骨肉無憂[3], 補瀉者詳之.

국역 •••••

≪內經≫에서 이르기를, 痿症에는 다섯 종류가 있다.

폐가 뜨거워서 肺葉이 마르면 痿癖이 되고, 心이 뜨거워서 心氣가 마르면 脈痿가 된다.

---

1) 經(경) : ≪內經・痿論≫에 "肺熱葉焦…生痿躄也. 心氣熱…生脈痿. 肝氣熱…發爲筋痿. 脾氣熱…發爲肉痿. 腎氣熱, 則腰脊不擧, 骨枯而髓減, 發爲骨痿"라고 하였다.
2) 五色(오색) : 五種. ㅇ色은 種類, 갈래 색
3) 憂(우) : 근심. 우환. 질환

肝氣가 뜨거워지면 筋痿가 되고, 脾氣가 뜨거워지면 肉痿가 된다.

腎氣가 뜨거워지면 骨痿가 되니 허리와 무릎이 아프면 골수가 마른 것이다.

그러므로 法에서 이르기를, 그 滎(火)穴을 補하면서 兪(土)穴을 瀉하여 그 허실을 조절하고 順逆을 화평하게 해야 한다.

그러면 힘줄과 맥이 저절로 다스려지고 뼈와 살에 질환이 없어진다.

補瀉를 하려면 이를 자세히 헤아려야 한다.

원문

痿癖 肺熱. 太白・太淵 補, 少府・魚際 瀉

脈痿 心熱. 大敦・少衝 補, 陰谷・少海 瀉

筋痿 肝熱. 陰谷・曲泉 補, 經渠・中封 瀉

肉痿 脾熱. 少府・大都 補, 大敦・隱白 瀉

骨痿 腎熱. 經渠・復溜 補, 太白・太谿 瀉

鍼處方 解說 ••••••

1. 痿癖

太白・太淵 補; 少府・魚際 瀉

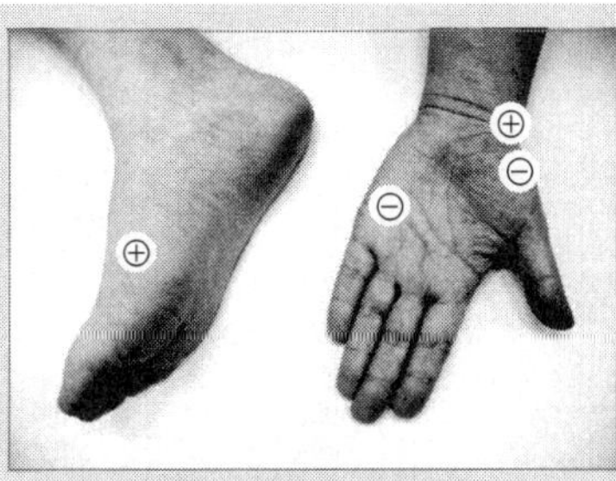

- 《素問・痿論》에서는 "五藏因肺熱葉焦, 發爲痿躄"이라 하여 열에 의한 肺葉의 손상이 痿證의 주요 병기임을 언급하였다. 또한 "肺熱葉焦, 則皮毛虛弱, 急薄著則生痿躄也"라 하였는데 이는 肺熱이 피모를 허약하게 만드는 한편 肺에서 기인한 열기가 고착화되어 물러나지 않고 筋・脈・骨・肉으로 전이된 결과 痿證이 발생할 수 있음을 말한 것이다. 肺는 기의 추동을 주관하여 營衛之氣가 온몸에 이르게 하므로 열에 의해 肺氣와 陰分이 손상되면 다른 臟의 陰分을 손상시켜 痿躄을 초래하게 된다.
- 肺正格은 痿證 시 가장 널리 운용되는 치법으로서 肺의 숙강 기능을 정상화시켜 하지로 기혈과 진액의 순환을 원활하게 할 수 있다. 특히 설근의 마비로 인한 구음장애, 구개와 인두 기능의 약화로 인한 연하곤란, 저작기능곤란 등이 나타나는 경우 일차적으로 운용된다.

2. 脈痿

大敦・少衝 補; 陰谷・少海 瀉

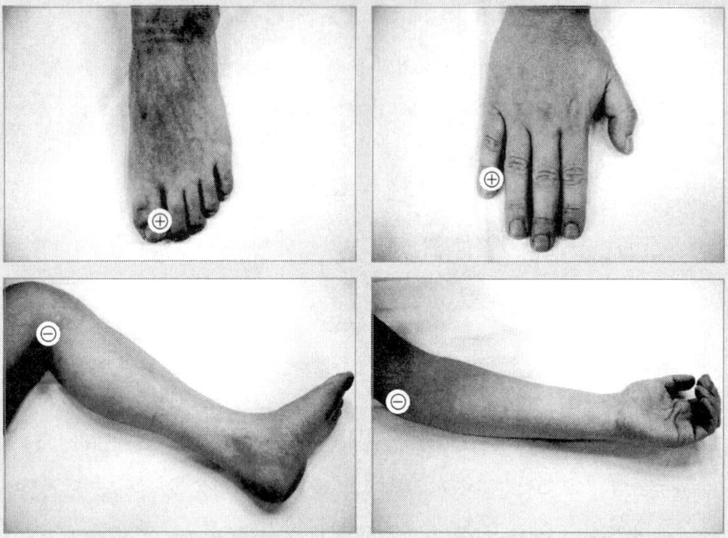

- ≪素問・痿論≫에서는 "心氣熱, 則下脈厥而上, 上則下脈虛, 虛則生脈痿, 樞折挈, 脛縱而不任地也"라 하였다. 心氣가 불안정하면 氣가 상향적으로 편중하게 되므로 하반신으로 혈기의 흐름이 적어진 결과 痿症에 이른다는 것이다. "心氣熱, 則下脈厥而上, 上則下脈虛"는 상충의 결과 上實下虛의 상황이 발생함을 의미한다. 心熱의 징후로 '色赤而絡脈溢'이라 한 것도 상충에 의해 표재성 혈관이 충혈된 상황을 묘사한 것으로 보인다.
- 心傷에 의한 결과이므로 心正格을 제시하였다. 心正格은 氣의 상충을 다스려 하지로 기혈 공급을 늘리는 작용을 발휘한다.

3. 筋痿

陰谷・曲泉 補; 經渠・中封 瀉

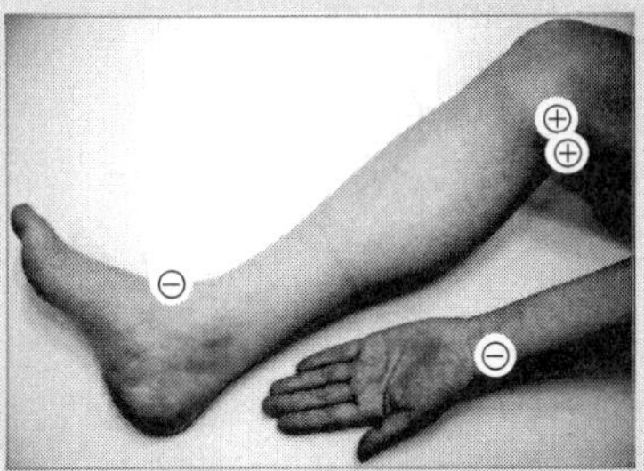

- ≪素問・痿論≫에서는 "肝氣熱則膽泄口苦, 筋膜乾, 筋膜乾則筋急而攣, 發爲筋痿"라 하였다. 肝熱로 膽汁이 소모되고 筋膜이 자양받지 못한 결과 拘攣이 발생하고 痿證이 발생한다는 것인데 이는 血虛動風의 병기에 해당하는 근긴장성 이영양증의 양상과 유사하다. 근긴장성 이영양증은 근긴장 시 수의적인 운동 후에 즉시 이완이 되지 못하는데 이는 특히 손에서 나타난다. 따라서 주먹을 쥔 손을 펴는 반응이 늦으며 정교한 수작업이 어려워지고 추위에 노출되면 증상이 악화된다.
- ≪素問・痿論≫에서는 筋痿를 "思想無窮, 所願不得, 意淫於外, 入房太甚, 宗筋弛縱, 發爲筋痿, 及爲白淫. 故下經曰: 筋痿者, 生於肝使內也"라 하였다. 이는 과도한 성행위로 성기능 장애가 초래된 경우인데 이것이 肝傷에 의한 결과라고 하였다.
- 肝傷에 의한 결과이므로 肝正格을 제시하였다.

4. 肉痿

少府・大都 補; 大敦・隱白 瀉

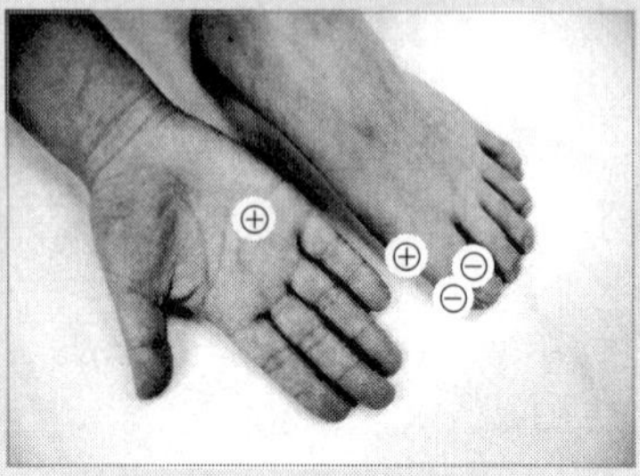

- ≪素問・痿論≫에서는 "脾氣熱, 則胃乾而渴, 肌肉不仁, 發爲肉痿"라 하였다. 脾는 胃에서 산생된 진액을 운행하는 기능을 발휘하는데 脾熱이 있게 되면 진액의 생성을 담당하는 胃가 손상되어 痿症이 발생한다는 것이다. 한편 脾胃는 肌肉을 주관하므로 肌肉이 不仁하게 되고 퇴축되어 肉痿가 된다. ≪素問・調經論≫에서는 陰分이 허하여 내열이 생기는 기전에 대해 "有所勞倦, 形氣衰少, 穀氣不盛, 上焦不行, 下脘不通, 胃氣熱, 熱氣熏胸中, 故內熱"이라 하였다. 이로 보건데 肉痿를 초래하는 脾熱은 이러한 기전으로 발생한다고 할 수 있다. 한편 脾熱의 징후로 '色黃而肉蠕動'한다고 하였다.
- ≪素問・痿論≫에서는 肉痿를 "有漸於濕, 以水爲事, 若有所留, 居處相濕, 肌肉濡漬, 痺而不仁, 發爲肉痿. 故下經曰: 肉痿者, 得之濕地也"라고도 하였다. 이는 濕의 정류에 의해서도 痿證이 발생할 수 있다는 것인데 앞에서 脾熱로 胃의 진액이 손상되어 痿證에 이른 경우와는 차이가 있다. ≪素問・生氣通天論≫에서 "因於濕, 首如裹, 濕熱不攘, 大筋緛短, 小筋弛長, 緛短爲拘, 弛長爲痿"라 하였듯이 濕의 정류에 의해 陽氣가 상하면 근이

이완되어 痿證이 발생할 수 있다. 즉 앞의 경우는 燥(熱)의 양상이고 뒤의 경우는 濕(熱)의 양상이다. 그러나 그 원인이 脾氣의 운행 이상이며 모두 肌肉의 不仁을 초래하여 肉痿가 된다는 점에서는 동일하다.

➘ 脾傷으로 유발된 병증이므로 脾正格을 운용한다. 脾正格은 淸陽을 상승시켜 內熱이 발생하거나 濕이 정류하는 것을 다스린다.

5. 骨痿

經渠・復溜 補; 太白・太谿 瀉

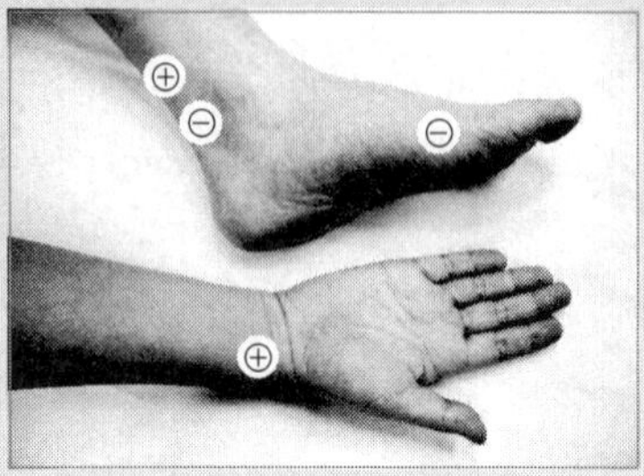

- ≪素問・痿論≫에서는 "腎氣熱, 則腰脊不擧, 骨枯而髓減, 發爲骨痿"라 하였다. 과로하여 체력을 많이 소모하면 陰分에서 火熱이 동하는데 이 熱이 잠복하여 腎을 범할 경우 腎精이 손상되고 골수가 소모된 결과 痿證에 이를 수 있다. ≪丹溪心法≫에서는 "熱伏於下, 腎虛受之, 腿膝枯細, 骨節痠疼, 精走髓空, 引水自救"라 하여 腎精을 고갈시키는 熱을 伏熱로 규정하였다. 한편 ≪靈樞・邪氣藏府病形≫에서는 腎脈이 微滑하면 骨痿로서 "坐不能起, 起則目無所見"한다고 하였다.
- ≪靈樞・經脈≫에서 "足少陰氣絶則骨枯"한다고 하였듯이 腎傷에 의한 결과이므로 腎正格을 운용한다. 足少陰經의 是動病으로 언급되는 제반 병증들이 骨厥이 된다고 하였고 所生病으로 痿厥이 언급되었다.

第 三十六 章

耳病門

《經濟要訣 · 舍巖目錄》 原文

內經[1]曰, 腎者, 作强之官[2], 技巧[3]之出, 是以耳者, 腎之外候. 北水之一陽[4], 天一水[5], 南火之二陰[6], 地二火[7], 此補水瀉火, 以寧其本, 抑官制邪[8], 以平其末.

---

1) 內經(내경) : ≪素問・靈蘭秘典論≫에 "腎者, 作强之官, 技巧出焉"이라고 하였다.
2) 作强之官(작강지관) : 水가 왕성하면 작용이 강하므로 '作强之官'이라 한다. 作强은 精力, 智力을 말한다.
3) 技巧(기교) : 腎은 志를 藏하며 志가 立하면 技巧가 生하므로 '技巧出焉'이라 말한다. 技巧는 빼어난 재주와 솜씨를 가리킨다.
4) 北水之一陽(북수지일양) : 北水는 坎水, 곧 坎卦를 가리키니, 坎卦 중의 陽爻를 말한다. ≪醫學入門≫에 "坎(☵) 中의 滿에 眞陽이 寓焉이라"고 하였다.
5) 天一水(천일수) : 天一生水. 太極인 본체에서 물질의 현상이 발생할 때 氣體에서 제일 먼저 물이 발생하였다는 동양철학의 사상으로 고대 그리스 철학과도 일맥상통한다.
6) 南火之二陰(남화지이음) : 南火는 離火, 곧 離卦를 가리키니, 離卦 중의 陰爻를 말한다. ≪醫學入門≫에 "離中의 虛에 眞陰이 存焉이라"고 하였다.
7) 地二火(지이화) : 地二生火. 본체에서 물질의 형상이 발생할 때 두 번째로 불이 발생하였다는 동양철학관
8) 抑官除邪(억관제사) : 官을 억눌러 邪를 제거함. 官은 火克金을 예로 들면 火가 官이 된다.

국역

≪內經≫에서 이르기를, "腎은 作强의 官이니 기교가 나온다"고 하였다. 그러므로 귀는 腎의 상태가 밖으로 드러나는 곳이다.

北水의 一陽은 天一生水하고 南火의 二陰은 地二生火한다.

이에 補水瀉火하여 그 本을 편안하고, 抑官制邪하여 그 末을 평온하게 해야 한다.

원문

耳聾. 經渠·復溜 補, 支溝·陽輔 瀉

耳鳴. 商陽·通谷 補, 太白·太谿 瀉

鍼處方 解說 •••••

1. 耳聾

經渠・復溜 補; 支溝・陽輔 瀉

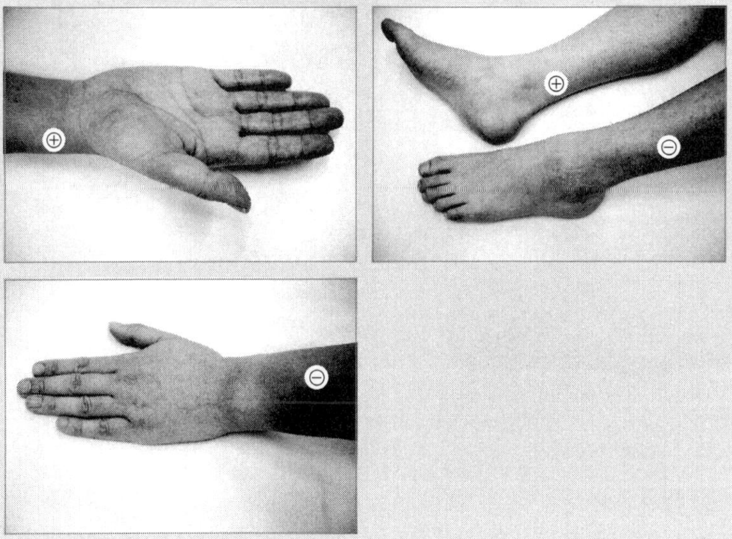

➘ 腎正格과 膽勝格의 병용으로서 陰經을 補하고 陽經을 瀉하도록 구성되었다. ≪靈樞・終始≫에서 "凡刺之道, 氣調而止, 補陰瀉陽, 音氣益彰, 耳目聰明"이라 한 내용에 부합하는 치법이다. 腎虛한 상태에서 相火가 동요하여 少陽經이 불안정해진 상황을 다스리고자 고안된 치법이다. 膽勝格에서 陽谷 대신 支溝를 취해서 陽輔와 짝을 이루게 하여 少陽經의 안정을 유도하였다. 따라서 이 치법은 耳聾만이 아니라 다른 귓병에도 다양하게 운용할 수 있다.

2. 耳鳴

商陽·通谷 補; 太白·太谿 瀉

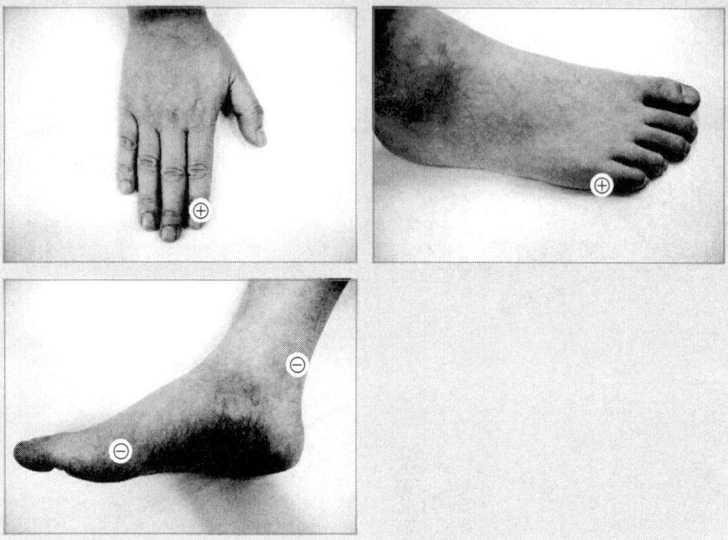

- 膀胱正格에서 至陰 대신 通谷을 취하고 腎正格을 병용한 치법이다. 足太陽經은 그 분지가 '從巓至耳上角'하고 그 경근이 '上結於完骨'하여 귀와 연계된다. 또한 ≪千金方≫에서 膀胱은 腎과 합하므로 膀胱病의 증후가 귀에도 반영될 수 있다고 하여 腎經과 膀胱經이 표리관계임을 이용한 치법으로 이해할 수도 있다. 膀胱正格이 주로 表證에 대처하기 위해 운용된다는 점에서 腎이 허함을 틈타 外邪가 陽分에 침습하여 귀의 병변을 유발한 상황에 대처하기 위한 방법이라 할 수 있다. 따라서 주로 급증에 적합하다 할 수 있고 돌발성 이명이나 난청의 주요 치법이 될 수 있다.
- ≪素問·繆刺論≫에서는 "邪客於手陽明之絡, 令人耳聾, 時不聞音. 刺手大指次指爪甲上, 去端如韭葉, 各一痏, 立聞"이라

하였는데 '手大指次指爪甲上'이란 商陽을 의미한다. 邪氣가 經脈이 아닌 絡脈에만 침습한 상태에서 난청이 발생한 상황이므로 井穴인 商陽을 이용한 繆刺법의 대상이 되는 것이다. ≪鍼灸甲乙經≫에서 商陽이 '耳中生風, 耳鳴・耳聾時不聞'을 다스린다고 한 것도 이러한 측면에서 이해할 수 있다.

第 三 十 七 章

目病門

≪經濟要訣 · 舍巖目錄≫ 原文

東垣曰, 目者, 按[1]〈陰陽應象論[2]〉, 諸脈而皆屬[3]目, 遇[4]金克, 潤五臟, 常明, 目得血而能視, 六腑自和, 是以五行俱會, 六腑同回. 瞳子屬腎水之精, 青瞳[5]屬肝木之氣, 白眥[6]屬肺金之原, 內眥屬心火之本, 外眥[7]屬脾土之所經, 眼窠[8]屬三焦之開閉. 能近視而遠暗, 陽虛, 遠視而近昧, 陰虛. 分明視其部分, 陰陽盛衰可知, 不失一驗[9].

1) 按(안) : 考也, 察也, 살필 안
2) 陰陽應象論(음양응상론) : "諸脈者, 皆屬於目"이라는 표현은, ≪素問 · 陰陽應象大論篇≫에 나타나지 않고 ≪素問 · 五臟生成篇≫에 기록되어 있다.
3) 屬(촉) : 聚集, 모일 촉
4) 遇(우) : 만날 우. 당할 우
5) 青瞳(청동) : 푸른 눈동자. 여기서는 '黑睛'을 가리킨다. ≪世醫得效方≫에 "黑睛屬肝"이라 하였고, ≪醫學入門≫에 "黑睛上分暈微青者, 屬肝也"라 하였다.
6) 白眥(백자) : 白睛의 誤植으로 본다. ≪世醫得效方≫에 "白睛屬肺"라 하였다.
7) 外眥(외자) : ≪世醫得效方≫에 "大小眥屬心"이라 하였고, "上下瞼屬脾胃"라 하였다.
8) 窠(과) : 窩穴之謂. 둥지, 구멍
9) 一驗(일험) : 한 효험. 하나의 효험

국역

東垣이 말하기를, "눈은 〈陰陽應象大論〉을 고찰하면 모든 經脈이 다 눈으로 모인다"고 하였다.

金克木이 이루어지고 오장이 윤택하면 눈이 항상 밝을 것이다.

눈이 혈액을 공급받아 볼 수 있는 것은 六部가 저절로 조화롭기 때문이다.

그러므로 五行(오장)이 모두 회합하고 六腑가 함께 회귀한다.

눈동자는 腎水의 精이 모이는 곳이고 검은자위는 肝木의 氣가 모이는 곳이다.

흰자위는 肺金의 들판에 속하고 안쪽 눈초리는 心火의 뿌리에 속한다.

바깥 눈초리는 脾土가 지나가는 곳이고 눈구멍의 개폐는 三焦의 작용이다.

가까운 것은 잘 보이면서 먼 것이 흐릿하면 陽虛이고, 먼 것은 잘 보이면서 가까운 것이 흐릿하면 陰虛이다.

분명하게 그 부위를 살펴보면 음양의 성쇠를 알 수 있으니 하나의 효험도 놓치지 않을 것이다.

원문

青翳屬肝. 陰谷・曲泉 補, 經渠・中封 瀉

瞳子屬腎. 經渠・復溜 補, 太白・太谿 瀉

白眥屬肺. 太白・太淵 補, 大都・魚際 瀉

外眥屬胃. 陽谷・解谿 補, 臨泣・陷谷 瀉

內眥屬心. 大敦・少衝・復溜 補, 太白・太淵 瀉

遠視不明. 陰谷・曲泉 補, 經渠・中封 瀉

近視不明. 經渠・復溜 補, 太白・太谿 瀉

瞳子突出. 陰谷 補, 然谷 瀉, 鎭靜(足三里) 斜

雀目. 陰谷・曲泉 補, 少府・然谷 瀉

釘翳. 僕参・百會 補, 神道 旁 一寸 五分(心兪) 從陽引陰

鍼處方 解說 ······

1. 靑翳

陰谷・曲泉 補; 經渠・中封 瀉

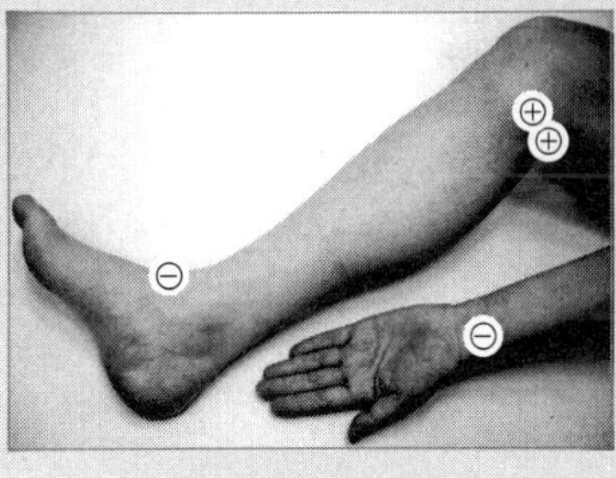

- 여기서 靑翳라 한 것은 風輪의 黑睛을 의미하는 것으로 보인다. 五輪 배치상 肝은 黑睛을 주관하는데 검은자위인 黑睛을 風輪이라 하며 홍채와 모양체뿐만 아니라 표면의 각막까지 포괄한다.
- 風輪의 병증이므로 肝正格을 제시한 것이다. 보통 각막에 염증성 병변이 있거나 자극 증세가 있을 때 운용할 수 있다.

2. 瞳子

經渠·復溜 補; 太白·太谿 瀉

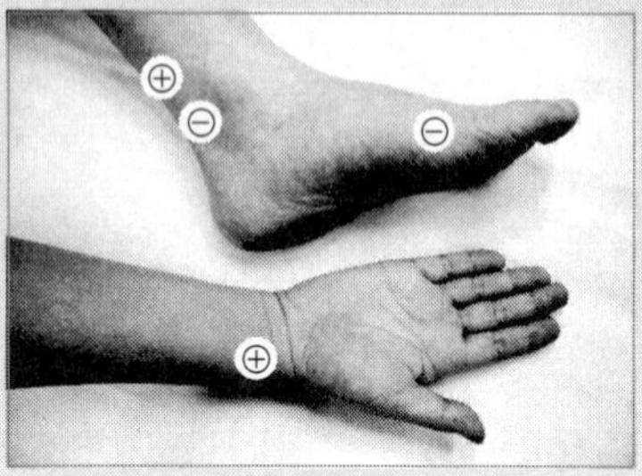

➘ 눈동자는 사물을 보는 器官으로서 가장 정미로운 기운이 모이는 곳이므로 精을 거두는 腎과 기능적으로 연계된다. 따라서 五輪 배치상 腎은 瞳神을 주관하는데 이를 水輪이라 하며 수정체나 안구내부의 이상이 水輪을 통해 반영된다. ≪古今醫統大全≫에서는 "腎經虛弱, 酒色太過, 相火所成"으로 水輪의 병이 유발되며 "眼目靑暗, 頭痛冷淚, 覩人物若烟"하게 된다고 하였다. 瞳子의 병은 腎正格으로 다스린다.

3. 白眥

太白・太淵 補; 大都・魚際 瀉

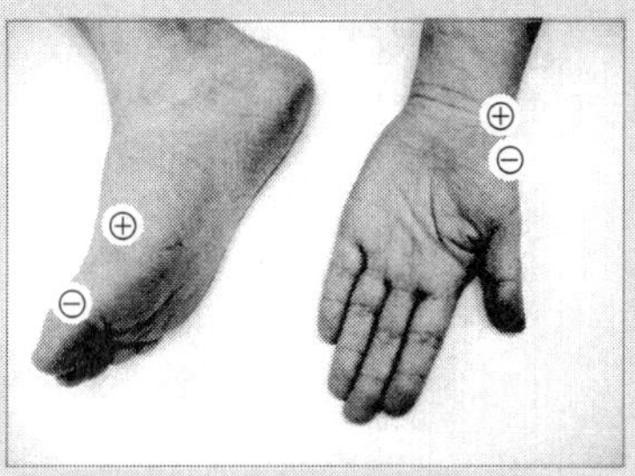

- 五輪 배치상 肺는 白睛을 주관하는데 이를 氣輪이라 한다. 白睛은 흰자위로서 구결막과 공막을 포괄하므로 안구의 가장 넓은 면을 차지한다. ≪古今醫統大全≫에서는 肺熱로 氣輪의 병이 유발되며 白睛紅腫하게 된다고 하였다.
- ≪萬病回春≫에서 외장을 肺의 병증으로 규정한 측면에서 보면 氣輪의 병증을 다스리는 肺正格도 외장증을 다스리는데 광범위하게 운용될 수 있다. 상기 치법은 少府 대신 大都를 취하여 太陰經의 穴들만의 배치를 구성하였다. 이 치법은 원칙적으로 흰자위에서만 충혈이나 예막이 나타나는 경우에 운용해야 하나 실제 肝熱의 징후로 眼赤이 나타나는 경우와 구분하기가 모호한 경우가 많다. 따라서 이런 경우 肺正格을 운용한다면 '魚際・行間 瀉'의 배오를 구성하는 것도 적절하다고 본다.

4. 外眥

陽谷·陽谿 補; 臨泣·陷谷 瀉

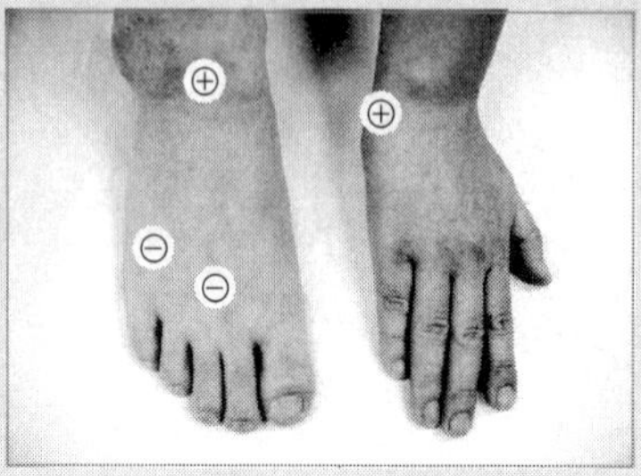

- 外眥는 銳眥, 小眥라고도 하는데 內眥와 마찬가지로 기본적으로 血輪의 범주에 속한다. 한편 手太陽經도 外眥에 이르므로 外眥를 小腸의 영역에 배속시키기도 한다. 하지만 外眥는 少陽經과도 연계된다는 측면에서 內眥와 구분된다. 보통 外眥의 병증은 少陽經을 통해 혈기가 충역하거나 火熱이 상승하는 것으로 간주한다.
- 外眥는 본디 少陽의 영역에 속하나 胃氣가 충역하면 少陽의 혈기를 동요시키고 火熱을 조장할 수 있다. 따라서 胃正格은 胃氣를 안정화시켜 少陽의 혈기 울체를 해소하며 안정을 도모하고자 하는 치법이라 할 수 있다.

5. 內眥

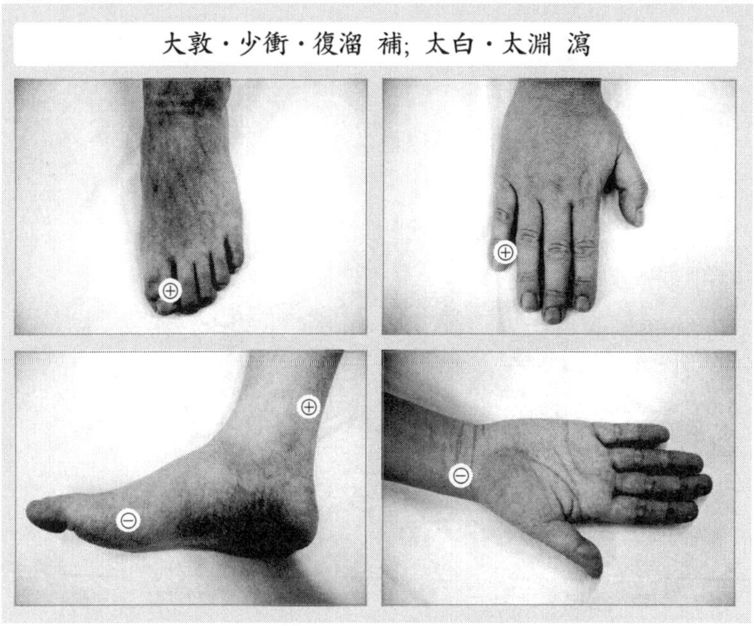

- 內眥는 五輪 배치 상 心의 영역에 해당하므로 內眥에서 발생하는 外障症은 주로 心熱에 의한 것으로 간주된다. 內眥는 본기가 寒水之氣인 足太陽膀胱經이 기시하는 부위이며 手太陽經의 분지가 이른다. 따라서 內眥의 병증은 五輪 배치상의 특성뿐만 아니라 六氣 본기의 측면에서 寒水를 주관하여 君火를 주관하는 心과 대대 관계를 이루는 膀胱의 기능부전으로 心熱이 제어되지 않는 결과 발생할 수 있다고 볼 수도 있다. ≪古今醫統大全≫에서는 心經火熱과 驚恐의 감정으로 血輪의 병이 유발되며 '大小眥赤爛, 浮瞖, 血灌瞳人'하게 된다고 하였다.
- 상기 치법은 心氣不暢에 의해 유발된 上衝을 다스리는 心腎俱虛方의 변용으로서 內眥뿐만 아니라 上衝으로 유발된 안구의 병변에

도 운용된다. 太谿 대신 太淵을 취한 것은 內眥에서 발생한 병증이 氣輪인 흰자위로 미치는 것을 다스리기 위한 것으로 보인다.

6. 遠視不明(近視)

陰谷·曲泉 補; 經渠·中封 瀉

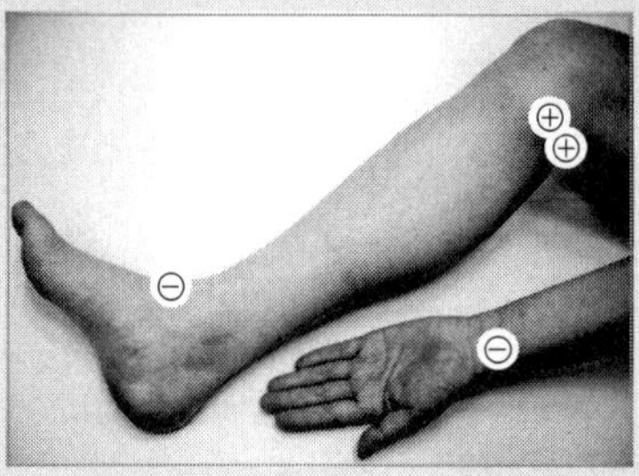

- 근시는 '能近視, 不能遠視'하는 '遠視不明'의 상태를 말한다. 李東垣은 이를 陽氣가 부족하고 陰氣가 유여한 氣虛血盛의 상황으로 규정하였는데 血盛은 陰火가 유여함을, 氣虛는 元氣가 쇠약함을 의미한다고 하였다. 한편 大塚敬節이나 矢數道明같은 일본 고방가들은 근시의 상황에는 五苓散證과 苓桂朮甘湯證이 압도적이며 나머지가 小建中湯, 小柴胡湯, 柴胡薑桂湯證 정도에 해당한다는 견해를 보인다. 이에 의하면 氣의 上衝과 水毒의 범람이 근시의 주요인으로서 주로 陰氣의 유여함에서 근시가 비롯된다는 李東垣의 견해가 실증적 접근을 중시한 일본 고방가들에 의해서도 어느 정도 지지가 된다.
- 肝虛에 의한다 하여 肝正格이 제시되었다. 그러나 ≪東醫寶鑑≫에서는 "目能近視, 責其有水; 不能遠視, 責其無火, 法當補心"이라 하였다. 그리고 氣의 상충과 水毒의 범람이 근시의 주요인

이라는 측면에서 보면 근시의 치법으로 肝正格보다 心正格이 적합하다고 볼 수 있다.

7. 近視不明(遠視)

經渠・復溜 補; 太白・太谿 瀉

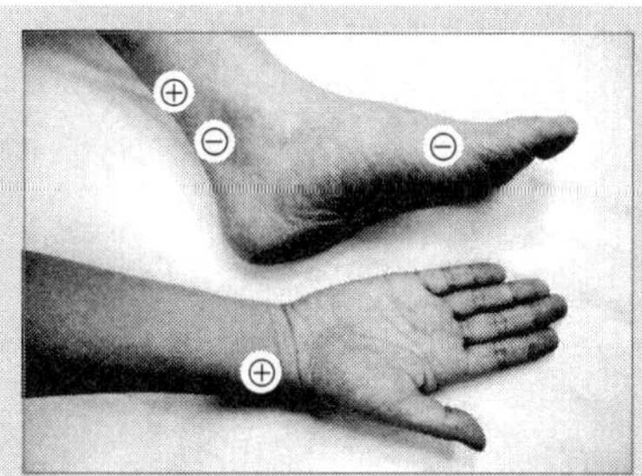

- 원시로서 '能遠視, 不能近視'하는 '近視不明'의 상태를 말한다. 李東垣은 이를 陽氣는 유여하나 陰氣가 부족한 血虛氣盛의 상황으로 규정하였는데 氣盛은 火가 유여함을 의미한다고 하였다.
- 腎虛에 의한다 하여 腎正格이 제시된 것인데 이는 ≪東醫寶鑑≫에서 "目能遠視, 責其有火; 不能近視, 責其無水, 法當補腎"이라 한 내용에 근거한다. 보통 원시가 노화로 발생한다는 점에서 타당하다.

8. 瞳子突出

陰谷 補; 然谷 瀉; 三里 斜

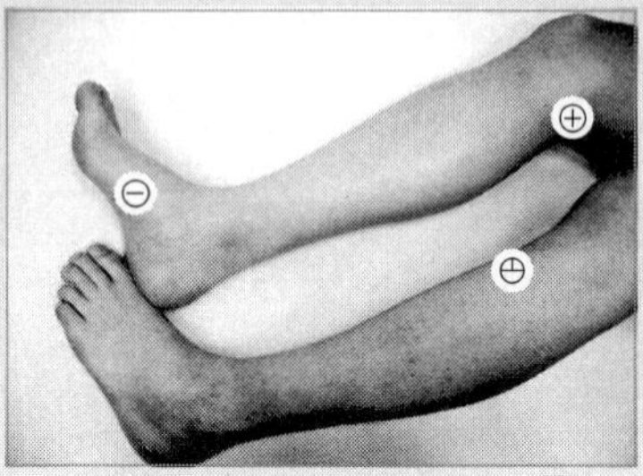

- 보통 갑상샘 기능항진증인 그레이브스 병(Graves' ds.)에서 동반되는 현상이다. 갑상샘 기능항진증은 주로 陰虛陽亢에 의한 기초대사의 비정상적 항진 증상을 동반한다. 안구가 돌출하는 것도 수렴을 주관하는 陰分의 약화에서 기인하는 것으로 해석할 수 있다.
- 상기 치법은 腎寒補에서 自經의 보사만을 취한 것이다. 안구의 돌출을 腎虛에서 기인한 陰虛陽亢으로 인식했음을 알 수 있다. 陰虛하면 氣가 하강하지 못하므로 三里는 이를 다스리기 위해 취한 것으로 추정된다.

9. 雀眼

陰谷·曲泉 補; 少府·然谷 瀉

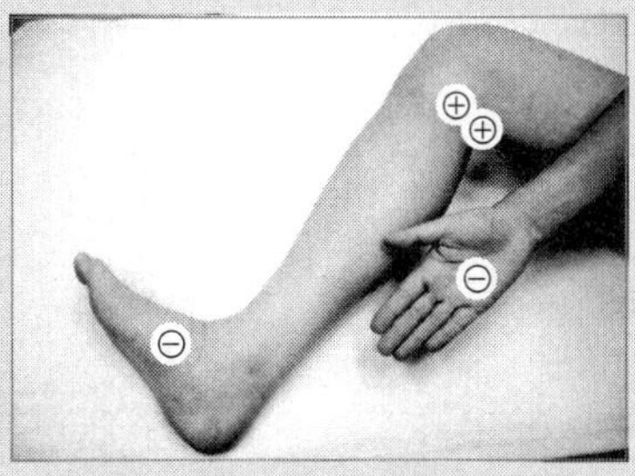

- 야맹증은 일반적으로 肝虛血少의 병기로 본다. ≪素問·五臟生成篇≫에서 "人臥, 血歸於肝, 肝受血而能視"라 하였다. 따라서 肝虛血少하게 되면 陰分이 왕성해지는 야간에 肝血이 충족되지 못한 결과 야맹증이 나타난다. ≪醫學正傳≫에서는 肝木의 기운이 끊어지는 申時(15시)부터 시작하여 酉戌時(17~21시)에 심해지고 肝氣가 왕성해지는 다음날 卯時(5~7시)가 되어야 눈이 밝아진다고 하였다. 때때로 眼花가 나타나고 두통이 동반되기도 한다고 하였는데 이 역시 肝虛血少의 결과이다. 보통 선천성 야맹은 高風雀目, 후천성 야맹은 肝虛雀目에 해당한다.
- 상기 치법은 肝寒補에서 行間 대신 然谷을 취한 것이다. 然谷은 ≪鍼方六集≫에서 目昏에 사용한다고 하였다.

10. 釘翳

僕参·百會 補; 心兪 從陽引陰

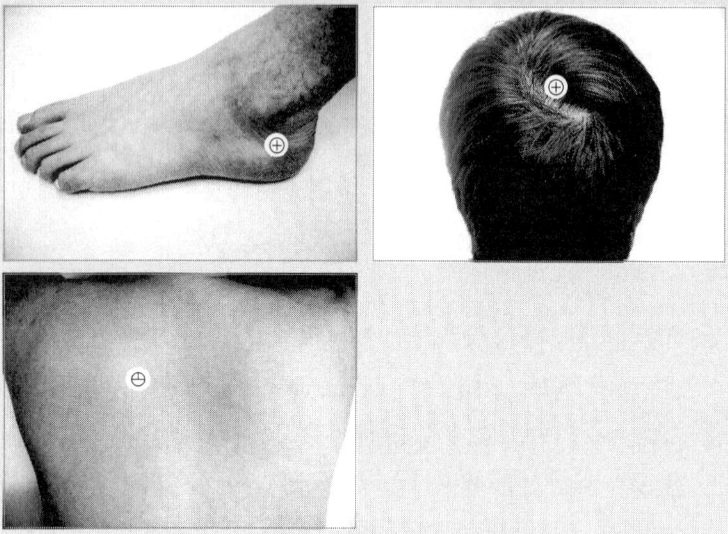

- 釘瞖란 결핵성 각막염으로 궤양이 유발된 것이다. 눈이 아프고 예막이 생긴 것이 오래되어 은못〔銀釘〕 같은 것이 검은자위로 들어간 것이라 하였다. 은못 같은 것이란 각막 중층에 생긴 흰색의 반흔을 말하는데 난치이며 예후가 좋지 않다.
- 僕參은 足太陽經의 혈이면서도 陽蹻脈에 배속되는데 《鍼灸聚英》에는 僕參이 陽蹻脈의 本으로 규정되어 있다. 陽蹻脈은 足太陽의 別絡으로서 눈에 연계되므로 僕參을 취한 것은 陽蹻脈을 다스려 안구의 병증에 대처하기 위한 방법에 해당한다. 따라서 申脈을 취해도 무방하리라 본다. 百會를 비롯한 上星·顖會·神庭·前頂 등 머리에 위치한 督脈의 혈들은 두면부에 위치한 七竅에서의 혈기 울체를 해소하기 위해 운용된다. 神道 양방 1.5寸 부위는 心

兪에 해당한다. 이를 취하는 것은 예막의 발생을 초래하는 화열을 다스리기 위한 방법이라 할 수 있다. 구성면에서 이 치방은 釘瞖만이 아니라 안구의 外障 시 발생한 제반 예막을 다스리는 데도 적절하다.

第 三 十 八 章

口病門

≪經濟要訣 · 舍巖日錄≫ 原文

內經[1]曰, 口者, 中央黃色也, 入通於脾, 開竅於口. 是以脾傷爲重舌, 七情煩擾, 胃敗爲糜爛[2], 五味[3]過傷. 脾熱口甘, 肺熱口辛, 腎熱口鹹, 淡[4]知胃熱. 上脣屬腸, 下脣屬臟(脾).

국역 ·····

≪內經≫에서 이르기를, "입은 중앙의 황색이다. 중앙의 황색은 인체로 들어가서 脾와 상통하고 입으로 孔竅가 열린다"고 하였다.

그러므로 脾가 상하면 重舌이 되니 七情에 번거롭고 요란하기 때문이오, 胃가 패하면 糜爛이 되니 五味가 지나쳐서 상한 까닭이다.

1) 內經(내경) : ≪素問 · 金匱眞言論≫에 "中央黃色, 入通於脾, 開竅於口"라고 하였다.
2) 糜爛(미란) : 口舌糜爛. 입안이 헤어져 짓무름
3) 五味(오미) : 酸 · 苦 · 甘 · 辛 · 鹹味
4) 淡(담) : 싱거울 담

脾에 열이 있으면 입에서 단맛이 나고, 肺에 열이 있으면 입에서 매운맛이 나며, 腎에 열이 있으면 입에서 짠맛이 나고, 입맛이 싱거우면 胃에 열이 있음을 안다.

윗입술은 腸(대장)에 속하고 아랫입술은 臟(비장)에 속한다.

원문

口中生瘡. 液門·中渚 補, 承漿·勞宮 瀉
脣吻不收. 頰車·三里 補
重舌. 陰谷·曲泉 補, 間使 瀉
上脣 屬陽. 三里·中脘 補, 解溪·上廉 瀉
下脣 屬臟. 章門 補, 少府 瀉, 太白 斜
裂舌. 液門 補, 中渚 瀉

譯著者 註

원문에서 口中生瘡의 일부내용과 脣吻不收 頰車·三里 補의 출전은 許任의 ≪鍼灸經驗方≫에 나오는 내용이므로 사암침법은 허임 이후의 시기에 만들어 졌음을 알 수 있다.

鍼處方 解說

1. 口中生瘡

液門・中渚 補; 承漿・勞宮 瀉

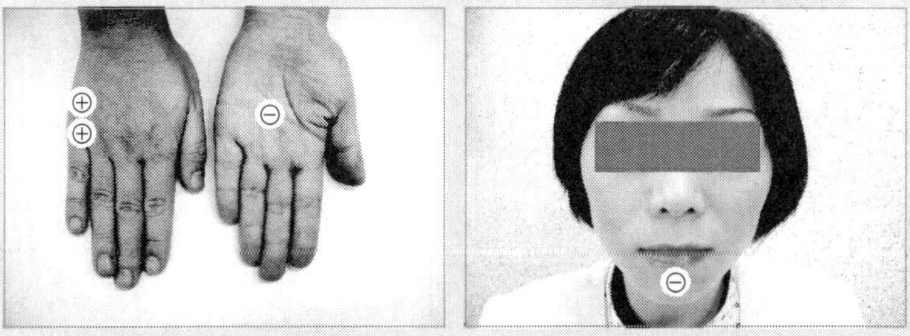

- 구강만이 아니라 인후의 제반 염증성 병변에도 운용할 수 있다. 手少陽經의 水穴인 液門을 補하고, 手厥陰經의 火穴인 勞宮을 瀉하여 표리간 배치를 구성하였다. ≪素問・陰陽別論≫에서 "一陰一陽結, 謂之喉痹"라 한 내용을 염두에 두고 구성된 치법으로 보인다. 液門을 補하였으면 中渚를 瀉해야 三焦勝格이 구성되는데 液門과 中渚를 동시에 補한 점이 특이하다.
- 手厥陰經은 직접 咽喉나 口舌에 이르지 않으나 그 經別(手心主之正)이 '循喉嚨'하고 足厥陰經이 '從目系下頰裏, 環脣內'하므로 心包의 영역에서 혈기가 울체하면 상초의 鬱熱과 口舌瘡을 유발할 수 있다. 이는 手厥陰經이 厥陰經으로서 肝과 연계되는 한편 心과 기능적으로 유사한 작용을 하는 心包에 배속된다는 측면에서 이해할 수 있다. 따라서 手厥陰經의 혈들은 厥陰의 영역에서 유래한 鬱熱을 다스리는 효능을 발휘하는데 사암은 특히 火穴인 勞宮을 취하였다. ≪鍼灸甲乙經≫에서는 勞宮이 '口中腫臭'를, ≪千金方≫에서는 勞宮이 '大人・小兒口中腥'을 다스린다 하였다.

2. 脣吻不收

頰車・三里 補

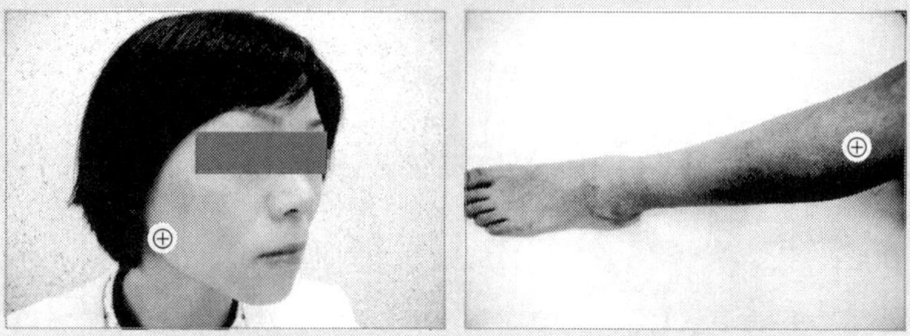

足陽明經이 '還出挾口還脣'하여 입술 외부를 둥글게 감싸도록 배치하므로 頰車와 足三里를 취하였다.

3. 重舌

陰谷・曲泉 補; 間使 瀉

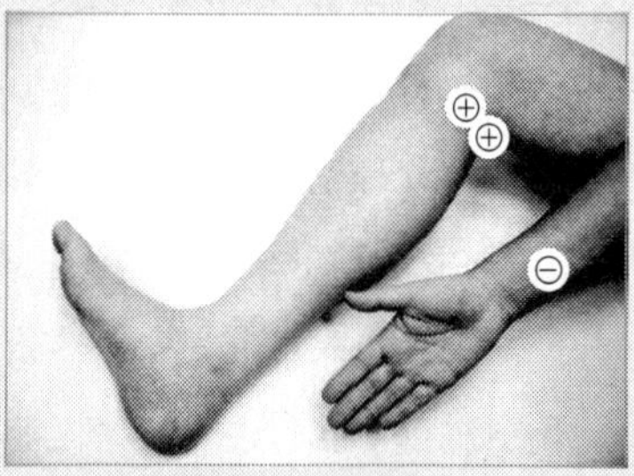

重舌은 혀밑샘에서 침이 분비되는 수출관에 결석인 唾石(salivary stone)이 생겨 혀 아래가 부풀어 올라 혀모양이 중첩된 모양을 이룬 것을 묘사한 것이다. ≪醫學入門≫에서는 "附舌根而重生一物,

如舌, 短小而腫", ≪景岳全書≫에서는 "以舌下重出如舌, 故曰重舌, 又謂之子舌"이라 묘사하였다. 唾石이 적을 경우는 별 자각 증상이 없으나 커지면 혀 아래에 종창이 생겨 말하기가 어렵고 음식 섭취 시 격통을 느낀다.

- 상기 치법은 肝正格의 변용이다.

4. 上脣

三里・中脘 補; 解溪・上廉 瀉

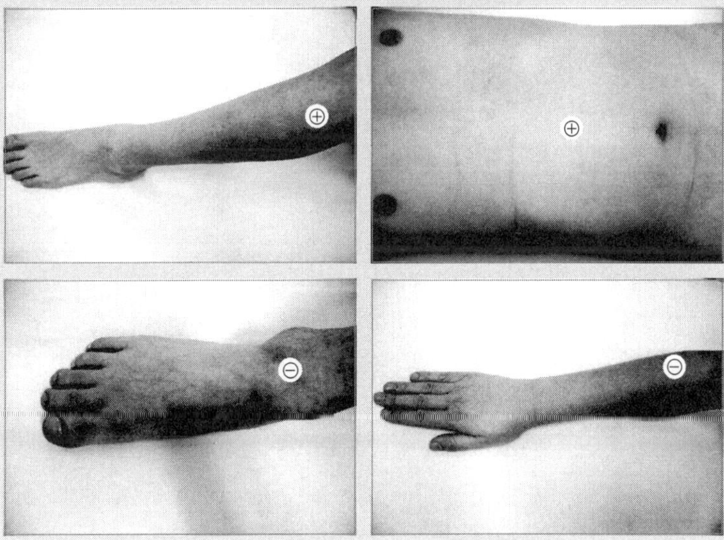

- 입술은 총체적으로 脾가 주관하지만 足陽明經이 '還出挾口還脣' 하여 입술 외부를 둥글게 감싸도록 배치되어 있다.
- 상기 치법은 윗입술의 병변이 腸(陽分)에 기인함을 전제로 구성된 치방으로 足陽明經을 다스리도록 되어 있다. 上廉은 上巨虛를 의미한다.

5. 下脣

章門 補; 少府 瀉; 太白 斜

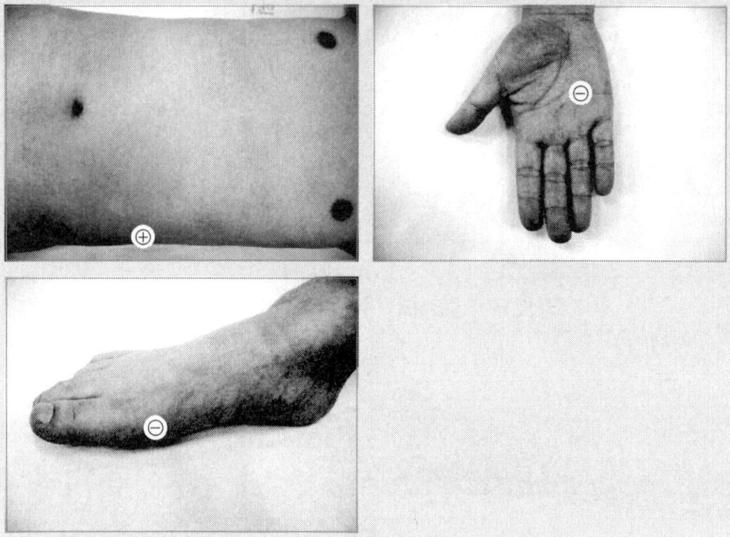

➘ 아랫입술의 병변이 臟(陰分)에서 기인한다는 전제에서 구성된 치방이다. 脾經의 募穴인 章門과 原穴인 太白이 배치된 것은 이러한 측면을 반영한 것이다.

6. 裂舌

液門 補; 中渚 瀉

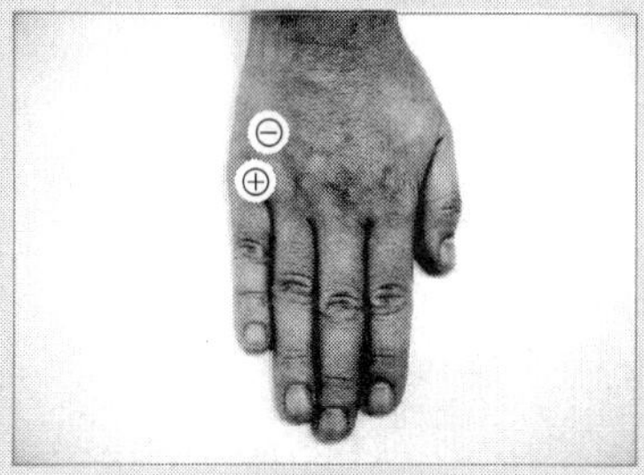

- 三焦正格의 補瀉를 뒤집어 놓은 三焦勝格이다. 氣分의 열을 다스리는 기본적인 방법으로서 병위가 아직 血分에는 이르지 않은 상황에 적합하다. '魚際 瀉'를 겸할 수도 있는데 이렇게 되면 ≪鍼灸聚英・百症賦≫에서 "喉痛兮, 液門・魚際去療"라고 한 치법과 같은 취지가 된다.
- 中渚는 手少陽三焦經의 '輸'혈이고 오행상 木에 配伍한다. 三焦經은 본디 火에 속하므로 中渚는 三焦火盛, 上擾諸竅로 인한 병증, 예를 들어 頭痛, 目眩, 目赤, 目痛, 耳聾, 耳鳴, 咽喉腫痛과 三焦熱盛으로 인한 熱病 등에 많이 이용한다.

第三十九章

喉症門

≪經濟要訣 · 舍巖目錄≫ 原文

經[1]曰, 喉胃也, 胃土過者腎傷, 自動相火, 腎水傷則心燥, 正[2]怒君火, 調三焦之隱逸[3], 治兩火[4]之却[5]患. 從陰陽之升降, 引經絡而補瀉, 少見不失, 廣聞何慮?

국역 ·····

≪內經≫에서 이르기를, "咽喉는 胃의 통로이다"고 하였다.

胃土가 太過하면 腎이 손상되어 相火가 저절로 妄動하고 腎水가 손상되면 心이 메말라서 바로 君火를 怒하게 한다.

1) 經(경) : ≪靈樞 · 憂恚無言≫에 "咽喉者, 水穀之道也"라고 하였다.
2) 正(정) : 바로 정. 틀림없이. 확실히
3) 隱逸(은일) : 세상을 피해 숨어서 삶. 여기서는 三焦의 機能을 悠悠自適한 상태로 원상 복귀시킨다는 뜻이다.
4) 兩火(양화) : 君火와 相火
5) 却(각) : 退也, 물리칠 각

三焦를 조절하여 隱逸하게 하고 兩火를 다스려서 우환을 물리쳐야 한다.

음양을 쫓아서 오르내리게 하고 경락을 끌어서 補瀉를 해야 한다.

조그마한 견해라도 놓치지 말 것이니 널리 들어보면 무엇을 염려하겠는가?

원문

喉熱 胃傷. 陽谷 補, 陷谷·液門·中渚 瀉
喉痺 腎傷. 經渠 補, 崑崙·液門·中渚 瀉
單蛾 肝傷. 陰谷 補, 商陽·液門·中渚 瀉
雙蛾 心傷. 大敦·液門 補, 陽池·關衝 瀉

鍼處方 解說

1. 喉熱

陽谷 補; 陷谷·液門·中渚 瀉

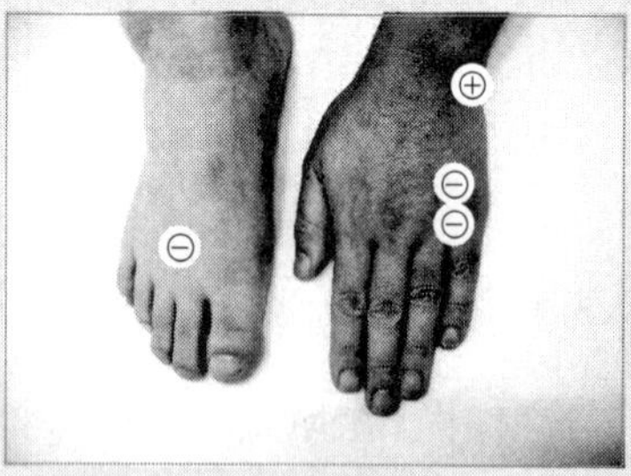

사암은 喉熱이 胃傷에 의해 초래된다고 하였다. 喉熱은 급·만성

후두염에 해당한다. 手陽明經은 그 경별이 '上脣喉嚨'하며 足陽明經은 그 지맥이 '循喉嚨'하며 경별이 '上循咽出於口'하고 絡脈도 '下絡喉嗌'한다. 한편 手陽明經의 是動病으로 '頸腫'이, 所生病으로는 '喉痺'가 언급되었고, 足陽明經의 所生病으로도 '頸腫, 喉痺'가 언급되었다. 그리고 ≪靈樞·雜病≫에서는 "喉痹不能言, 取足陽明; 能言, 取手陽明"이라 하였는데 이에 의하면 足陽明經에서의 인후 병변이 매우 심한 상황으로 파악되었다고 볼 수 있다. ≪仁齋直指方≫에서 咽瘡은 胃脘의 實熱이 三焦를 熏炙하여 발생한다고 하여 陽明에서 熱이 盛한 것이 이후 병증의 주요 병기가 됨을 거론하였고, ≪景岳全書≫에서는 인후의 병증이 陽明의 火로 인해 유발된 경우가 가장 盛하다고 하였다.

➘ '陽谷 補; 陷谷 瀉'는 胃正格에 해당한다. 胃正格으로 胃氣의 상역을 다스리고, 液門·中渚를 瀉하여 少陽經의 熱을 함께 제어하고자 하였다. 이 치법은 인후의 병변만이 아니라 口舌生瘡에도 운용할 수 있다.

2. 喉痺

經渠 補; 崑崙·液門·中渚 瀉

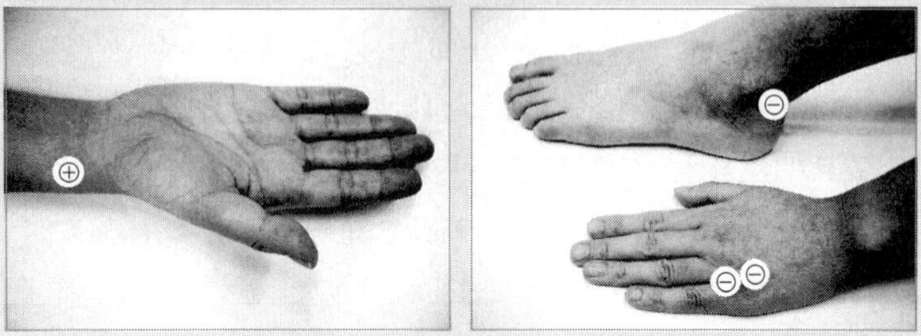

- 사암은 喉痺가 腎傷에 의해 초래된다고 하였다. 足少陰經은 "循喉嚨, 挾舌本"하며 橫骨에 結하고 會厭에 絡한다. 그리고 足少陰經의 所生病으로 '口熱, 舌乾, 咽腫, 上氣, 嗌乾及痛'이 언급되었고, ≪素問·繆刺論≫에서 邪氣가 足少陰之絡에 침범하면 "令人嗌痛, 不可內食, 無故善怒, 氣上走賁上"한다고 하였듯이 足少陰經은 구강이나 인후와도 밀접한 관계가 있다.
- 經渠는 腎正格의 일부로서 肺氣를 숙강시키고 병리적 相火의 상충을 다스린다. 崑崙은 足太陽經의 火穴로서 少陰의 병위에서 虛火가 오르는 것을 다스릴 수 있다. 이 치법은 眞陰의 휴손으로 虛火가 발생한 경우에 운용하기 적합하다.

3. 單蛾

陰谷 補; 商陽·液門·中渚 瀉

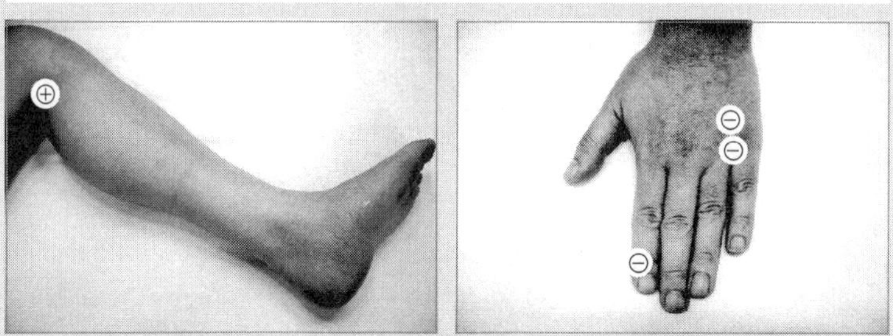

- 單蛾란 편측의 급성 편도염이나 會厭의 한쪽만 종통이 발생한 급성 후두염을 말한다. 목소리가 쉬고 심한 경우 호흡이 힘들어진다. 기관지염 양상을 동반하면 흡기성 천명을 동반하는 크루프(croop)가 발작하는데 특히 어린이들은 응급 상황에 이를 수 있다. 사암은 單蛾가 肝傷에 의한 것이라 하였으나 單蛾의 병기가 이에만 해당할 수는 없다. 다만 이를 肝傷이라 한 것은 相火에 의한 병변으로서 그 기세가 급속하여 腫痛이 심하고 喉痹가 될 수 있음을 지적한 것이라 할 수 있다.
- 手少陽經의 液門·中渚와 手陽明經의 井穴인 商陽을 동시에 瀉하였다. 이는 ≪素問·厥論≫에서 手陽明과 少陽이 厥逆하여 '喉痹, 嗌腫, 痓'하게 되는 상황을 다스리기에 적합한 방법이다. '陰谷 補'는 肝正格의 일부이나 腎經의 水穴이므로 청열과 자윤 작용을 기대할 수 있다. 따라서 이 치법은 單蛾만이 아니라 급성 인후종통으로 고열이 동반되는 모든 경우에 운용할 수 있다.

4. 雙蛾

大敦・液門 補; 陽池・關衝 瀉

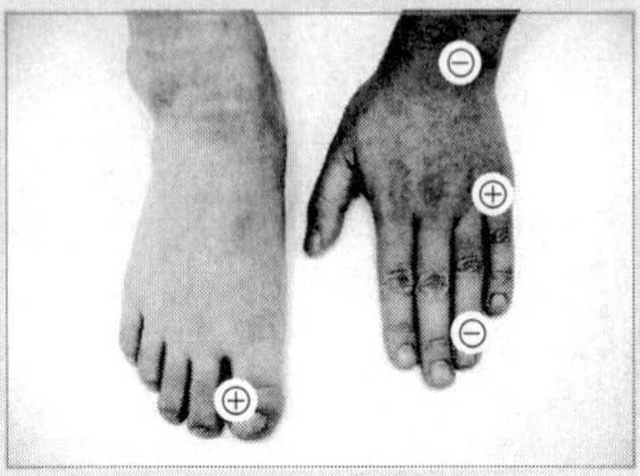

- 雙蛾는 會厭의 양쪽이 함께 부어 종통이 발생한 급만성 편도선염을 말한다. 사암은 雙蛾는 心傷에 의한 것이라 하였으나 역시 이에 국한될 필요는 없다. 다만 이를 心傷이라 한 것은 君火에 의한 병변으로서 그 기세가 급속하지 않고 완만하거나 相火에 의한 경우보다 腫痛이 상대적으로 덜한 상황을 말한다고 볼 수 있다. ≪醫學正傳≫에서는 雙蛾보다 오히려 單蛾가 치료하기가 어렵다고 하였다.
- 陽池는 中渚나 支溝의 대용으로 운용할 수 있으므로 '液門 補; 陽池 瀉'는 三焦寒補에 해당한다. 그리고 이에 井穴인 關衝을 瀉하여 手少陽經에서의 혈기의 울체를 해소하고자 하였다. 手少陽經의 關衝・陽池를 瀉하고 厥陰經의 木穴인 大敦을 補하였으므로 이는 결과적으로 厥陰을 補하고 少陽을 瀉하는 방법이 된다.

第四十章

齒痛門

≪經濟要訣·舍巖日錄≫ 原文

經[1]曰, 百病之起, 生於本者也. 齒者, 腎之標[2], 骨之餘也. 胃熱者上齒痛, 肺火則下齒痛, 頭風則齒牙幷痛者, 是也.

국역

≪內經≫에서 이르기를, "모든 病이 생기는 것은 本에서 발생한다"고 하였다. 이는 腎의 標이며 뼈의 여분이다. 胃熱은 위쪽 이가 아프고, 肺火는 아래 이가 아프며, 頭風은 머리와 이가 함께 아픈 것이 이것이다.

---

1) 經(경) : ≪素問·至眞要大論≫에 "百病之起, 有生於本者, 有生於標者, 有生於中氣者…"라고 하였고, ≪靈樞·五味≫에 "齒者骨之所終也"라고 하였다. ≪醫學入門≫에 "牙齒骨屬, 腎之標也"라고 하였고, ≪世醫得效方≫에 "齒者骨之餘"라고 하였다.

2) 標(표) : 腎의 상태가 겉으로 드러나는 標識이라는 뜻

원문

上齒痛. 通谷·內庭 補, 陽谷·解谿 瀉

下齒痛. 陰陵泉·尺澤 補, 三里·絶骨 瀉

風齒痛. 三里·曲池 補, 陽谷·陽谿 瀉

鍼處方 解說

1. 上齒痛

通谷·內庭 補; 陽谿·解谿 瀉

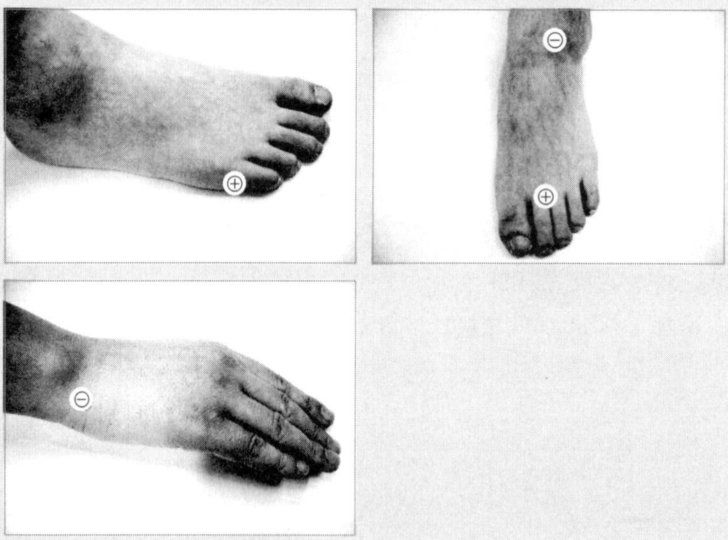

➘ 사암은 胃熱에 의해 상치통이 유발된다고 하였다. 따라서 胃寒補로서 胃熱을 제어하고자 한 것이다. 그러나 胃熱에 의해 상치나 하치

에서 모두 병변이 발생할 수 있으므로 이를 도식적으로 구분하는 것은 적절치 않다. 즉 치통에 상하를 나누는 것은 경락 유주에 차이가 있기 때문이지만 지나치게 이에 구애될 필요는 없다.

2. 下齒痛

陰陵泉·尺澤 補; 三里·絶骨 瀉

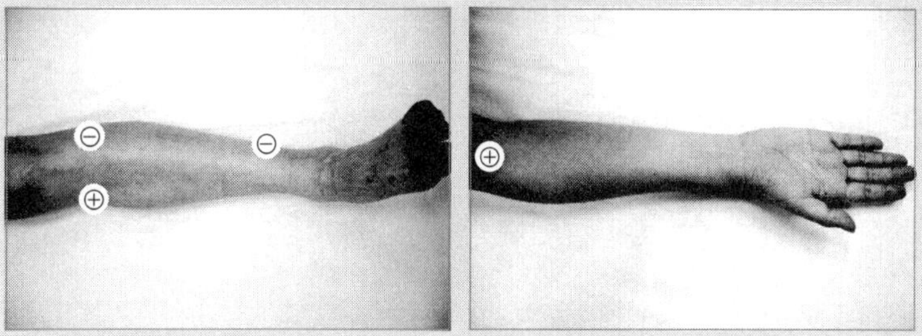

- 太陰經의 水穴을 補하여 肺熱을 다스리면서 동시에 陽明經도 제어하는 방법으로서 肺寒補의 변용이다. 陽明經의 水穴이 아닌 太陰經의 水穴을 補했다는 것은 肺火로 표현되는 陰分의 열을 다스리기 위한 방식이라 할 수 있다. 三里와 絶骨을 瀉한 것은 胃氣의 상역과 그에 동반되는 膽火를 다스리기 위한 것으로 매우 정합적이다.
- 임상에서 肺火에 의한 병증과 胃熱에 의한 병증을 구분하기는 쉽지 않다. 따라서 胃熱을 다스리는 치법에 잘 반응하지 않을 경우 肺火에 의한 병증으로 보고 이 치법의 운용을 고려해 볼 수도 있다.

3. 風齒痛

三里·曲池 補; 陽谷·陽谿 瀉

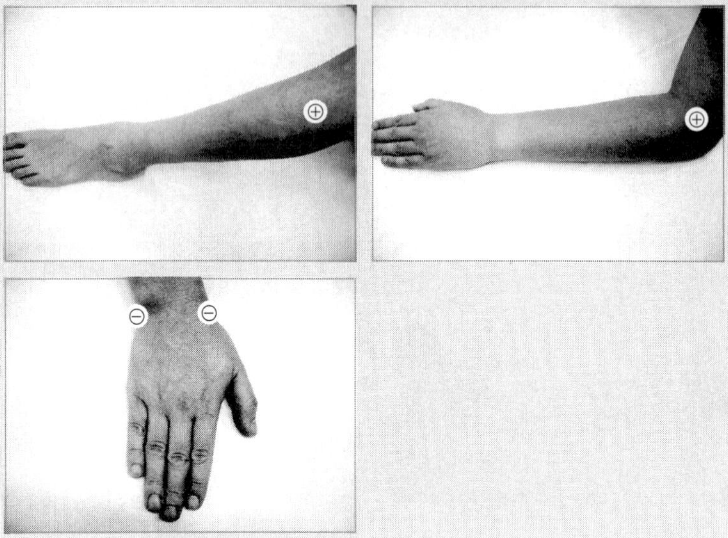

- 《丹溪心法》에서 "牙齒之痛, 因胃中濕熱, 上出于牙齦之間, 适被風寒或飮冷所鬱, 則濕熱不得外越, 故作痛也"라 하였듯이 風寒이나 飮冷으로 氣機가 울체되면 胃中의 濕熱이 더욱 울체되고 발산되지 못해 치통이 가중된다. 따라서 이 경우 이가 시리더라도 병증의 본태는 寒證이 아니므로 감별에 유의해야 한다.
- 大腸正格은 陽明經에서 濕熱을 제거하며 氣機를 선통시킨다. 따라서 치통에 大腸正格을 운용해야 할 경우는 본디 陽明經에서 濕熱의 정체나 腸胃간에서 積熱의 징후를 확인해야 한다.

第四十一章

鼻病門

《經濟要訣 · 舍巖目錄》 原文

經[1]曰, 鼻者, 屬之金方[2]也, 白色入通於肺, 寒氣開竅於鼻也. 又[3]曰, 肺之爲臟. 其位高, 其體脆, 其性惡寒. 是故好色者生瘡, 嗜酒者準[4]䶕[5], 得熱愈紅, 得寒多黑, 觸風寒者鼻塞, 胃濕熱者淵[6]深. 以此衊[7]衄血而勞, 傷寒肉壅[8]者失攝.

국역 •••••

《內經》에서 이르기를, "鼻는 金方에 속한다. 서방의 백색은 인체

---

1) 經(경) : 《內經 · 金匱眞言論》에 "西方白色, 入通於肺, 開竅於鼻"라고 하였다.
2) 金方(금방) : 西方
3) 又(우) : 《醫學正傳》에 "肺之爲臟, 其位高, 其體脆, 性惡寒, 又惡熱"이라 하였다.
4) 準(준) : 鼻尖部 콧마루 준. 혹은 '절'로도 발음한다.
5) 䶕(사) : 鼻紅生點, 주부코 사
6) 淵(연) : 鼻淵. 축농증
7) 衊(멸) : 鼻出血, 코피 멸
8) 肉壅(육옹) : 콧속에 贅肉이 생겨 코가 막히는 증상

로 들어가서 肺와 상통하고 코로 孔竅가 열려 있다"고 하였다.

또 말하기를, "肺라는 臟은 그 위치는 높고 그 몸체는 무르며 그 성질은 추위를 싫어한다"고 하였다.

그러므로 女色을 좋아하면 부스럼이 생기고 술을 즐기면 '주부코'가 되니 열기를 만나면 더욱 붉어졌다 한기를 만나면 흔히 검어진다.

風寒에 감촉되면 코가 막히고 胃에 濕熱이 있으면 鼻淵이 심하다.

이 코피는 과로 때문이오, 傷寒의 肉壅은 섭생을 잘못한 까닭이다.

원문

鼻塞者 肺寒. 太白·太淵 補, 少府·魚際 瀉

鼻巇者 小腸熱. 前谷·內庭 補, 小海·三里 瀉.

鼻衄者 脾傷. 少府·大都 補, 大敦·隱白 瀉

鼻瘜者 肝傷. 少海·曲泉 補, 經渠·中封 瀉

鼻痔者 腎傷. 經渠·復溜 補, 太白·太谿 瀉.

鼻壅者 三焦傷. 臨泣·中渚 補, 液門·俠谿 瀉

鼻涕者. 臨泣·陷谷 補, 解谿·陽谷 瀉

鍼處方 解說

1. 鼻塞

太白 · 太淵 補; 少府 · 魚際 瀉

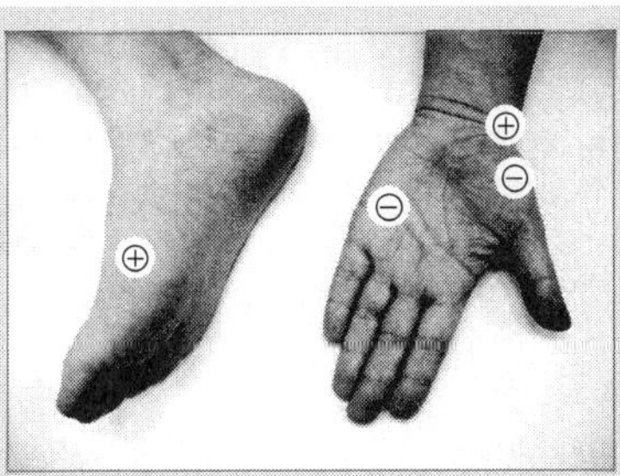

- 肺正格은 肺氣를 선통시키며 肺經의 울체를 해소시키는 가장 기본적인 치법으로서 외감이나 내상에 의한 급·만성 비염, 알레르기성 비염 등에 다양하게 운용된다. ≪奇效良方≫에서 "鼻窒與嚏痒者, 熱客陽明胃之經也; 鼽涕者, 熱客太陰肺之經也"라 하였듯이 肺正格은 코막힘과 콧물분비가 동반되는 경우에 적합하다. 보통 초기에 맑은 콧물이 나오다가 시간이 경과하면 콧물의 양이 적어지면서 코막힘이 심해진다.
- 과거에 호흡기계의 병증을 오래 앓은 경력이 있거나 이후로도 상기도 감염을 자주 앓는 경우 일차적으로 肺正格의 운용을 고려한다.

2. 鼻衊

前谷・內庭 補; 小海・三里 瀉

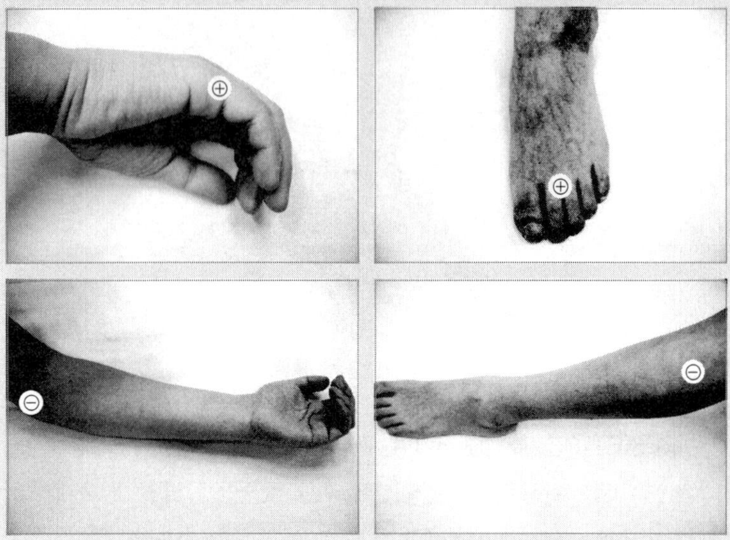

➘ 小腸勝格의 변용으로서 실증의 血熱을 다스리기 위한 방법이다. 한편 通谷 대신 內庭을 취하여 胃熱을 함께 다스릴 수 있도록 하였는데 足陽明經과 手太陽經의 혈만을 배합하여 胃熱이 血分을 동요시켜 출혈을 유발시키는 상황을 다스릴 수 있도록 도모한 치법이다. 胃熱의 항진에 의해 血分이 동요된 상황이므로 출혈량이 많고 지혈이 잘 되지 않는 경우에 적합하다.

3. 鼻衄

少府·大都 補; 大敦·隱白 瀉

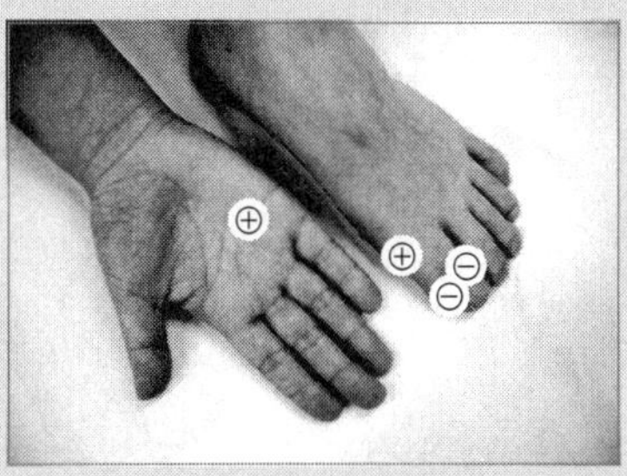

➘ 脾統血 기능의 이상으로 유발된 비출혈을 다스리고자 한 것이다. ≪張氏醫通≫에서는 이 경우 맥상이 '大而虛'하다고 하였다. 鼻衄은 脾正格으로 다스린다.

4. 鼻瘜

少海·曲泉 補; 經渠·中封 瀉

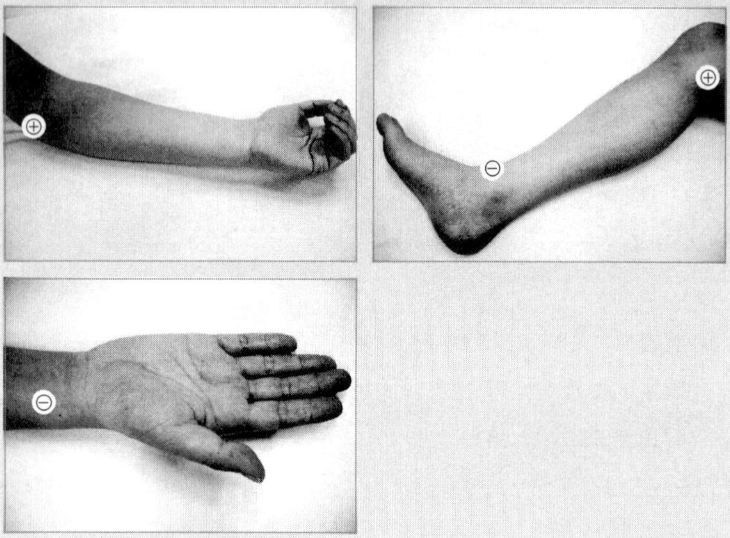

鼻瘜은 비강에서 瘜肉이 자라는 것이다. 치법은 肝正格의 변용으로서 陰谷 대신 少海를 취하였다.

5. 鼻痔

經渠·復溜 補; 太白·太谿 瀉

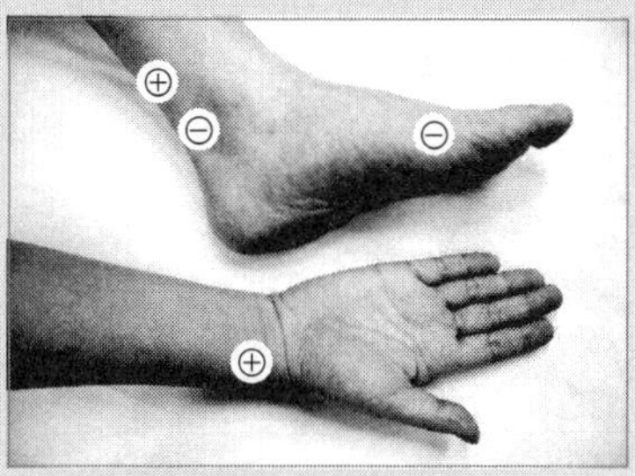

- 鼻痔는 棗核과 같은 腫이 자라는 것이다.
- ≪醫學入門≫에서 "凡鼻涕衄鼻淵衄, 久甚不愈者, 非心血虧則腎水少. 養血則血生而火自絳; 補腎則水升而金自淸. 雖鼻瘡痔雖久亦宜"라 하여 오래된 콧병은 養血補腎을 치법의 위주로 삼으라고 하였다. 이에 입각하여 오래되고 잘 낫지 않는 鼻茸에는 腎正格을 운용하는 것이 타당하다.

6. 鼻痤

臨泣·中渚 補; 液門·俠谿 瀉

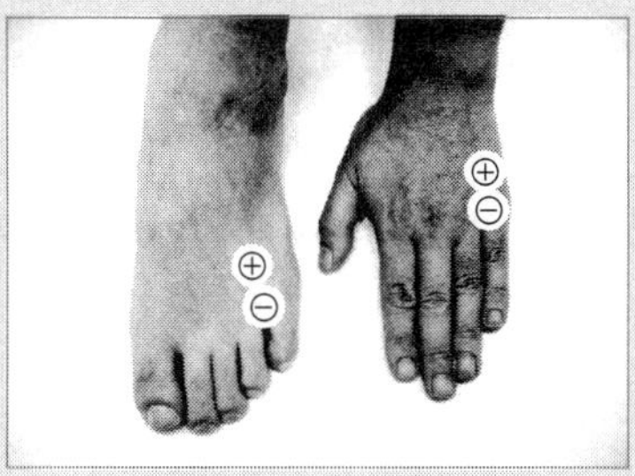

- 三焦正格의 변용으로서 通谷 대신 俠谿를 취하여 모두 少陽經의 혈들만을 운용하였다. '淸陽不升, 濁陰不降'에 의해 肺氣가 선통되지 않는 음증의 상황을 다스리기에 적합하다. 한편 지산이 鼻壅에 대해 폐색되지는 않으면서 壅滯한 상황이라 한 것으로 보아 상대적으로 비갑개의 충혈이나 종창 소견이 심하지 않을 때 이 치법을 운용하는 것이 적절하다고 할 수 있다.
- 김달호는 肺經을 다스려도 잘 낫지 않는 경우에 이를 운용하여 호전시킨 경우가 많았다고 하였다.

7. 鼻涕

臨泣·陷谷 補; 解谿·陽谷 瀉

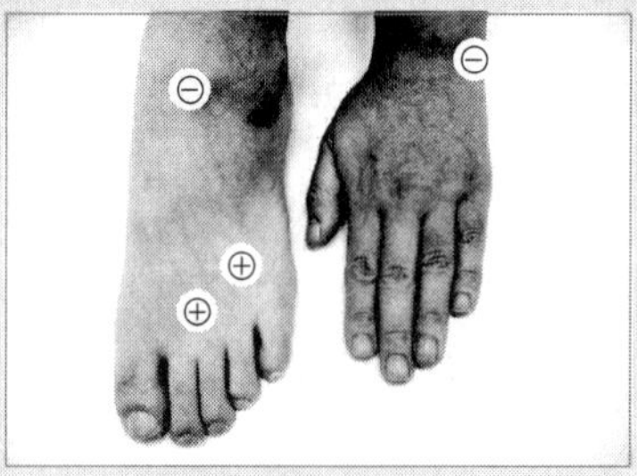

- 胃勝格과 胃寒補를 병용한 것으로 코에 연계되는 陽明經의 鬱熱을 다스리기 위한 치법이다. ≪奇效良方≫에서는 "鼻窒與嚏痒者, 熱客陽明胃之經也"라 하였는데 이에 의하면 알레르기 비염의 상황에서 콧물 분비가 증가되고 재채기를 비롯한 여러 자극 증세가 나타나는 경우에 운용하는 것이 적합하다.

第四十二章

血症門

≪經濟要訣·舍巖日錄≫ 原文

夫怒1)則形氣絶而血鬱於上, 氣逆甚則吐血, 陽逆2)喘咳身熱善驚衄血, 勝3)於膀胱, 臥4)血歸於肝絡, 足得血5)而能步6), 手得血而能握7). 又曰, 內則血, 外則汗, 汗血安存8), 氣脈堅强9), 汗血如10)運於其間, 經絡幷行於不悖11). 循環無端12), 或太過而陽實, 周流13)不息, 或不及而陰弱, 知其百端14). 以此補而無瀉, 溫而不凉.

---

1) 怒(노) : ≪素問·生氣通天論≫에 "大怒則形氣絶而血菀於上, 使人薄厥"이라고 하였고, 〈擧痛論〉에 "怒則氣逆, 甚則嘔血"이라 하였고, 또 〈厥論〉에 "陽明厥逆, 喘咳身熱, 善驚, 衄吐血"이라 하였다.
2) 陽逆(양역) : 陽明厥逆
3) 勝(승) : 凌犯. 抑制
4) 臥(와) : ≪素問·五臟生成篇≫에 "人臥血歸於肝, 足受血而能步, 掌受血而能握"이라 하였다.
5) 得血(득혈) : 受血. 혈액을 얻는다는 뜻이다.
6) 步(보) : 徐行. 천천히 걸을 보
7) 握(악) : 손으로 감아쥘 악
8) 安存(안존) : 평안하게 있음. 평안하게 존속함
9) 堅强(견강) : 굳고 강함
10) 如(여) : 同等, 나란히 할 여. 順從, 좇을 여
11) 悖(패) : 어그러질 패
12) 循環無端(순환무단) : 循環無窮. 끝이 없이 계속해서 순환함

국역 ……

무릇 怒하면 形과 氣가 끊어지고 血이 위로 울체되며 氣의 逆上이 심하면 토혈한다.

陽明이 厥逆하면 숨이 차며 기침을 하고 몸에 열이 나며 잘 놀라고 코피를 흘리니 膀胱을 능범한 까닭이다.

누우면 血이 肝絡으로 돌아가고, 발은 혈액을 공급받아야만 걸을 수 있고, 손은 혈액을 공급받아야만 움켜잡을 수 있다.

또 말하기를, 몸 안에 있으면 血이 되고 몸 밖에 있으면 땀이 되니, 땀과 血이 안존하여야 氣와 脈이 굳고 강하며, 땀과 血이 몸속에서 나란히 운행하여야 經과 絡이 함께 순행하여 어긋나지 않는다.

순환은 무궁해야 하니 혹 太過하여 陽이 實하면 쉬지 않고 두루 돌지만 혹 不及하여 陰이 弱하면 모든 방법을 알아야 한다.

이에 補하되 瀉하지 말고 溫하되 凉하지 마라.

원문 ……

吐血 肝傷. 陰谷 補, 中封 瀉, 三里 迎

衄血. 通谷 補, 行間 瀉, 太衝 正

損血. 陰谷·曲泉 補, 懸鍾 迎

瘀血. 太白·太淵 補, 曲池 瀉

咳血 肺傷. 太白·太淵 補, 少府·魚際 瀉

13) 周流(주류) : 순환. 두루 돌아다님
14) 百端(백단) : 온갖 단서. 온갖 방법. 百方

鍼處方 解說 ……

1. 吐血

陰谷 補; 中封 瀉; 三里 迎

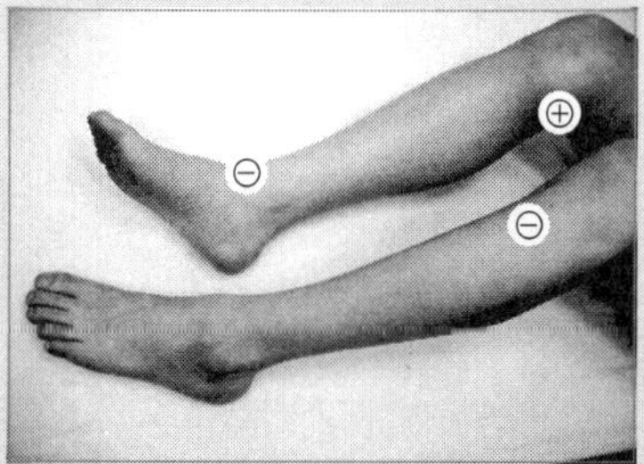

- 지산은 신선한 피가 그치지 않는 것이라 하였다.
- 肝正格의 일부를 취하여 肝氣를 안정화하고 吐血을 유발하는 胃氣의 상역을 다스리기 위해 三里를 취한 것이다.

2. 衄血

通谷 補 ; 行間 瀉; 太衝 正

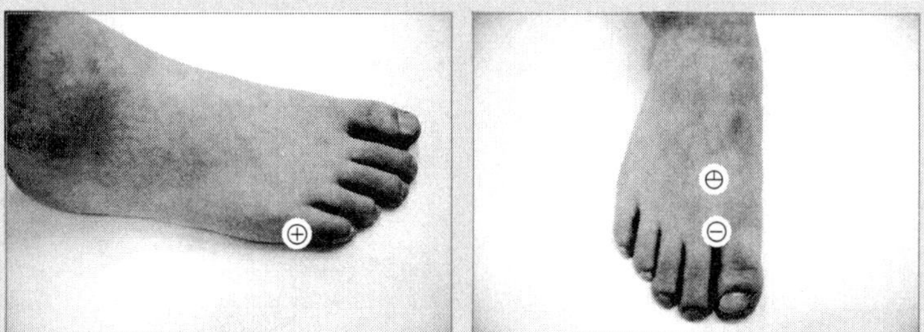

- 지산은 喉中에서 나오는 출혈이라고 하였다. 그러나 일반적으로 비출혈을 말한다.
- 상기 치법은 肝火를 다스리는 것에 중점을 두고 있다. 通谷을 취하여 太陽經의 울체를 풀고 行間과 太衝을 취하여 肝氣를 안정시키고자 하였다.

3. 損血

陰谷·曲泉 補; 懸鐘 迎

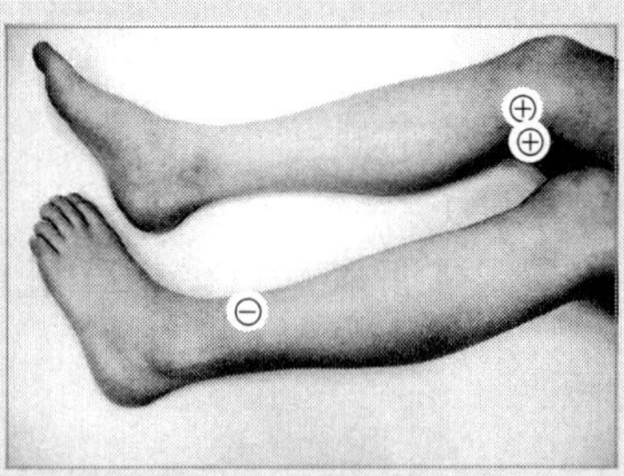

- 지산은 상해를 당하여 출혈이 멈추지 않는 것이라고 하였다.
- 肝正格의 변형으로서 足少陽經의 懸鐘을 취하였다. 肝鬱의 허증, 허약인들이나 출산 이후, 산후조리가 불량한 경우 나타나는 출혈증에 운용하기 적합하다.

4. 瘀血

太白·太淵 補; 曲池 瀉

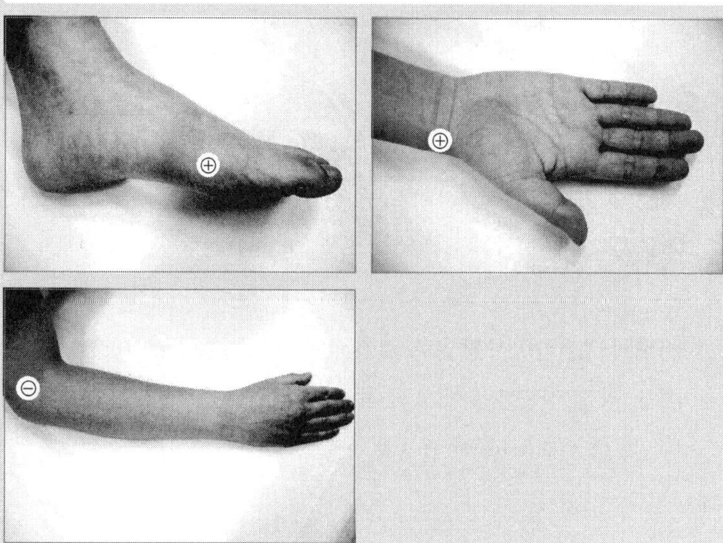

- '肺朝百脈'하고 營血의 운행은 肺氣의 운행에서 비롯되므로 肺氣의 운행불리는 營血의 운행에 영향을 미치게 된다. 어혈은 혈이 맑지 않아서 凝滯不行하는 脈의 병이다. '氣爲血師'라 하였듯이 '太白·太淵 補'의 배오는 肺氣를 선통시켜 營血을 운행을 북돋우는 한편 潤하는 작용을 통해 굳은 것을 부드럽게 하여 혈맥의 운행을 원활하게 하는 방법으로 운용될 수 있다. 따라서 肺正格의 변용으로 血證에 대처한다는 것은 宗氣를 추동시켜 脈中에서 영혈의 흐름을 정상화시키고자 하는 의도로 해석할 수 있다.
- 한편 曲池를 瀉하여 太陰經과 표리를 이루는 陽明經을 제어하였다. 사암침법에서 표리관계를 이용한 몇 안 되는 치법으로서 陽明을 제어하여 太陰의 순환을 강화시키기 위한 의도로 보인다.

5. 咳血

太白·太淵 補; 少府·魚際 瀉

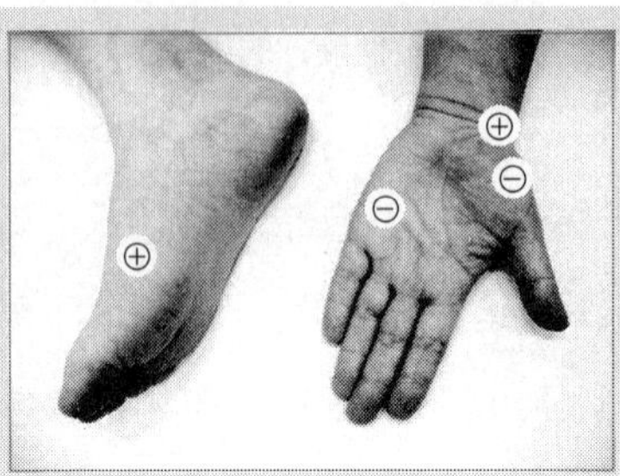

➘ 肺傷의 결과이므로 肺正格을 운용한 것이다. 虛勞가 심하거나 勞瘵와 같은 상황에는 元氣衰弱의 치법으로 제시된 '太白·太淵 補; 支溝·然谷 瀉'를 운용할 수도 있다.

第 四十三 章

痔漏門

≪經濟要訣 · 舍巖日錄≫ 原文

經[1])曰, 因[2])而飽食, 筋脈橫解, 腸澼[3])爲痔, 脾胃[4]), 倉廩之司[5]), 五味出, 大腸, 傳道之官, 變化生.

국역

≪內經≫에서 이르기를, "風客淫氣로 肝이 손상된 상태에서 飽食하면 筋脈이 멋대로 풀어지고 腸澼 또는 痔瘡이 된다"고 하였다. 脾胃는 倉廩의 司이니 五味가 나오고, 大腸은 傳導의 官이니 變化가 생긴다.

1) 經(경) : ≪素問 · 生氣通天論≫
2) 因(인) : 仍也 인할 인. 重也 겹칠 인. 여기서는 '風客淫氣'를 가리킨다. 淫氣는 陰陽之亂氣이니 인체의 음양이 어지러운 상태에서 風邪가 침입하여 肝을 손상시키는 것을 말한다.
3) 腸澼(장벽) : 赤白滯痢. 痢疾의 古名
4) 脾胃(비위) : ≪素問 · 靈蘭秘典論≫에 "脾胃者, 倉廩之官, 五味出焉, 大腸者, 傳道之官, 變化出焉"이라 하였다.
5) 司(사) : 官職, 벼슬 사

원문

治則 脾兪 355壯 胃兪 386壯 大腸兪·通谷 瀉, 腰眼穴 亥日亥時下

鍼處方 解說

治則 脾兪 355壯; 胃兪 386壯; 大腸兪·通谷 瀉; 腰眼穴 亥日亥時下

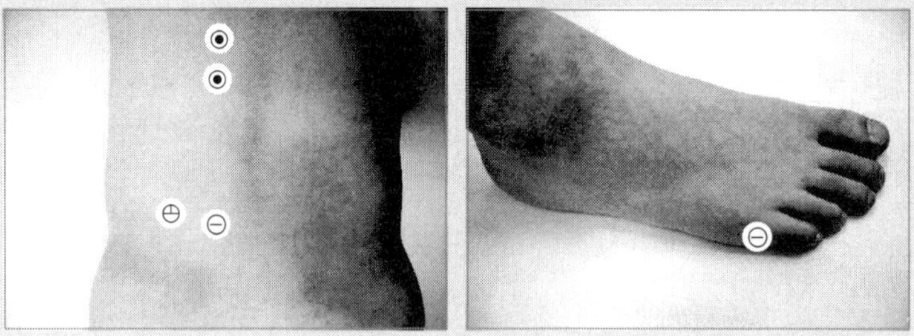

- 大腸의 經氣 운행을 정상화시키기 위해 脾兪와 胃兪에 뜸을 놓고 大腸兪를 취하는 것은 매우 합리적인 방식이다.
- 通谷을 瀉한 것은 足太陽經別과 항문의 연계를 고려하여 취해진 방법이다. 항문은 大腸에 배속되지만 엉덩이로 유주한 足太陽의 經別이 '別入於膕中, 其一道下尻五寸, 別入於肛'하여 항문과 연계된다. 足太陽經의 所生病 중에도 痔가 언급되어 있다.

사암침법의 해설

명나라의 고무(高武)가 ≪鍼灸聚英≫에서 상생관계에 근거하여 自經內 오수혈의 오행 속성에 따라서 취혈하는 自經 補瀉法을 최초로 논술하였고, 장세현(張世賢)은 ≪校正圖註難經≫에서 상생관계에 의한 오수혈의 취혈법을 他經까지 확대하여 사용하였으며, 조선시대에 사암은 이러한 상생관계와 상극관계를 결합하여 自他經에서 보사혈을 취하는 '사암오행보사침법'을 창안하여 21세기에 가장 과학적인 침치료법을 제시하였고 세계에서 유일하고 완벽한 오행침법의 결정판을 만들었다.

오행침법의 역사를 보다 자세히 살펴보면 고무는 경락유주에 따라 시간상 변하게 되는 침처방을 주장하면서 '虛則補其母', '實則瀉其子'하는 원칙을 처음으로 自經內에서 사용하였다. 즉 오행하설에 의하여 生我者는 母가 되고 我生者는 子가 되어 子能令母實 母能令子虛하므로 肝病虛이면 肝經穴中 母性인 水穴인 曲泉을 補하고 肝病實이면 肝經의 子性 火穴인 行間을 瀉하는 방법을 제시하였다.

장세현은 肝實에 膽經의 火穴을 瀉하고, 肝虛에는 膀胱經의 水穴을 補하는 방법을 취하여 他經에까지 확대하여 경혈을 선택하여 치료하였으며, 이와 같은 자침법은 ≪黃帝內經≫의 勝復・相生關係를 구체화한 五邪에서 응용되었다.

正邪는 不中他邪이므로 自經病의 治法에, 虛邪는 母能令子虛이므로 虛則補其母의 治法에, 實邪는 子能令母實이므로 實則瀉其子의 治法에, 賊邪는 剋實則令我虛(亢則害)할 때는 虛則抑其官(承乃制)의 治法과 剋虛則令我實일 때의 實則補其讐의 治法으로, 微邪는 亢則侮로서 虛則瀉其微邪의 治法으로 각각 이용되고 있으며, 그 특징으로 正邪는 自病爲主, 虛邪는 從後來者爲虛, 實邪는 從前來者爲實, 賊邪는 從所不勝來者爲賊, 微邪는 從所勝來者爲微로 표현된다(표 3).

≪難經·七十五難≫에서는 東方實하여 西方金虛할 때 瀉南方火하고 補北方水하는 방법은 정도의 치법이 아닌 他經에서 선택할 수 있는 특수한 조건에서 사용할 수 있는 치료 방법을 제시하기도 하였으나 침처방을 구체화하지는 못하였다.

사암침은 井·滎·輸·經·合에 속한 목·화·토·금·수의 오행혈에 소속된 경혈을 선택하여 보사침을 시술하는 自經 補瀉 원칙에 他經補瀉法을 함께 응용한 것으로, 즉 自經五行補瀉鍼法에서 他經五行補瀉鍼法으로 발전시킨 것이다.

사암침은 허실 병증하에서 허증일 때 상생의 원리에 주안점을 둔 '虛

표 3 五行說과 치료이론

傳變		病理	治法例	治方例
正邪		正經自病 (不中他邪)	病質과 虛實을 硏究究明 自經內의 五行穴을 選擇補瀉함	例 捻挫로 足關節損傷·膽經의 腫病尤甚에 陽輔 陽陵泉瀉
虛邪		母能令子虛	虛則補其母	例 大腸虛 三里·曲池 補
實邪		子能令母實	實則瀉其子	例 肝實 少府·行間 瀉
賊邪	實	剋實則令我虛 (亢則害一乘)	虛則抑其官(承乃制)	例 脾虛 大敦·隱白 瀉
	虛	剋虛則令我實	實則補其讐	例 腎實 太白·太谿 補
微邪		亢則侮	虛則瀉其微邪	例 肝侮肺虛 大敦·少商 瀉

則補其母'의 원칙에 다시 '抑其官'을 응용하고 실증일 때는 상극의 원리에 주안점을 둔 '補其讐'의 원리와 '實則瀉其子'의 응용으로 시술하는 침법이다.

사암침법은 虛實補瀉法(표 4)과 寒熱補瀉法(표 5)으로 대별되나 허실보사를 원칙으로 하며 한열보사도 허실의 관점에서 이해되고 있다.

허증치료는 虛證 해당 經인 臟腑의 母性經에서의 母性穴과 該當自經의 母性穴을 補하고, 해당 經의 賊邪가 되는 賊性經의 賊性穴과 해당 經의 賊性穴을 瀉하는 방법으로 구성되고 있다

실증치료는 實證 해당 經의 賊邪가 되는 賊性經의 賊性穴과 해당 經의 賊性穴을 補하는 방법과, 해당 經의 子經이 되는 子性經의 子性穴과 該當經의 子性穴을 瀉하는 것으로 이루어지고 있다.

사암침의 한열보사법에서 寒證治療는 寒證 해당 經인 臟腑의 火性穴과 火經(心 · 小腸)의 火穴을 補하고, 自經의 水性穴과 水經(腎 · 膀胱)의 水性穴을 瀉하고, 熱證治療는 熱證 해당 經인 臟腑의 水性穴과 水經(腎 · 膀胱)의 水穴을 補하고, 自經의 火性穴과 火經(心 · 小腸)의 火

표 4 虛實補瀉表

十二經	虛證의 境遇 · 正格(補)				實證의 境遇 · 勝格(瀉)			
	補		瀉		補		瀉	
肺	太白	太淵	少府	魚際	少府	魚際	陰谷	尺澤
大腸	三里	曲池	陽谷	陽谿	陽谷	陽谿	通谷	二間
胃	陽谷	解谿	臨泣	陷谷	臨泣	陷谷	商陽	厲兌
脾	少府	大都	大敦	隱白	大敦	隱白	經渠	商丘
心	大敦	少衝	陰谷	少海	陰谷	少海	太白	神門
小腸	臨泣	後谿	通谷	前谷	通谷	前谷	三里	少海
膀胱	商陽	至陰	三里	委中	三里	委中	臨泣	束骨
腎	經渠	復溜	太白	太谿	太白	太谿	大敦	湧泉
心包	大敦	中衝	陰谷	曲澤	陰谷	曲澤	太白	大陵
三焦	臨泣	中渚	通谷	液門	通谷	液門	三里	天井
膽	通谷	俠谿	商陽	竅陰	商陽	竅陰	陽谷	陽輔
肝	陰谷	曲泉	經渠	中封	經渠	中封	少府	行間

표 5. 寒熱補瀉表

十二經	寒證의 境遇				熱證의 境遇			
	補		瀉		補		瀉	
肺	魚際	少府	尺澤	陰谷	尺澤	陰谷	魚際	少府
大腸	陽谿	陽谷	二間	通谷	二間	通谷	陽谿	陽谷
胃	解谿	陽谷	內庭	通谷	內庭	通谷	解谿	陽谷
脾	大都	少府	陰陵泉	陰谷	陰陵泉	陰谷	大都	少府
心	少府	然谷	少海	陰谷	少海	陰谷	少府	然谷
小腸	陽谷	崑崙	前谷	通谷	前谷	通谷	陽谷	崑崙
膀胱	崑崙	陽谷	通谷	前谷	通谷	少海	崑崙	陽谷
腎	然谷	少府	陰谷	少海	陰谷	少海	然谷	少府
心包	勞宮	然谷	曲澤	陰谷	曲澤	陰谷	勞宮	然谷
三焦	支溝	崑崙	液門	通谷	液門	通谷	支溝	崑崙
膽	陽輔	陽谷	俠谿	通谷	俠谿	通谷	陽輔	陽谷
肝	行間	少府	曲澤	陰谷	曲澤	陰谷	行間	少府

性穴을 瀉한다. 하지만 사암침법에서 한열에 대한 치료도 허실로 구분하였고 단독으로 이 원리에 의존하는 처방은 사암침법에서 극히 적기 때문에 이 한열보사법 이론은 허실보사법에 포함시켜서 이해하는 것이 옳다고 생각한다.

한국의 대표적 침구서로는 ≪東醫寶鑑≫과 ≪鍼灸經驗方≫ 등이 있으나 전통적인 한의학의 이론에 바탕을 두고 독창적으로 만들어진 사암침법만이 한국을 대표할 수 있는 유일한 전통적 침법이다. 또한 현재 중국과 일본에서도 오수혈을 이용한 오행침법이 있으나 오행침의 진단과 응용법에서 주관적 편중이 심하고 객관적 기준설정이 미흡하여 임상에서 공통적으로 적용할 수 있는 정확한 지침을 확립하지 못하였으나 한국의 사암침법은 체계적인 한의학적 이론체계를 갖춘 세계적으로 유일한 침술서라 할 것이다. 사암침은 우리민족의 소중한 침법으로서 더욱더 열심히 연구하고 연마하여 세계적인 침법으로 발전해 나가야할 것이며 여러 학술 연구자들에 의해 사임침을 전문적으로 연구하고 발전시킬 수 있는 토대가 되는 '대한사암침연구학회'가 조속히 창립되길 기원해 본다.

찾아보기

가

사

아

자

차

타

파

하